Pflege im Fokus

Gerda Sailer
Hrsg.

Pflege im Fokus

Herausforderungen und Perspektiven - warum Applaus alleine nicht reicht

Mit einem Geleitwort von Mag. Elisabeth Potzmann, Präsidentin des Österreichischen Gesundheits- und Krankenpflegeverbandes

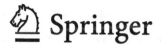 Springer

Hrsg.
Gerda Sailer
Gablitz, Österreich

ISBN 978-3-662-62455-5   ISBN 978-3-662-62456-2 (eBook)
https://doi.org/10.1007/978-3-662-62456-2

Die Deutsche Nationalbibliothek verzeichnet diese Publikation in der Deutschen Nationalbibliografie; detaillierte bibliografische Daten sind im Internet über http://dnb.d-nb.de abrufbar.

Springer

Fotonachweis Umschlag: (c) Jiva Core/Adobe Stock
Umschlaggestaltung: deblik Berlin

Springer ist ein Imprint der eingetragenen Gesellschaft Springer-Verlag GmbH, DE und ist ein Teil von Springer Nature.
Die Anschrift der Gesellschaft ist: Heidelberger Platz 3, 14197 Berlin, Germany

Geleitwort

Was Pflege ist

Dieses Buch entstand im *International Year of Nurse and Midwife*, welches anlässlich des 200sten Geburtstags von Florence Nightingale begangen wurde. Beherrscht wurde die Welt in diesem Jahr aber von einem ganz anderen Thema. Es ist eine Ironie des Schicksals, dass uns rund 165 Jahre nach Nightingales Anstrengungen im Krim-Krieg, die Hygiene in den Griff zu bekommen, wieder ein Hygiene-Thema umtreibt.

Ein weiteres Thema, das uns ebenfalls mit damals verbindet, ist, dass Pflegende Wertschätzung und Anerkennung immer noch einfordern müssen. Da stellt sich die Frage, wieso das im Jahr 2020 noch immer nicht selbstverständlich ist. Wieso pochen Pflegende derart auf extrinsische Motivatoren? Weil der Rahmen nicht zum Bild passt!

Damit ist gemeint, dass die Wahrnehmung der meisten Menschen von den Pflegenden nicht der Leistung entspricht, die diese täglich erbringen. Pflege war und ist der Dreh- und Angelpunkt in den westlichen Gesundheitssystemen. Das lässt sich relativ leicht darstellen, aber offenbar ganz schwer kommunizieren. Glauben wir professionell Pflegende etwa selbst nicht an unsere Bedeutung? Mitunter mag es daran liegen, dass Pflegepersonen außerhalb des Gesundheitssystems nicht als kompetente Individuen wahrgenommen werden. Die Pflege ist eine anonyme Masse. Diese Masse braucht die Gesellschaft, sonst hakt es. Das bestreitet niemand. Die einzelne Pflegeperson hat diesem Gesamtsystem zu dienen. Sie tut sich nicht hervor, weder durch Betonung ihrer besonderen Kompetenzen noch durch Forderung nach Privilegien. Aber genau diese Privilegien brauchen wir, wollen wir den Beruf für junge Menschen attraktiv machen.

Die Bedeutung des Begriffs Privileg hat inzwischen eine negative Konnotation im Sinne einer Sonderbehandlung, die möglicherweise nicht gerechtfertigt ist. In der eigentlichen Wortbedeutung meint Privileg jedoch das einem Einzelnen bzw. einer Gruppe vorbehaltene Recht. Dieses Recht spüren Pflegende häufig nicht. Das mag an der Besonderheit der deutschen Sprache liegen, die für professionelle Pflege kein eigenes Wort besitzt. Somit wird Pflege ganz allgemein zwischen Kinderbetreuung, Laienpflege und Care-Arbeit in der intuitiv-weiblichen Zuständigkeit verortet. Das wiederum insinuiert, dass es um etwas geht, das mit ein wenig Engagement und gegebenenfalls etwas Ausbildung jede Frau mehr oder weniger gut kann.

Und schon befinden wir uns in einer Sackgasse, aus der sich die professionelle Pflege nur selbst befreien kann, indem sie klarmacht: Jede einzelne Pflegeperson ist von Bedeutung! Nicht als Teil einer Masse, sondern als Individuum. Ich bin wichtig! Ich mache den entscheidenden Unterschied aus. Wenn ich mich nicht in das Team einbringe, ist das Team nicht mehr dasselbe. Wenn ich meine Kompetenz nicht zum pflegebedürftigen Menschen bringe, dann kann er nicht davon profitieren. Wenn ich selbst nicht von meiner Selbstwirksamkeit überzeugt bin, kann ich andere nicht davon überzeugen. Wofür sollte ich dann wertgeschätzt werden? Wieso sollte mir jemand Privilegien zugestehen?

Mögliche Antworten sind in diesem Buch zu finden. Wenn Sie aus der professionellen Pflege kommen, lesen Sie es nicht nur als Sachbuch, sondern auch mit Bezug zu sich selbst. Es handelt von uns. Von unseren Rollen, von unseren Aufgaben, von unseren Pflichten. Aber auch von unseren Sonderrechten, die sich aus unserer Professionalität ergeben. Bestehen wir darauf. Seien wir selbstbewusst und gegebenenfalls auch selbstkritisch, oft voll Stolz und manchmal auch demütig. Aber immer auf unsere ganz individuelle Weise.

Mag. Elisabeth Potzmann

Präsidentin des Österreichischen Gesundheits- und Krankenpflegeverbandes

Vorwort

Die weltweite COVID-19-Pandemie versetzt die ganze Welt in einen Ausnahmezustand. Wirtschaftliche Ziele werden der Gesundheit der Bevölkerung und der Bekämpfung der Pandemie untergeordnet. Stärken und Schwächen der Gesundheitssysteme – bis hin zum Kollaps – werden erbarmungslos sichtbar. Noch nie haben Gesundheitsberufe, allen voran Pflegeberufe, so viel Aufmerksamkeit und Wertschätzung weltweit und von der österreichischen Bevölkerung erhalten. Selten war die Gesundheits- und Krankenpflege medial so präsent wie in den letzten Monaten. Die COVID-19-Pandemie macht deutlich, dass Pflegeberufe systemrelevant sind. Die professionell Pflegenden werden als Heldinnen und Helden der Pandemie gefeiert. Dennoch stellt sich die Frage, warum es einer dermaßen großen Krise bedarf, um den Wert und die Wichtigkeit der Gesundheits- und Krankenpflege zu erkennen.

Der anfängliche „Applaus auf den Balkonen" verklingt langsam. Die Rückkehr zu einer „neuen Normalität" wird angekündigt und man fragt sich, ob bei diesem Übergang das Interesse an der Pflege wieder schwinden wird oder ob den Worten und Gesten auch Taten folgen werden.

Ein Hoffnungsschimmer ist, dass der zentralen Rolle von Pflegenden im Gesundheitssystem im Jahr 2020 durchaus Rechnung getragen wurde. So hat die Weltgesundheitsorganisation (WHO) – noch vor der Pandemie – das Jahr 2020 zum internationalen Jahr der Pflegekräfte und Hebammen ausgerufen. An die Regierungen weltweit erging der Appell, diese beiden Berufsgruppen zu fördern und deren Kompetenzen und Potenziale besser zu nutzen. *„Pflegekräfte und Hebammen sind das Rückgrat jedes Gesundheitssystems. Im Jahr 2020 rufen wir alle Staaten dazu auf, in diese verstärkt zu investieren"* (Dr. Tedros Adhanom Ghebreyesus, Generaldirektor WHO, in Lazarus PflegeNetzWerk 2020).

Wie notwendig diese Berufsgruppen sind, zeigt nicht nur die Pandemie, sondern auch die Demografie. Erfreulicherweise steigt die Lebenserwartung der österreichischen Bevölkerung. Damit einher geht allerdings auch ein wachsender Pflegebedarf. Er wird derzeit noch durch verschiedene Pflegeberufe und durch pflegende Angehörige gedeckt. Die WHO geht davon aus, dass es im Jahre 2030 weltweit an neun Millionen Pflegepersonen und Hebammen mangeln wird. Österreich ist da keine Ausnahme. Bis zum Jahr 2030 werden in Österreich zusätzlich rund 75.000 Personen gebraucht, die in einem Pflegeberuf tätig sind (Rappold und Juraszovich 2019). Dabei spielt nicht nur die Quantität, sondern auch die Qualität der Pflegekräfte eine Rolle, um den veränderten Bedürfnissen der zu Pflegenden gerecht zu werden.

Die professionelle Pflege muss sich daher sowohl am Arbeitsmarkt als auch in Hinblick auf ihre Aufgaben, Kompetenzen und Rollen gegenüber anderen Gesundheitsberufen positionieren und weiterentwickeln. Dazu bedarf es grundlegender und vor allem rascher Reformen im Pflegebereich. Die Zeit drängt!

Die Präsidentin des deutschen Krankenpflegeverbandes, Prof. Dr. Christel Bienstein erklärt dazu: *„Noch heute leiden unsere Kolleginnen und Kollegen unter einem historisch geprägten Bild der Pflegeberufe, das nicht mehr haltbar ist und die Zukunft der professionellen Pflege gefährdet. Eine zeitgemäße Neubewertung des Berufes muss dem gesellschaftlichen und fachlichen Anspruch an beruflich Pflegende Rechnung tragen"* (Pflege Professionell 2020).

Bilder von modernen Krankenzimmern, viel technischem Equipment, High-Tech-Operations- und Eingriffsräumen in Hochglanzbroschüren und auf Webseiten zeigen nur die halbe Wahrheit. Das beste Equipment ist wenig hilfreich, wenn es nicht ausreichend qualifiziertes Personal gibt. Die COVID-19-Pandemie hat nur noch einmal verdeutlicht, was allseits bekannt war: Es bedarf ausreichender Personalressourcen und hoher Fachkompetenz.

Die Pandemie ist dann vielleicht eine Chance für längst überfällige Veränderungen und Reformen – Reformen, die die Pflege auf zukünftige Anforderungen vorbereiten. Ein Blick über den Tellerrand, vor allem in den Norden Europas, gibt Einblicke in alternative Zugänge und Möglichkeiten: Pflegeberufe können umfassender eingesetzt werden, um das Pflege- und Gesundheitswesen zu stärken und die Versorgung der Bevölkerung zu verbessern.

Ziel dieses Buchs ist es Einblicke in die Vielfältigkeit, Komplexität und vor allem Kompetenzen des Pflegeberufes zu bieten. Dem Leser/der Leserin werden Perspektiven der Pflege eröffnet und potenzielle Lösungsansätze anhand von internationalen Pflegereform-Erfolgsmodellen aufgezeigt. Neben der Beschreibung der Tätigkeitsfelder aus Sicht der Profession und ausgewählter

Pflegesituationen wird Pflege auch aus der Perspektive von Betroffenen – von Patient/inn/en, Bewohner/inn/en, Angehörigen und Pflegekräften – erlebbar und greifbar gemacht. Sie kommen in Form von Interviews und Erfahrungsberichten zu Wort. Damit wird der Pflege als Profession und den Menschen, die Pflege in Anspruch nehmen, eine Stimme gegeben.

Dieses Buch zollt den Pflegenden Tribut, ist aber auch ein Weckruf, der auf den Mangel an Pflegekräften hinweist. Dieser Mangel betrifft alle in der Gesellschaft, als potenzielle Patientinnen und Patienten, Bewohner und Bewohnerinnen von Pflege-Einrichtungen oder als pflegende Angehörige.

In der Hoffnung Ihr Interesse geweckt zu haben und Ihren Wissensdurst zu stillen wünsche ich viel Freude beim Lesen dieses Buches.

Mag. Gerda Sailer

Herausgeberin

Literatur

Lazarus PflegeNetzWerk (2020): Internationales Jahr der Pflegeberufe und Hebammen 2020: Aktionismus oder doch substanzielle Fortschritte? [Online]. http://www.lazarus.at/2020/01/10/int-jahr-der-pflegeberufe-und-hebammen-2020-aktionismus-oder-doch-substanzielle-fortschritte/ [Zugriff am 27.09.2020]

Pflege Professionell (2020): DE: DBfK-Aktion #PflegeNachCorona – die Neubewertung der Pflege. Pflege professionell [Online]. https://pflege-professionell.at/de-dbfk-aktion-pflegenachcorona-die-neubewertung-der-pflege [Zugriff am 12.05.2020]

Rappold, Elisabeth; Juraszovich, Brigitte (2019): Pflegepersonal-Bedarfsprognose für Österreich. Bundesministerium für Arbeit, Soziales, Gesundheit und Konsumentenschutz, Wien

Danksagung

Von der Idee zum Buch bis zur Fertigstellung war es ein langer Weg. Danke an all die Menschen die mich dabei begleitet haben, allen voran meine Nichte Doris und mein Ehemann Wolfgang.

Danke an die Autorinnen für die professionelle Zusammenarbeit und Bearbeitung der einzelnen Kapitel. Danke an alle Interviewpartner, dass wir an ihren Erfahrungen teilhaben durften. Ein besonderer Dank an die Mitarbeiterinnen des Springer Verlages, insbesondere Frau Renate Eichhorn und Frau Ina Conrad.

Danke an alle Kolleginnen und Kollegen der Pflege für ihren unermüdlichen Einsatz für die ihnen anvertrauten Menschen. Ihr zeigt tagtäglich (und nicht nur in Zeiten einer Pandemie) was professionelle Pflege kann und was sie leistet.

Gerda Sailer

Inhaltsverzeichnis

Über die Herausgeberin und die Autorinnen

Über die Herausgeberin

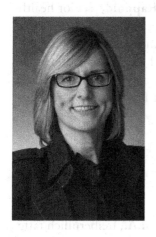 **Mag. Gerda Sailer** (Hrsg.), tätig in der Lehre und Führung, die Professionalisierung der Pflegeberufe, Patientenorientierung und die Sicherung der Pflegequalität sind ihr ein großes Anliegen. Dieses Buch gibt der größten Berufsgruppe im Gesundheitswesen eine Stimme und soll Mut für Reformen machen.

Über die Autorinnen

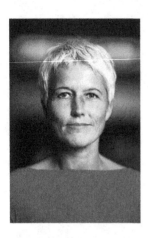

Mag. Dr. Doris Pfabigan, Gesundheits- und Krankenpflegeausbildung und Studium der Philosophie, langjährige Tätigkeit in der stationären und ambulanten Langzeitpflege, seit 2002 Mitarbeit an unterschiedlichen Projekten in den Themenfeldern Gesundheitsförderung, Palliative Care, Ethik und Curriculum-Entwicklung. Freiberuflich tätig in Lehre, Beratung und Forschung.

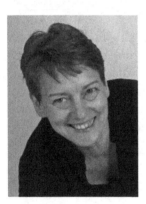

Mag. Mag. Dr. Elisabeth Rappold, senior health researcher an der Gesundheit Österreich GmbH, beschäftig sich seit Jahren mit der Professionalisierung der Pflegeberufe und der Entwicklung des Pflegesystems. Mit den Beiträgen in diesem Buch soll der Blick auf die vielen Facetten der Pflege geschärft werden.

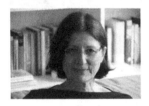

Mag. Dr. Berta Schrems, M.A., freiberuflich tätig in der Lehre, Forschung und Beratung, Privatdozentin an der Universität Wien mit den Schwerpunkten Pflegediagnostik, Fallarbeit und Vulnerabilität. Der Blick über den Tellerrand zeigt Handlungsoptionen für die weitere Professionalisierung der Pflege.

1

Pflegeberufe: vielseitig, interessant und anspruchsvoll

Doris Pfabigan, Elisabeth Rappold und Berta Schrems

1.1 Faktencheck: Die Rolle professioneller Pflege

1.1.1 Ein Blick über die Grenzen hinweg

Professionelle Pflege ist überall auf der Welt im Einsatz. Welche Aufgaben Pflegende übernehmen und welchen Platz sie im jeweiligen Gesundheitssystem und in der jeweiligen Gesellschaft haben, steht in Zusammenhang mit den regionalen Gegebenheiten. Die Unterschiede ergeben sich aus den länderspezifischen Versorgungsstrukturen und den entsprechenden Gesetzen, der wirtschaftlichen Entwicklung des Landes, aber auch durch die geografische Beschaffenheit und die Bevölkerungsentwicklung einer Region. Nicht zuletzt sind die Unterschiede auch kulturell-religiös und durch die Rolle geprägt, die

D. Pfabigan (✉)
Wien, Österreich
E-Mail: doris.pfabigan@gmx.at

E. Rappold
Kaltenleutgeben, Österreich
E-Mail: elisabeth.rappold@chello.at

B. Schrems
Universität Wien, Wien, Österreich
E-Mail: berta.schrems@univie.ac.at

© Der/die Autor(en), exklusiv lizenziert durch Springer-Verlag GmbH, DE, ein Teil von Springer Nature 2021
G. Sailer (Hrsg.), *Pflege im Fokus*, https://doi.org/10.1007/978-3-662-62456-2_1

der Familie in der Versorgung alter und kranker Menschen durch gesellschaftspolitische Wertsetzungen zugedacht wird. Eine weltweite und nicht unerhebliche Gemeinsamkeit der Pflege ist, dass sie mehrheitlich von Frauen erbracht wird.

Unabhängig davon, wo Pflege zum Einsatz kommt, werden nach international anerkannten Standards folgende Aufgaben definiert: *„Pflege umfasst die eigenverantwortliche Versorgung und Betreuung, allein oder in Kooperation mit anderen Berufsangehörigen, von Menschen aller Altersgruppen, von Familien oder Lebensgemeinschaften sowie von Gruppen und sozialen Gemeinschaften, ob krank oder gesund, in allen Lebenssituationen (Settings). Pflege schließt die Förderung der Gesundheit, Verhütung von Krankheiten und die Versorgung und Betreuung kranker, behinderter und sterbender Menschen ein. Weitere Schlüsselaufgaben der Pflege sind Wahrnehmung der Interessen und Bedürfnisse (Advocacy), Förderung einer sicheren Umgebung, Forschung, Mitwirkung in der Gestaltung der Gesundheitspolitik sowie im Management des Gesundheitswesens und in der Bildung“.* (ICN 2002)

Aktuelle Daten und Fakten zur Pflege aus dem Bericht der Weltgesundheitsorganisation *The State of the world's nursing 2020* (WHO 2020) zeigen auf, wie es um die Pflege steht und mit welchen Problemen unsere Gesellschaften gegenwärtig *konfrontiert sind* und zukünftig weltweit *sein werden:*

- Pflege ist mit rund 59 Prozent aller im Gesundheitsbereich Tätigen die größte Berufsgruppe im Gesundheitssektor. Weltweit gibt es 27,9 Millionen Pflegepersonen, davon 19,3 Millionen (69 %) Pflegefachkräfte, 6,0 Millionen (22 %) Pflegeassistent/inn/en und 2,6 Millionen (9 %) ohne zertifizierte Ausbildung. Von 2013 bis 2018 ist die Anzahl der Pflegekräfte weltweit um 4,7 Millionen gestiegen.
- Die Zahl der Pflegenden hält kaum mit dem Bevölkerungswachstum Schritt. Im Jahr 2016 wurde der weltweite Mangel an Pflegepersonen auf 6,6 Millionen geschätzt. Insgesamt ist die Belegschaft in der Pflege relativ jung. Es gibt jedoch große regionale Unterschiede, z. B. ist die Berufsgruppe in Europa und Amerika insgesamt wesentlich älter, was bedeutet, dass der Mangel an Pflegenden in absehbarer Zeit noch größer werden wird. Um diesen Mangel bis 2030 zu beheben, müsste die Gesamtzahl der Pflegeabsolvent/inn/en im Durchschnitt um 8 Prozent pro Jahr steigen, gleichzeitig müssten Maßnahmen gesetzt werden, damit diese beschäftigt werden und im Beruf bleiben.
- In den meisten Ländern (97 %) beträgt die Dauer für die Ausbildung von Pflegefachkräften mindestens drei Jahre. Die große Mehrheit der Länder verfügt über Standards für Bildungsinhalte und -dauer (91 %), über

Akkreditierungsmechanismen (89 %), nationale Standards für Qualifikationsanforderungen (77 %) und interprofessionelle Bildung (67 %).

- In 78 Ländern (53 %) arbeiten Pflegende in erweiterten Tätigkeitsbereichen (sogenannte Advanced Practice Nurses), was insbesondere den Zugang der Bevölkerung zur primären Gesundheitsversorgung in ländlichen Gemeinden verbessert und im städtischen Umfeld die Benachteiligung vulnerabler Bevölkerungsgruppen im Zugang zu Versorgung verringert.
- Eine gerechte Verteilung von Pflegekräften und ihre Bindung an den Beruf werden vor dem Hintergrund der demografischen Entwicklungen zu einer nahezu universellen Herausforderung. Eine von acht Pflegepersonen arbeitet in einem anderen Land als dem, in dem sie geboren oder ausgebildet wurde. Die internationale Mobilität der Pflegekräfte nimmt zu. Zu beobachten ist, dass vor allem Länder mit hohem Einkommen zur Deckung des Bedarfs an Pflegenden übermäßig auf internationale Mobilität zurückgreifen. Nicht regulierte Migration kann Engpässe verschärfen.
- Ungefähr 90 Prozent der Pflegekräfte sind weiblich, aber nur wenige Führungspositionen im Gesundheitswesen werden von Pflegenden oder Frauen besetzt.

1.1.2 Ein Blick auf die Situation in Österreich

Mit der Einführung des Gesundheitsberuferegisters im Jahr 2016 wurde eine Basis für systematische und qualitätsgesicherte Informationen zum Pflegepersonal in Österreich geschaffen. Dazu einige Daten, zitiert nach dem Gesundheitsberuferegister-Jahresbericht 2019 (Rappold et al. 2020):

- Ende 2019 waren 151.251 Pflegepersonen im österreichischen Gesundheitsberuferegister erfasst.
- Die diplomierten Gesundheits- und Krankenpfleger/innen stellen mit 99.015 Personen die größte Berufsgruppe dar. Sie sind im Durchschnitt 41,5 Jahre alt, der Anteil der Frauen liegt bei 85 Prozent.
- Die zweitgrößte Gruppe sind die Pflegeassistent/inn/en mit 51.242 Personen. Sie sind im Durchschnitt 42,6 Jahre alt, der Anteil der Frauen liegt bei 84 Prozent.
- Die kleinste Gruppe bilden derzeit die Pflegefachassistent/inn/en, da es diesen Beruf erst seit 2016 gibt. Ende 2019 waren 994 Pflegefachassistent/inn/en im Register erfasst. Sie sind im Durchschnitt 33,8 Jahre alt, der Anteil der Frauen liegt ebenfalls bei 85 Prozent.

- Mehr als die Hälfte aller Berufsangehörigen arbeitete in Kranken- und Kuranstalten sowie Rehabilitationseinrichtungen, rund ein Drittel in der stationäre Langzeitpflege und nur 8 Prozent waren in der mobilen Pflege beschäftigt, alle anderen verteilen sich auf Behinderteneinrichtungen, den niedergelassenen Bereich, Ausbildungs- und Forschungsbereiche. Wie viele der 51.242 Pflegeassistent/inn/en auch über eine Ausbildung in einem Sozialbetreuungsberuf verfügen, ist diesen Zahlen nicht zu entnehmen.

Aus der österreichischen Pflegepersonal-Bedarfsprognose sind folgende Zahlen bekannt (Rappold und Juraszovich 2019):

- 30 Prozent der Berufsangehörigen – das sind rund 45.000 Personen – sind über 50 Jahre alt und werden in den nächsten 10 Jahren in Pension gehen.
- In Österreich werden bis zum Jahr 2030, einerseits aufgrund von Pensionierungen und andererseits aufgrund der Bevölkerungsentwicklung, etwa 75.000 zusätzliche Pflegekräfte benötigt.
- Pflege als Beruf wird zunehmend an Bedeutung gewinnen. Heute leisten pflegende Angehörige einen wichtigen Beitrag in der Pflege und Betreuung von älteren und pflegebedürftigen Menschen. Das Potenzial von pflegenden Angehörigen wird sich jedoch verändern. Im Jahr 2017 kamen auf 100 50- bis 64-Jährige 12 Personen der Altersgruppe 85+, bis 2030 wird diese Zahl auf 17,6 ansteigen, bis 2050 sogar auf 32,5 (Famira-Mühlberger und Firgo 2018).

1.2   Pflege – ein Begriff mit vielen Bedeutungen

Im März/April 2020 rückte das Thema Pflege in den Mittelpunkt der medialen Aufmerksamkeit, weil eine Krise befürchtet wurde. Hier beispielhaft ein paar Schlagzeilen aus dieser Zeit:

„Wegen der massiven Reisebeschränkungen droht die Coronakrise eine Pflegekrise auszulösen. Denn die 24-Stunden-Betreuerinnen kommen meist aus dem Ausland, haben derzeit aber so gut wie keine Möglichkeit einzureisen." (ORF Oberösterreich)

„Coronakrise: Ungarn lässt österreichische Pflegekräfte festnehmen" (Kurier)

„Coronavirus: 24-Stunden-Pflege als (noch leise) tickende Zeitbombe" (Tiroler Tageszeitung)

Man konnte den Eindruck gewinnen, dass Pflege ausschließlich von 24-Stunden-Betreuer/inne/n erbracht und dass die österreichische Pflege zusammenbrechen würde, wenn die Grenzen aufgrund der Covid-19-Pandemie geschlossen werden. Plötzlich hatte „die Pflege" einen großen medialen Stellenwert. Bedenklich daran ist nur, dass völlig undifferenziert mit dem Begriff „Pflege" umgegangen und 24-Stunden-Betreuung zur Pflege verallgemeinert wurde. Es scheint, dass die 24-Stunden-Betreuung das gesellschaftliche Bild von „Pflege" derzeit am nachhaltigsten prägt, daher widmet sich Abschn. 4.4 diesem Thema intensiver.

Je nachdem, in welchem Kontext der Begriff „Pflege" verwendet wird, meint er etwas anderes. Damit ist nicht nur die Breite des Berufsfelds angesprochen, die sich in verschiedenen Berufsbildern und unterschiedlichen Tätigkeiten zeigt. Damit ist gemeint, dass schon der Begriff an sich ganz verschiedenen Kategorien zugeordnet werden kann:

Die Standesvertretung etwa versteht unter „der Pflege" eine große, diverse Berufsgruppe. Aus Sicht von Politik und Verwaltung besteht „die Pflege" aus Aufgabenfeldern, die zu regeln und (finanziell) abzusichern sind – sie denken an den Pflegesektor. Aus Sicht von Kranken oder Pflegebedürftigen ist „die Pflege" jedoch alles, was hilft, wieder gesund zu werden oder so gut wie möglich zu leben. Menschen, die zuhause alte oder kranke Angehörige betreuen, denken bei „Pflege" wahrscheinlich an die fordernden und mühevollen Aufgaben, die sie täglich bewältigen. Für eine Krankenhausleitung hingegen ist „die Pflege" ein Pfeiler im Organigramm, durch eine Person im Direktorium und durch viele in den Abteilungen vertreten.

Betrachten wir also, WER unter „Pflege" WAS versteht.

1.2.1 Was verstehen professionell Pflegende unter Pflege?

Angehörige der Pflegeberufe unterstützen Menschen dabei, ihre Gesundheit bzw. Lebensqualität zu fördern, aufrecht zu erhalten oder zu stabilisieren. Sie tragen mit ihrer Arbeit dazu bei, dass kranke und pflegebedürftige Menschen ihre Selbstständigkeit in den zentralen Aktivitäten des Lebens wiedererlangen, und stehen ihnen in existenziellen Lebenslagen zur Seite. Das bedeutet, dass sie sowohl gesundheitsfördernde, präventive als auch kurative, rehabilitative sowie palliative Tätigkeiten übernehmen, und das für Menschen aller Altersstufen, aber auch für Familien und ganze Bevölkerungsgruppen (z. B. Menschen mit Migrationshintergrund, Obdachlose, Alleinlebende). Diese Aufgaben verstehen Pflegende unter ihrem Beruf, unabhängig davon, in welchem Setting sie ihn ausüben.

Die Varianten dieser Perspektive kommen ausführlich in den Kap. 4, 5, 6 und 7 zur Sprache.

1.2.2 Pflege aus Sicht von Politik und Verwaltung

In Österreich ist die Sicherung der Gesundheit eine öffentliche Aufgabe, das Gesundheitssystem ist öffentlich organisiert. Das bedeutet: Bund, Länder, Gemeinden, Sozialversicherung und gesetzliche Interessenvertretungen sind für verschiedene Teilbereiche des Gesundheitswesens verantwortlich, z. B. für Gesetzgebung, Verwaltung, Finanzierung, Leistungserbringung, Qualitätskontrolle, Ausbildung usw. (Gesundheit.gv.at 2020).

Wenn nun aus dem Blickwinkel der Politik und Verwaltung von Pflege gesprochen wird, so ist nicht der Krankenhaussektor gemeint, sondern der davon getrennte Pflegesektor, der durch die Sozialhilfe finanziert wird. Aus dieser Versorgungsperspektive werden unter „Pflege" jene Angebote zusammengefasst, die bereitgestellt werden, um einen Hilfe-, Betreuungs- oder Pflegebedarf zu decken, der außerhalb der akutstationären Versorgung (Krankenhäuser) besteht.

Eine wichtige Aufgabe des Bundes und der Länder ist es, für Menschen jene Pflege- und/oder Betreuungsangebote zu schaffen, die diesen ein gutes Leben ermöglichen.

In Österreich gibt es das System der Pflegevorsorge, deren zentrale Zielsetzung es ist, Pflegebedürftige bzw. deren Angehörige durch eine direkte Geldleistung, das Pflegegeld, finanziell bzw. durch Sachleistungen zu unterstützen. Zu den Sachleistungen gehören beispielsweise das Pflegekarenzgeld, das kostenlose Angehörigengespräch, der kostenlose Hausbesuch durch diplomierte Gesundheits- und Krankenpflegepersonen, die Selbstversicherung in der Pensionsversicherung bzw. Krankenversicherung für Zeiten der Pflege eines behinderten Kindes oder die Förderung der 24-Stunden-Betreuung. Diese und andere Leistungen werden seitens des Bundes bereitgestellt. (Bundesministerium für Arbeit, Soziales, Gesundheit und Konsumentenschutz 2019)

Ebenfalls auf Bundesebene wurde der sogenannte Pflegefonds eingerichtet. Dieser ist ein Zweckzuschuss des Bundes an die Länder und dient der Sicherung und dem bedarfsgerechten Auf- und Ausbau des Betreuungs- und Pflegedienstleistungsangebotes. Basis dafür ist das Pflegefondsgesetz. Diese Gelder dürfen von den Bundesländern nur für die Langzeitpflege verwendet werden. Diese umfasst mobile Betreuungs- und Pflegedienste, stationäre Betreuungs- und Pflegedienste, teilstationäre Tagesbetreuung, Kurzzeitpflege in stationären Einrichtungen, Case- und Care Management, alternative Wohnformen, mehrstündige Alltagsbegleitungen und Entlastungsdienste sowie qualitätssichernde Maßnahmen und innovative Projekte.

Aus Sicht der öffentlichen Verwaltung wird „Pflege" also als Versorgungsangebot verstanden, nicht als pflegerische Aufgaben. Das ist insbesondere dann verständlich, wenn man sich verdeutlicht, dass im Pflegewesen nicht nur Angehörige von Pflegeberufen arbeiten, sondern auch viele Berufsangehörige aus anderen Disziplinen und Bereichen.

1.2.3   Pflege im Sinne des Berufsrechts

Da die pflegerische Versorgung ein gesellschaftliches Grundbedürfnis und eine öffentliche Aufgabe ist, muss ihre Erbringung rechtlich geregelt sein. Das leistet das Gesundheits- und Krankenpflegegesetz GuKG. Das GuKG ist der berufsrechtliche Rahmen für die diplomierte Gesundheits- und Krankenpflege, die Pflegefachassistenz und die Pflegeassistenz. Es regelt das Berufsbild, die Aufgabenbereiche, die Berufspflichten und -bezeichnungen der Pflegeberufe.

Das Berufsbild basiert auf einem internationalen Konsens darüber, was unter Pflege als Beruf verstanden wird. Erarbeitet wurde dieses Berufsbild vom International Council of Nurses (ICN), es wurde von den nationalen Berufsverbänden – in Österreich dem Österreichischen Gesundheits- und Krankenpflegeverband (ÖGKV) – adaptiert und in die Gesetzgebung eingebracht. In Österreich wurden maßgebliche Entwicklungen im Gesundheits- und Sozialbereich, die mit Pflege in Zusammenhang stehen, ebenfalls berücksichtigt. Dazu zählen die *10 Gesundheitsziele für Österreich*, die den Handlungsrahmen für eine gesundheitsförderliche Gesamtpolitik aufspannen, die laufende Gesundheitsreform, aber auch Empfehlungen seitens der Europäischen Union oder der Weltgesundheitsorganisation. Damit stellt das GuKG ein Berufsgesetz mit Weitblick dar und bietet einen soliden Rahmen für die nächsten Jahrzehnte. Die Herausforderungen liegen darin, den Rahmen auszuschöpfen und die Inhalte auf den Boden zu bringen.

Das Berufsrecht zeigt auf, was Pflegepersonen tun dürfen und müssen. Beispielsweise ist geregelt, für welche Aufgaben diplomierte Pflegepersonen eine ärztliche Anordnung benötigen und welche in ihren eigenen Kompetenzbereich fallen. Ein zentrales Anliegen des GuKG kann darin gesehen werden, zur Sicherheit der Patientinnen und Patienten und damit auch zur Versorgungsqualität beizutragen. Das Gesundheits- und Krankenpflegegesetz ist ein Bundesgesetz und gilt damit in ganz Österreich.

Damit Personen in Österreich Aufgaben und Tätigkeiten der beruflichen Pflege durchführen dürfen – unabhängig davon, ob sie diese Aufgaben und Tätigkeiten gegen Bezahlung oder ehrenamtlich erbringen –, müssen folgende Bedingungen erfüllt sein: Erstens müssen sie eine Ausbildung absolviert haben, die im Gesundheits- und Krankenpflegegesetz (GuKG) geregelt ist. Zweitens müssen sich jene, die eine Ausbildungen zur diplomierten Gesundheits- und Krankenpflege, Pflegefachassistenz oder Pflegeassistenz absolviert haben, im Gesundheitsberuferegister (GBR) registrieren. Erst wenn sie in diesem öffentlichen Register erfasst sind, ist die Voraussetzung für die Ausübung ihres jeweiligen Pflegeberufes erfüllt. Die Registrierung muss alle fünf Jahre verlängert werden.

Es gibt in Österreich noch eine Besonderheit, die sogenannten **Sozialbetreuungsberufe** (Kurzprofile im Anhang). Im Rahmen ihrer Ausbildung werden sie zur Pflegeassistenz qualifiziert und darüber hinaus noch befähigt, Menschen im Alltag und in ihrer gesellschaftlichen Teilhabe zu unterstützen. Diese Berufe sind über eine Artikel-15a-Vereinbarung auf Bundesebene harmonisiert und werden in jedem Bundesland entsprechend dieser Vereinbarung gesetzlich geregelt. Es gibt neun Sozialbetreuungsberufegesetze, also in jedem Bundesland ein eigenes. Personen, die eine Ausbildung in einem Sozialbetreuungsberuf absolviert haben und die Tätigkeiten einer Pflegeassistenz ausüben möchten, müssen sich ebenfalls in das Gesundheitsberuferegister eintragen.

Einen Spezialfall stellt der Beruf der **Heimhilfe** dar. Heimhelfer/innen dürfen im Bereich Pflege nur einen sehr kleinen Teil übernehmen – dieser nennt sich „Unterstützung bei der Basisversorgung". Der erlaubte Umfang wird im GuKG in § 3a festgelegt. Im GuKG finden sich darüber hinaus Regelungen, zu welchen pflegerischen Tätigkeiten 24-Stunden-Betreuer/innen (vgl. Abschn. 4.4) im Einzelfall berechtigt sind. Im Gegensatz zu den Sozialbetreuungsberufen müssen sich Heimhelfer/innen nicht im Gesundheitsberuferegister eintragen.

Das GuKG als Berufsrecht ist ein „Lizenzrecht". Das bedeutet, dass Personen, die eine im GuKG geregelte Ausbildung absolviert haben, nach der erfolgreichen Registrierung berechtigt sind zur Durchführung der im GuKG beschriebenen Aufgaben. Arbeitgeber haben jedoch die Möglichkeit, diese zu begrenzen, also den gesetzlich beschriebenen Aufgabenbereich einzuschränken.

Gesetzlich geregelt ist ebenfalls, welche Berufsgruppe in welcher Arbeitsform tätig sein darf: Diplomierte Gesundheits- und Krankenpflegepersonen können in freiberuflicher oder angestellter Form, die beiden Pflegeassistenzberufe können nur in einem angestellten Verhältnis arbeiten.

Im GuKG wird hauptsächlich das „WAS" der Pflegeberufe geregelt. Das Kernstück für den gehobenen Dienst für Gesundheits- und Krankenpflege sind dabei die in § 14 GuKG formulierten pflegerischen Kernkompetenzen, die den diplomierten Gesundheits- und Krankenpflegepersonen (DGKP) vorbehalten sind. Einzelne Aufgaben dürfen jedoch an die Pflegeassistenzberufe delegiert werden. Im GuKG sind weiters die Kompetenzen in der Mitwirkung an medizinischer Diagnostik und Therapie (Aufgaben aus diesem Bereich werden von Ärzt/inn/en an Pflegepersonen delegiert) und Kompetenzen in multiprofessionellen Versorgungsteams (diese können von verschiedenen Gesundheitsberufen erbracht werden) geregelt. Darüber hinaus gibt es noch ausgewählte Spezialaufgaben, für welche nach der Grundausbildung eine weiterführende Ausbildung absolviert werden muss. Alle diese Aufgabenbereiche werden im GuKG geregelt. In § 82 GuKG finden sich die entsprechenden Regelungen für die Pflegeassistenzberufe. Darüber hinaus regelt das GuKG in § 3b auch den Tätigkeitsbereich der Personenbetreuung (u. a. 24-Stunden-Betreuung).

Spezialisierungsausbildungen für den gehobenen Dienst für GuK, wie sie im Anhang beschrieben sind, sind notwendig, da die generalistische Grundausbildung zwar für den breiten Einsatz in allen Bereichen qualifiziert, aber eben nur auf Basisniveau. Für den Einsatz in Spezialbereichen, wie beispielsweise in der Kinder- und Jugendlichenpflege, der Intensivpflege oder in der Psychiatrie, müssen sich Pflegepersonen das jeweils spezifische Fachwissen aneignen und dafür eine Spezialisierungsausbildung absolvieren.

Das WAS der Pflegeberufe wäre aber ohne das WIE undenkbar: Gute Pflege ist nicht nur darüber zu definieren, die richtigen Dinge zu tun, sondern die richtigen Dinge auch richtig zu tun. Dabei geht es insbesondere um ethische, kommunikative und methodische Kompetenzen, die sich Pflegepersonen aneignen müssen. Diese Aspekte finden sich beispielsweise in den jeweiligen Ausbildungsversordnungen der Pflegeberufe, die wiederum die Grundlage für die Ausbildungscurricula bilden. Auch diverse Kompetenzrahmen und Pflegeleitbilder einzelner Einrichtungen enthalten Richtlinien, wie die Pflegeberufe umzusetzen sind.

1.2.4 Pflege aus der Perspektive der Betroffenen und Angehörigen

Ein Großteil der Pflegegeldbezieher/innen lebt zuhause und wird von An- oder Zugehörigen betreut (siehe Kap. 4). Menschen, die zuhause leben und Unterstützung brauchen, sind häufig alt oder haben eine oder mehrere chro-

nische Krankheiten. Pflegende Angehörige übernehmen die unterschiedlichsten Aufgaben, damit das pflegebedürftige Familienmitglied trotz aller
Einschränkungen zuhause leben kann. Das kann von Unterstützung beim
Einkaufen, im Haus oder Garten über Bankgeschäfte und Behördenwege,
Organisieren sozialer Aktivitäten oder Ausflüge bis hin zu körperbezogen
pflegerischen oder medizinischen Tätigkeiten gehen. Nicht immer sind es
Familienangehörige, die diese Unterstützungsleistungen erbringen, sondern
oft auch Freundinnen und Freunde oder Nachbarn, die zu engen Bezugspersonen geworden sind. Diese Personengruppe wird häufig als „Zugehörige"
bezeichnet.

Die pflegenden An- und Zugehörigen können nach entsprechender Einschulung von Ärzt/inn/en übertragene Tätigkeiten übernehmen, welche Pro-
fessionsangehörige nur dann erbringen dürfen, wenn sie die entsprechende
Ausbildung absolviert haben. Damit ist der Handlungsspielraum von pflegenden An- und Zugehörigen viel breiter als jener von beruflich Pflegenden oder
Betreuenden. An- und Zugehörige dürfen sehr viele Tätigkeiten übernehmen:
von Besuchen und Zur-Seite-Stehen bis hin zu komplexen medizinischen
Aufgaben (z. B. Wundverbände, Sondenernährung). Allerdings sind hier intensive Schulungen wichtig, damit An- und Zugehörige einerseits die über-
nommene Aufgabe korrekt umsetzen, aber auch erkennen, wie sie gezielt
Komplikationen (z. B. Druckgeschwüren oder Bewegungseinschränkungen)
vorbeugen können.

Die Pflege eines Familienmitglieds ist keine einfache Aufgabe und wird mit
zunehmender Pflegebedürftigkeit aufwändiger und anstrengender, was zu belastenden Situationen und zur Überforderung führen kann. Darum wurden
verschiedene Entlastungsangebote eingeführt, die von der öffentlichen Hand
bezahlt werden. Pflegende An- und Zugehörige sind aber nicht nur zuhause
wichtig, sie sind auch für Bewohner/innen von Pflegeheimen eine wichtige
Stütze. Teilweise übernehmen sie auch in den Alten- und Pflegeheimen Be-
treuungs- und/oder Pflegetätigkeiten und unterstützen so nicht nur ihre Angehörigen, sondern auch das Personal.

Für Betroffene, die professionelle Hilfe im häuslichen Umfeld in Anspruch
nehmen, und für deren Angehörige ist oft nicht so leicht nachvollziehbar, ob
und wann eine Aufgabe von einer Pflegeassistenz oder einer diplomierten
Pflegeperson erbracht werden muss (und aus welchem Finanztopf die Leistung finanziert wird).

Für uns als Gesellschaft, in der Pflege nach wie vor stark familiär organisiert
ist, ist es wichtig zu wissen, dass Laien Aufgaben und Tätigkeit übernehmen
können, die für professionell Pflegende über die Berufsgesetze geregelt sind.
Gleichzeitig führt diese Situation zur irrigen Annahme, „Pflegen kann jede/r",

und zum fatalen Schluss, dass komplexe Aufgaben auch an gering qualifizierte Personen übertragen werden können, wenn es zuhause ja die Angehörigen ohne jegliche Ausbildung können. Das mag auch einer der vielen Gründe dafür sein, dass die Entwicklung in Richtung Deprofessionalisierung der Pflege weist und den Professionalisierungsbestrebungen der Pflegeberufe in den letzten 50 Jahren zuwiderläuft.

1.2.5 Pflege in Zusammenhang mit den Aufgabenfeldern

Pflegepersonen arbeiten in sehr unterschiedlichen Einrichtungen, die jeweils einen anderen Versorgungsauftrag haben. Daher müssen sich die Aufgaben der Pflegepersonen an diesen Versorgungsaufträgen orientieren, was mit einer jeweils besonderen fachlichen Komponente verknüpft ist.

In einem Krankenhaus stehen medizinische Diagnostik, Behandlung und Therapie im Vordergrund. In diesem Sinne ist auch die Pflege hier über weite Strecken auf Heilung und Wiederherstellung der Gesundheit ausgerichtet. Das Team ist interprofessionell ausgerichtet, Ärzte und Ärztinnen sind 24 Stunden pro Tag verfügbar. Im Falle kritischer Ereignisse können Entscheidungen im Team getroffen (vgl. Kap. 6).

In einem Alten- oder Pflegeheim stehen Wohnen, Alltagsgestaltung, Betreuung und Pflege im Vordergrund. Zwar sind die Bewohner/innen auch dort häufig von Krankheiten und Einschränkungen betroffen, die fachlich und sachlich richtig behandelt werden müssen. Jedoch stehen im Pflegeheim die Alltagsbewältigung, die Unterstützung im Streben nach Wohlbefinden und letztlich die Begleitung beim Sterben im Vordergrund. Die Aufgabe der Pflegenden besteht darin, Menschen in ihrem Dasein zu fördern, sie dabei zu unterstützen, Fertigkeiten und Fähigkeiten wiederzuerlangen sowie körperlichen oder psychisch bedingten Krisen vorzubeugen. In diesem Sinne liegt die fachliche Komponente der Pflege darauf, die physischen, psychischen und sozialen Funktionen des zu pflegenden Menschen zu erhalten, wiederherzustellen und anzupassen. (Rappold und Pfabigan 2020)

Pflege findet in diesem Setting teilweise im privaten oder halböffentlichen Bereich der Bewohner/innen statt. Ärzte und Ärztinnen sind zumeist nicht vor Ort. Die Bewohner/innen haben in der Regel einen Hausarzt/eine Hausärztin. Im Falle kritischer Ereignisse müssen die Pflegepersonen Entscheidungen allein treffen (vgl. Kap. 5).

In Rehabilitationsbetrieben liegt der fachliche Fokus der Pflegenden darin, Patient/inn/en wieder in die Lage zu versetzen, möglichst ohne fremde Hilfe ein eigenständiges Leben zu führen und an Alltag und Leben teilzuhaben. Ins-

besondere therapeutische Berufe sind für die Rehabilitation gefragt. Für Pflegeberufe bedeutet es, jene pflegerischen Aspekte abzudecken, die dazu führen, das
„Teilhabeziel" des Patienten/der Patientin zu erreichen. Die pflegerischen Aufgaben sind Unterstützung und Förderung von Selbstpflegetechniken, des Selbstmanagements sowie der Lebensqualität, aber auch Maßnahmen der Gesundheitsförderung und Unterstützung bei medizinisch-diagnostischen Aufgaben.

Pflege zuhause deckt ein besonders breites Aufgabengebiet ab. In diesem
Bereich arbeiten viele Berufe zusammen, sind aber selten gleichzeitig an einem
Ort. Das bedeutet, dass Abstimmungsprozesse besonders bedeutsam sind.
Ziel der Pflege zuhause ist es, Menschen, die krank oder pflegebedürftig sind,
so zu unterstützen, dass sie in guter Qualität zuhause leben können. Im
Vordergrund stehen Pflegeaufgaben und die Übernahme medizinisch-
diagnostischer Aufgaben mit einem Fokus auf Gesundheitsförderung, Ange-
hörigenpflege oder Familienorientierung (vgl. Kap. 4).

Erst seit einigen Jahren etablieren sich Primärversorgungseinheiten in Österreich, auch hier können diplomierte Pflegepersonen spezielle Aufgaben übernehmen. Neben medizinisch-diagnostischen, medizinisch-therapeutischen und
pflegerischen Aufgaben sind das gesundheitsfördernde Maßnahmen sowie Aufgaben der öffentlichen Gesundheitsfürsorge (Public Health). Allerdings muss
sich in den Primärversorgungseinheiten in Österreich das Zusammenspiel der
dort beschäftigten Berufsgruppen erst entwickeln.

Die bisher genannten Aufgabenbereiche haben unmittelbar mit Erkrankten,
Heimbewohner/inne/n oder Patient/inn/en zu tun. Es gibt aber auch Pflegepersonen, die im öffentlichen Gesundheitsdienst beschäftigt sind. Dort sind
sie als Amtssachverständige oder Aufsichts- bzw. Kontrollorgane zuständig für
die Sicherung und Weiterentwicklung der Qualität in Ausbildungsein-
richtungen oder Altenbetreuungseinrichtungen. Sie prüfen die Einhaltung der
gesetzlichen Vorgaben, gehen Beschwerden nach oder erstellen Gutachten.

1.3   Pflegerische Spezialrollen in Österreich

In den vorangegangenen Ausführungen wurde sichtbar, dass der Pflegeberuf
vielfältig und facettenreich ist: Angehörige der Pflegeberufe arbeiten mit
Menschen aller Altersstufen. Sie pflegen Säuglinge, Kinder und Jugendliche
sowie Erwachsene und alte Menschen in verschiedenen Settings.

Demografische Entwicklungen und damit verbundene Veränderungen des
Krankheitsspektrums sowie Fortschritte im Bereich Diagnostik und Therapie,
aber auch Erkenntnisse der Pflegewissenschaft stellen an Pflegepersonen neue
und erweiterte Anforderungen. Daher haben sich im Pflegeberuf zahlreiche

Spezialisierungen für diplomierte Pflegepersonen entwickelt, die im folgenden Abschnitt in ihrer Vielfältigkeit vorgestellt werden.

Spezialisierung in der Pflege bedeutet, fachliche Kompetenzen zu erwerben, um die spezifischen Aufgaben, die sich im Zusammenhang mit einer bestimmten Zielgruppe (z. B. Kindern oder psychisch erkrankten Menschen) oder einem Bereich in der Versorgung (z. B. Rehabilitation, Intensivpflege), einem Thema (z. B. Wunden, Diabetes) oder einer Handlungsebene (z. B. Familien, Gemeinden) ergeben, angemessen wahrnehmen zu können. In Österreich gibt es einerseits Spezialisierungen, die im Gesundheits- und Krankenpflegegesetz geregelt sind, andererseits hat sich eine erweiterte und vertiefte Pflegepraxis entwickelt, die zwar versorgungsrelevant, aber (noch) nicht gesetzlich geregelt ist. Im Folgenden werden zunächst die gesetzlich geregelten Spezialisierungen in Österreich beschrieben. Im Anschluss daran werden neue Rollen vorgestellt, die Pflegende heute in vielen anderen Ländern bereits wahrnehmen, wie beispielsweise Advanced Nurse Practitioner oder Community Health Nurse.

Im Gesundheits- und Krankenpflegegesetz sind zehn Spezialisierungen für den gehobenen Dienst für GuK geregelt. Sieben davon gibt es schon seit einigen Jahrzehnten, drei wurden im Jahr 2016 definiert:

- Intensivpflege, Anästhesiepflege, Pflege bei Nierenersatztherapie
- Kinder- und Jugendlichenpflege
- Psychiatrische Gesundheits- und Krankenpflege
- Hospiz- und Palliativversorgung
- Psychogeriatrische Pflege
- Wundmanagement und Stoma-Versorgung
- Pflege im Operationsbereich
- Krankenhaushygiene
- Lehraufgaben
- Führungsaufgaben

Die Voraussetzung für das Ausüben dieser Spezialisierungen ist das erfolgreiche Absolvieren einer entsprechenden Ausbildung.

1.3.1 Intensivpflege, Anästhesiepflege, Pflege bei Nierenersatztherapie

Diese drei Spezialisierungen sind in sehr technikintensiven Bereichen in akutstationären Einrichtungen angesiedelt. Die so Spezialisierten wirken an

Anästhesieverfahren, in der Intensivbehandlung und der Nierenersatztherapie mit. Zu ihren Hauptaufgaben zählen die Beobachtung, Betreuung, Überwachung und Pflege von Schwerstkranken bzw. Personen in Narkose oder vor, während und nach Nierenersatztherapie bzw. extrakorporalen Blutreinigungsverfahren (Plasmapherese, Leukapherese, Lipidapherese, Leberersatztherapie). Die Überwachung erfolgt meist mittels Apparaten, diese gilt es fach- und sachgerecht zu bedienen, zu warten und die Ergebnisse zu interpretieren. Die Arbeitsbereiche sind Notfallstationen, Schockräume, Intensivstationen, Kinderintensivstationen, Neonatologie, Operationssäle oder Dialysestationen.

In der Nierenersatztherapie sind die spezialisierten Pflegekräfte für Beratung und Einschulung verantwortlich bzw. für die Begleitung von Menschen mit Nierentransplantationen. Neben der hohen Technikkompetenz benötigen Pflegepersonen, die in diesen Bereichen arbeiten, Kompetenzen im Umgang mit Extremsituationen, lebensbedrohlichen Zuständen und Krisensituationen. Ihre Patient/inn/en sind in mehrfacher Hinsicht in ihrer Existenz bedroht: Einerseits geht es um ihr Überleben, andererseits um die Frage, wie das Leben nach dem Intensivaufenthalt sein wird. Pflegekräfte können zur erfolgreichen Krankheitsbewältigung beitragen, sei es durch eine ruhige und angenehme Atmosphäre, durch Kommunikation mit Angehörigen, durch Gespräche oder Zuwendung sowie die Auswahl und Anwendung einer situationsangepassten Bewältigungsstrategie.

1.3.2 Kinder- und Jugendlichenpflege

Die Pflege von erkrankten Kindern ist besonders komplex, sind Kinder doch, abhängig vom jeweiligen Entwicklungsstand, auf verschiedenem Kommunikationsniveau, drücken sich anders aus als Erwachsene, erleben Beziehungen und Abhängigkeiten zur Umgebung bzw. zur Familie stärker. Sie durchlaufen, unabhängig von der Erkrankung, Entwicklungen am Weg zum Erwachsenwerden. Das „Hauptziel der Pflege ist es, dem Kind/Jugendlichen sowohl im Krankenhaus (intramural) als auch zuhause (extramural) durch gesundheitsfördernde, präventive, kurative und rehabilitative Pflegeinterventionen zu ermöglichen, den Entwicklungsstand unter den gegebenen Umständen zu erhalten beziehungsweise zu erweitern" (Rottenhofer und Bronneberg 2008, S. 17).

Gepflegt und betreut werden Neugeborene, Säuglinge, Kinder und Jugendliche mit körperlichen und psychischen Erkrankungen sowie behinderte, schwer kranke und sterbende Neugeborene, Säuglinge, Kinder und Jugend-

liche. Dabei spielt die Familie eine zentrale Rolle und „die Kunst der Kinder-
und Jugendlichenpflege ist es, die Balance zwischen Ent- und Belastung des
Familiensystems herzustellen und zu halten" (Rottenhofer und Bronneberg
2008, S. 18). Kinder- und Jugendlichenpflege ist eine Spezialisierung in der
Gesundheits- und Krankenpflege, welche in allen Ebenen der Versorgung
sowie im gesamten Handlungsspektrum zum Tragen kommt.

1.3.3 Psychiatrische Gesundheits- und Krankenpflege

Die psychiatrische Gesundheits- und Krankenpflege umfasst die Betreuung
und Pflege von Menschen mit psychischen Störungen und neurologischen
Erkrankungen aller Alters- und Entwicklungsstufen sowie die Förderung
der psychischen Gesundheit. In kaum einer anderen Spezialisierung der
Pflege ist eine funktionierende therapeutische Beziehung zwischen Pflegenden und Patient/inn/en so bedeutsam wie in der psychiatrischen Pflege.
Präsent sein, Menschen durch Krisen begleiten, Beziehungen professionell
gestalten, klinische Symptome erkennen und Menschen helfen, (wieder)
Kompetenzen in den Aktivitäten des täglichen Lebens zu erlangen, das
macht psychiatrische Pflege aus. Ein bio-psycho-soziales Verständnis hilft
dabei, die Patient/inn/en zu verstehen, einzubinden und zu befähigen, mit
den Erkrankungen bzw. deren Folgen umzugehen. Psychiatrische Pflege
kann für jedes Lebensalter notwendig sein und umfasst Präventionsmaß-
nahmen, psychosoziale Interventionen zur Behandlung, Symptommanagement oder rehabilitative Maßnahmen. Eine wesentliche Aufgabe
der psychiatrischen Pflege ist die Abstimmung im interprofessionellen Be-
handlungsteam und die laufende Anpassung der therapeutischen Vor-
gehensweise auf die aktuelle Situation. Psychiatrische Pflege findet stationär wie ambulant statt, wenn möglich aber in der Lebenswelt der Patient/
inn/en.

Psychische Störungen können bereits früh im Leben beginnen und sind oft
mit hohem Leid, Ausgrenzung, Vorurteilen und Benachteiligung während des
gesamten Lebens verbunden. Neben dem erkrankten Kind oder Jugendlichen
müssen häufig Familienmitglieder oder das soziale Umfeld mitbetreut werden. Scheinbar simple Spiele wie Mühle oder Mensch-ärgere-dich-nicht oder
Spazierengehen dienen als therapeutische Maßnahme oder können, falsch
eingesetzt, zu Überforderung führen. Pflegepersonen in der Psychiatrie brauchen daher gute Menschenkenntnis und hohe Flexibilität. Gleichzeitig müssen sie für Versorgungskontinuität sorgen und Patient/inn/en ein Gefühl der
Sicherheit und Kontinuität vermitteln. (Ward 2011)

1.3.4   Hospiz- und Palliativversorgung

Die Spezialisierung für Hospiz- und Palliativversorgung wurde erst 2016 als solche im GuKG definiert, zuvor gab es dazu Weiterbildungen. Mit dem Rang einer Spezialisierung wurde dem wichtigen Thema Bedeutung verliehen. Im Rahmen der Spezialisierung Hospiz- und Palliativversorgung werden Pflegende befähigt, Menschen mit einer fortschreitenden, unheilbaren und damit lebensbedrohenden Erkrankung zu begleiten. Auch deren Angehörige und sonstige nahestehende Personen werden vor dem Hintergrund eines umfassenden Verständnisses von Krankheit – unter Wahrung des Selbstbestimmungsrechts und Berücksichtigung des Patientenwillens – begleitet, immer mit dem Ziel, Lebensqualität zu verbessern. Besonderen Stellenwert hat in dieser Spezialisierung die vorausschauende Planung mit Erfassen und Berücksichtigen der Wünsche und Bedürfnisse für die letzte Lebensphase (Advance Care Planning) sowie Symptom- und Schmerzmanagement.

Insbesondere die Covid-19-Pandemie hat gezeigt, wie wichtig kompetentes Pflegepersonal ist, um Menschen in Ausnahmesituationen Beistand in der Auseinandersetzung mit Krankheit, Abschied, Sterben und Tod zu bieten, wenn Angehörige dazu nicht wie gewohnt die Möglichkeit haben. In solchen Situationen gilt es, die Kommunikation zwischen Kranken und Angehörigen aufrecht zu erhalten, sei es durch elektronische Kommunikation, kleine Präsente, Briefe oder Fotos. Kranke wie An- und Zugehörige brauchen die Ermunterung, auf ungewohnte Weise in Kontakt zu treten, um da zu sein, dabei zu sein und verbunden zu sein.

1.3.5   Psychogeriatrische Pflege

Die psychogeriatrische Pflege wurde im Jahr 2016 als Spezialisierung aufgenommen, da die Zahl der älteren und hochbetagten Menschen in Österreich zunimmt und damit auch Erkrankungen und Belastungen des höheren Lebensalters. Spezialist/inn/en für psychogeriatrische Pflege sind kompetent in der Pflege von Menschen mit Demenz, Delir, Depression, Angst, Sucht und Suizidalität. Der Fokus ihrer Arbeit liegt darauf, die geistigen und körperlichen Fähigkeiten, die Persönlichkeit bzw. Identität der Betroffenen sowie deren soziale Bindungen möglichst lange zu erhalten und zu fördern.

Speziell in diesem Arbeitsfeld geht es auch darum, die pflegenden An- und Zugehörigen einzubinden und in ihrer Betreuungskompetenz zu stärken. Psychogeriatrisch Pflegende bedienen sich dabei der Biografiearbeit, psychosozialer Interventionen, insbesondere der Anwendung von wahrnehmungs-

und körperbezogenen sowie verhaltensorientierten Konzepten, sie nützen kognitive Stimulation bzw. kognitive Trainings, Aktivitätsaufbau, Aromapflege und Entlastungsstrategien.

1.3.6 Wundmanagement und Stoma-Versorgung

Menschen mit chronischen Wunden erleben viele Belastungssituationen über eine lange Zeit. Spezialist/inn/en für Wundmanagement sind kompetent in der indikationsgerechten Wundversorgung. Diese umfasst alle übertragenen medizinischen Maßnahmen sowie originär pflegerische Interventionen, die dazu dienen, die Entstehung einer chronischen Wunde zu verhindern, eine Wunde zu erkennen, den Wundheilungsprozess zu beschleunigen, Rezidive zu vermeiden und die Lebensqualität sowie Selbst- und Gesundheitskompetenz der Patient/inn/en zu erhöhen. Die Herausforderungen liegen darin, für die jeweils individuelle Situation die passende Wundversorgung gemeinsam mit den Betroffenen und im interprofessionellen Team zu erarbeiten, die Erkrankten über längere Zeit zu begleiten und darin zu unterstützen, trotz Wunde gut zu leben. Eine weitere Kompetenz des Wundmanagements ist es, Kollegen und Kolleginnen in der Versorgung von komplexen Wunden zu unterstützen und zu beraten.

Spezialist/inn/en für Stoma-Versorgung und -Beratung beschäftigen sich neben der Wundversorgung mit der individuellen Pflege von Patient/inn/en mit Stoma, Inkontinenzleiden, Fisteln und sekundär heilenden Wunden. Zu ihren Kernkompetenzen gehört die Begleitung und Beratung rund um das Anlegen des Stomas sowie die psychosoziale Begleitung und Unterstützung der Betroffenen im Coping. Ein weiteres wichtiges Handlungsfeld ist die Beratung und Unterstützung von Menschen mit Kontinenzproblemen.

1.3.7 Pflege im Operationsbereich

Pflege im Operationsbereich (OP) umfasst die Vorbereitung, Mitwirkung und Nachbetreuung bei operativen Eingriffen. Das klingt einfach, doch hinter dieser sehr allgemeinen Formulierung verbergen sich komplexe Aufgaben und Tätigkeiten in einem Hochrisikobereich. Operative Eingriffe retten Leben, verbessern die Lebensqualität und stellen umgekehrt immer ein Risiko dar. Damit diese Eingriffe erfolgreich sind, bedarf es bestausgebildeter Menschen. OP-Pflegepersonen arbeiten hauptsächlich in Operationssälen, Aufwachzimmern und Notfallstationen.

Das Arbeitsspektrum in einem Operationsbereich umfasst das Vorbereiten des operationsspezifischen Materials und der Ausrüstung sowie das Instrumentieren und Assistieren während Operationen. Das setzt Kenntnisse über Operationsverfahren voraus, denn eine wesentliche Kompetenz ist es, während der Operation vorausschauend zu agieren. Sicherheit ist das oberste Gebot bei Operationen, daher ist das Umsetzen der OP-Checkliste oder anderer Sicherheitsstandards unerlässlich, ebenso das fach- und sachgerechte Handhaben von Geräten, technischen Einrichtungen und Instrumenten sowie die Zählkontrolle aller ge- und verbrauchten Materialien vor und nach einer Operation.

Der Arbeitsplatz Operationsbereich ist straff organisiert, Aufgaben und Rollen sind im OP-Statut geregelt. Neben patientennahen Tätigkeiten sind OP-Pflegepersonen als OP-Koordinator/inn/en für die Einteilung des OP-Pflegepersonals, die Bestellung der Patient/inn/en sowie die Abstimmung mit anderen Berufsgruppen zuständig. Sie müssen Expertise haben für mikrochirurgische Eingriffe, roboterassistierte Chirurgie, aber auch für große und komplexe Operationen geplanter und ungeplanter Natur. Daher müssen sie ständig auf dem neuesten Stand der Wissenschaft und Technik sein, über Lagerungen Bescheid wissen und auf Unvorhergesehenes flexibel reagieren können. Gleichzeitig gehören emotionale Zuwendung, das Einbeziehen von Angehörigen und das Da-Sein für Patient/inn/en und Zuhören zu den wesentlichen Aufgaben der Pflege im OP – auch diese Faktoren sind für eine gelungene und sichere Operationserfahrung bedeutsam. (Gabardi und Gabardi 2019)

1.3.8 Krankenhaushygiene

Die Rolle der Krankenhaushygiene umfasst das Mitwirken an allen Maßnahmen, die dem Erkennen, Verhüten und Bekämpfen von Krankenhausinfektionen und der Gesunderhaltung dienen. Hygienefachkräfte sind also maßgeblich daran beteiligt, Infektionsausbrüche im Gesundheits- und Pflegewesen zu identifizieren, zu verhindern und zu kontrollieren. In der COVID-19-Pandemie hat sich gezeigt, wie zentral und gleichzeitig komplex diese Aufgabe ist. Nicht nur regelmäßig wiederkehrende Virus-Pandemien, sondern auch medikamentenresistente Mikroben erfordern die Fachkenntnis der Hygienefachkräfte. Ihr Handlungsspektrum geht weit über das hinaus, was in der Pflegegrundausbildung gelernt wird. Ihre Aufgabe ist es, in allen Bereichen Maßnahmen zur Infektionsprävention und -kontrolle zu setzen und zu bewerten. Hygienefachkräfte arbeiten an der Analyse von vermuteten und bestätigten Infektionsausbrüchen mit, entwickeln und beraten zu Strategien der Bewertung, Prävention und Kontrolle von Infektionsrisiken, sie sammeln Daten, analysieren und interpretieren diese und setzen entsprechende Maßnahmen. Dabei erstreckt sich ihr Handlungsbereich von Bau- und Renovierungsprojekten über Geräte-Inspektionen bis zur Beratung von Einzelpersonen zu krankheitsspezifischer Vorsorge und Einhalten von Vorsichtsmaßnahmen.

Hygienefachkräfte beraten Einrichtungen in der Entwicklung von Hygienestandards, unterstützen in der Implementierung, überwachen die Umsetzung und nehmen laufend Anpassungen vor. Dadurch leisten sie einen wesentlichen Beitrag zur Patienten- und Mitarbeitersicherheit.

Hygienefachkräfte benötigen zusätzlich zu dem in der Grundausbildung erworbenen Wissen zahlreiche Spezialkenntnisse und Kompetenzen, z. B. über Mikrobiologie, Epidemiologie, qualitative und quantitative Forschungsmethoden, Sterilisation und Desinfektion, Behandlungsmethoden, rechtliche und behördliche Vorgaben, Projektmanagement, Leitlinienentwicklung sowie Beurteilung von Bauplänen und Ableitung bauhygienischer Maßnahmen, und sie brauchen Kommunikations-, Beratungs- und Schulungskompetenzen.

Die besondere Herausforderung in der Krankenhaushygiene besteht darin, dass höchst unterschiedliche Personengruppen beraten und unterstützt werden müssen. Dazu gehören alle Angestellten von Pflege- oder Gesundheitseinrichtungen, aber auch Personen, die zu sogenannten Fremdbetrieben gehören (z. B. Friseurbetriebe im Pflegeheim), darüber hinaus Patient/inn/en sowie – wenn notwendig – deren Angehörige, aber auch jene Fremdfirmen, die im Rahmen von Bauarbeiten tätig werden. Damit ist die Krankenhaushygiene eine der umfassendsten, facettenreichsten und spannendsten Aufgabengebiete der Pflege (Ormond-Walshe und Burke 2001).

1.3.9 Lehraufgaben

Lehrer/innen für Gesundheits- und Krankenpflege sind verantwortlich für die Planung, Durchführung und Auswertung des theoretischen und praktischen Unterrichts an Gesundheits- und Krankenpflegeschulen, in Lehrgängen für Pflegeassistenz und Pflegefachassistenz, in sonstigen Ausbildungsgängen, in denen Gesundheits- und Krankenpflege gelehrt wird, sowie im Rahmen der Fort-, Weiter- und Sonderausbildung. Sie erstellen Lehr- und Stundenpläne, planen und evaluieren den Unterricht in fachlicher, methodischer und didaktischer Hinsicht. Weitere Tätigkeiten sind Erteilen von Unterricht in den jeweiligen Sachgebieten, Vorbereiten, Abhalten und Evaluieren von Prüfungen und die pädagogische Betreuung von Auszubildenden.

Anders als Lehrer/innen für Gesundheits- und Krankenpflege müssen Lehrer/innen, die an berufsbildenden mittleren und höheren Schulen unterrichten, ein fachwissenschaftliches Universitätsstudium absolviert und Erfahrungen im Praxisfeld gesammelt haben. Darüber hinaus müssen sie in den ersten Jahren ihrer Lehrpraxis das Bachelorstudium „Facheinschlägige Studien ergänzende Studien" an einer Universität oder Pädagogischen Hochschule abschließen. Auch Lehrer/innen, die an Berufsschulen tätig sind, müssen ein Lehramtsstudium an einer Pädagogischen Hochschule absolvieren. Das trifft auf Lehrer/innen für Gesundheits- und Krankenpflege nicht zu. Ein entsprechendes Studium, wie es andere Lehrer/innen absolvieren müssen, ist für Lehrende in der Pflege nicht vorgesehen. Anders als die im Schulunterrichtsgesetz geregelten Ausbildungen von Lehrer/inne/n, die in Primär- und Sekundarstufen tätig sind, ist die Grundlage für die Ausbildung der Lehrer/innen in der Pflege das GuKG.

Über lange Jahre erfolgte die Qualifizierung von Lehrkräften für Pflegeberufe in Form von Weiterbildungen bzw. Sonderausbildungen. Erst mit Anfang der 1990er-Jahre setzte eine breite Diskussion um die Akademisierung der Pflegepädagogik ein. Zu einer Etablierung der Lehrerbildung an den Universitäten kam es allerdings nicht. Zumeist findet die Ausbildung heute an einer Fachhochschule oder im Rahmen von Universitätslehrgängen in Form eines Weiterbildungsmasters statt. Da gut ausgebildete Lehrpersonen im Bereich Gesundheit und Pflege eine entscheidende Voraussetzung für eine gelingende berufliche Bildung in diesem Bereich sind, wäre es wichtig, auch die Akademisierung von Lehrer/inne/n für Gesundheits- und Krankenpflege voranzutreiben.

1.3.10 Führungsaufgaben

Führungsaufgaben in der Pflege sind mannigfaltig. Eine spezielle Ausbildung ist dazu notwendig, wenn die pflegerische Leitung einer Krankenanstalt oder einer Einrichtung, die der Betreuung pflegebedürftiger Menschen dient, angestrebt wird. Führungskräfte in der Pflege tragen Verantwortung für die Überwachung, Sicherung und Verbesserung der Pflegequalität und der Pflegeorganisation, für Führung und Einsatz des Personals im Pflegebereich, Organisation der Sachmittel und Überwachung des Sachmitteleinsatzes im Pflegebereich und die Zusammenarbeit mit anderen Einrichtungen, Organisationseinheiten und Berufsgruppen (GuKG).

Den Führungskräften kommt zusätzlich eine besondere Rolle zu: Sie sind maßgeblich für Maßnahmen der Qualitätssicherung und der Mitarbeiter-

anwerbung sowie Mitarbeiterbindung verantwortlich. Im Zuge des sich ab-
zeichnenden Personalmangels sind sie besonders gefordert, sich Maßnahmen
zu überlegen, die dazu dienen, ausreichend gut qualifiziertes Personal für ihr
Unternehmen zu gewinnen, um so die Qualität der Pflege und die Patientensicherheit zu gewährleisten. Spitäler, Pflegeheime, Mobile Dienste sind durch
Diversität gekennzeichnet. Einerseits sind Pflegeteams sehr altersgemischt, es
gibt junge sowie ältere Auszubildende, junge Mitarbeiter/innen kurz nach der
Ausbildung bis zu Kolleg/inn/en kurz vor der Pensionierung. Aber auch die
Herkunft der Mitarbeiter/innen ist häufig vielfältig. In Pflegeteams treffen
nicht nur verschiedene Lebensperspektiven aufeinander, auch das Pflegever-
ständnis variiert zwischen Generationen sowie zwischen Personen unterschiedlicher Herkunft. Es ist die Aufgabe der Pflegemanager/innen, eine Brü-
cke zwischen diesen zu bauen und so die Qualität der Pflege zu sichern,
Teamarbeit zu gewährleisten und die Arbeitszufriedenheit zu fördern. Qualität zu sichern oder zu entwickeln findet statt im Spannungsfeld zwischen dem
Druck, zu sparen, und steigenden Ansprüchen und Erwartungen der Patient/
inn/en, Bewohner/innen bzw. Klient/inn/en. Dazu Sr. Liliane Juchli: *„Wir
stehen heute in einem gewaltigen Spannungsfeld zwischen Vision und Wirklich-
keit, – auf das Gesundheitswesen bezogen – zwischen den Forderungen einer am
Menschen orientierten Pflege und wirtschaftlichen Interessen, zwischen berufs-
politischer Selbstverständlichkeit und zunehmender Bürokratisierung des Pflege-
alltags"* (Juchli 2010, S. 1). Es sind vor allem die Pflegemanager/innen, welche
dieses Spannungsfeld zu bearbeiten zu haben.

1.3.11 Advanced Practice Nurses – neue Aufgaben, neue Herausforderungen

Neben den oben angeführten Spezialisierungen haben sich zahlreiche weitere
entwickelt. Diese lassen sich im Begriff „Advanced Nursing Practice" (erweiterte Pflegepraxis) zusammenfassen. Pflegepersonen, die in so einem Bereich arbeiten, werden Advanced Practice Nurses (APN) genannt. APN sind
Pflegefachpersonen, die sich auszeichnen durch

- Expertenwissen,
- Fähigkeiten zur Entscheidungsfindung bei komplexen Sachverhalten und
- klinische Kompetenzen für eine erweiterte pflegerische Praxis.

Die Charakteristik der Kompetenzen wird vom Kontext und/oder den Bedingungen des jeweiligen Landes geprägt, in dem APN für die Ausübung

ihrer Tätigkeit zugelassen sind. Ein Masterabschluss in Pflege (Nursing Science) gilt als Voraussetzung (Neumann-Ponesch 2014).

Beispiele für settingspezifische Spezialisierungen sind Community Health Nursing (gemeindeorientierte Pflege), Family Health Nursing (familienorientierte Pflege) oder School Nursing (Schulgesundheitspflege). Zielgruppenspezifische Spezialisierungen sind die bereits vorgestellten Spezialisierungen für Kinder- und Jugendlichenpflege oder psychiatrische Pflege, aber auch alle Spezialisierungen auf bestimmte Erkrankungen wie z. B. Brusterkrankungen, Diabetes, Onkologie oder Lungenerkrankungen.

Advanced Practice Nurses (APN) sind Spezialist/inn/en für komplexe Fälle und Situationen. Sie bieten erweiterte Kompetenzen in der Beurteilung von Gesundheitszuständen bzw. -bedarfen in ihrem Fachbereich, im kritischen und analytischen Denken sowie in der klinischen Entscheidungsfindung. Die Arbeit mit Patient/inn/en oder vulnerablen Gruppen (z. B. behinderten Kindern, Frauen mit Gewalterfahrung) steht im Vordergrund ihrer Arbeit. Sie sind in der Begleitung, Schulung und Beratung von Patient/inn/en ausgebildet, können neue und notwendige Versorgungskonzepte entwickeln und implementieren, arbeiten mit verschiedenen Gesundheits- und Sozialberufen zusammen und beraten diese. Sie bringen sich vor diesem Hintergrund in ethische Entscheidungsfindungen ein und koordinieren die Versorgung in komplexen Situationen (Neumann-Ponesch und Leoni-Scheiber 2020).

Was dies konkret bedeutet, soll eine Spezialistin für die Arbeit mit Menschen mit demenziellen Beeinträchtigungen illustrieren: Demenzielle Beeinträchtigungen nehmen zu und stellen Betroffene und deren An- und Zugehörige vor große Herausforderungen. Da Menschen mit demenziellen Beeinträchtigungen tägliche Praxis in Alten- und Pflegeheime oder auch auf internen Stationen sind, müssen Pflegepersonen im Umgang mit ihnen grundsätzlich qualifiziert sein. Allerdings ist nicht immer eindeutig, dass jemand an einer demenziellen Beeinträchtigung leidet, oft aber gibt es Hinweise darauf. Oder eine Demenz ist so weit fortgeschritten, dass die Grundkompetenzen der Pflegepersonen nicht ausreichen. Auch das familiäre Gefüge kann durch die veränderte Situation aus den Fugen geraten sein oder die Überweisung in eine andere Einrichtung führt zu einer akuten Verschlechterung. In solchen Fällen können APN für Demenz oder auch Spezialist/inn/en für psychogeriatrische Pflege unterstützen. Einerseits sind sie besser ausgebildet und wissen, mit welchen Methoden und Instrumenten sie vertiefte Informationen erheben können, sie wissen, welche personzentrierte Interventionen dazu beitragen, eine Situation zu de-eskalieren und dementen Menschen zu helfen, sich in schwierigen Situationen zurechtzufinden. Dazu wenden APN für Demenz u. a. körperbezogene oder wahrnehmungsfördernde Konzepte an. Sollte die Ursache in Beziehungen zu finden sein, wendet die/der APN den Fokus auf die Familie und begleitet, berät und unterstützt diese im Umgang mit der belastenden Situation.

APN sind aber auch Expert/inn/en für kollegiale Beratung. Pflegepersonen ohne Spezialkenntnisse profitieren von ihrem vertieften und erweiterten Wissen und können sich so Erleichterung für ihren Arbeitsalltag verschaffen. APN haben präsent, was in Forschung und Praxis aktuell *state of the art* ist, und haben gelernt, dieses Wissen in die Praxis einzubringen (Rappold und Pfabigan 2020). Sie entwickeln Versorgungskonzepte, unterstützen Einrichtungen in der Entwicklung von klinischen Leitlinien, z. B. solche, die auf die besonderen Bedürfnisse von Menschen mit demenziellen Beeinträchtigungen Bezug nehmen. Sie handeln für diese Menschen anwaltschaftlich und bringen sich aktiv in den interprofessionellen Diskurs ein.

Advanced Nursing Practice in Österreich
Im Berufsgesetz ist Advanced Nursing Practice zwar nicht gesetzlich verankert, aber langsam setzt sich diese Pflegerolle auch in Österreich durch. Es gibt erste zaghafte Versuche, Advanced Practice Nurses in Österreich zu implementieren. Zwar handelt es sich noch um Einzelinitiativen, die nicht flächendeckend ausgerollt sind, aber es sind wichtige erste Schritte. Beispielsweise gibt es die APN-Rolle bereits beim Roten Kreuz, in den Salzburger Landeskliniken (SALK), den Vorarlberger Kliniken, im Kepler Universitätsklinikum in Linz, in der Vinzenzgruppe, bei den Barmherzigen Brüdern und in den Tirol-Kliniken (mit dem Fokus auf Demenz). Wir finden fachliche Kompetenzentwicklung in der Steiermärkische Krankenanstalten GmbH (KAGES) im Rahmen des dort entwickelten Laufbahnmodells. Gute Erfahrungen mit Advanced Practice Nurses wurden am LKH Graz im Bereich Schlaganfall, Demenz und Diabetes gemacht. Auch im Bereich Wundmanagement, Onkologie, Palliative Care oder Kinder- und Jugendlichenpflege sind vermehrt Advanced Practice Nurses zu finden. Diese Aufzählung hat keinen Anspruch auf Vollständigkeit.

Im *Forum ANP Salzkammergut* haben sich einige Befürworter/innen zusammengeschlossen, um Advanced Nursing Practice in Österreich bekannt zu machen und zu implementieren. Die Proponent/inn/en haben sich zum Ziel gesetzt, offen und visionär im Denken, weisungsfrei, politisch und ideell unabhängig ANP in Österreich zu verankern. (Leoni-Scheiber und Neumann-Ponesch 2019)

1.4   Pflege als eigenständige Profession braucht Pflegewissenschaft

Die Pflege hat sich in den letzten Jahrzehnten von der traditionellen Rolle des Assistenzberufes verabschiedet. In Zusammenhang mit der Entwicklung des zukünftigen Pflegebedarfs ist die Anerkennung der Eigenständigkeit der Dienstleistung Pflege unabdingbar. Pflege als größte Berufsgruppe im Gesundheitswesen stellt – manchmal gegen Widerstände – die Weichen für diese Zukunft. Im Sinne einer Profession verfügt die Pflege über einen eigenständigen Tätigkeitsbereich, einen spezifischen Wissensbestand und eine eigene Fachsprache sowie einen Ethikkodex.

Unterstützt wird der Professionalisierungsprozess einerseits durch die Ausbildung von diplomierten Gesundheits- und Krankenpflegepersonen auf akademischem Niveau an Fachhochschulen, andererseits durch kontinuierliche Entwicklung durch Forschung, d. h. durch die wissenschaftliche Fundierung des Fachs in etablierten Pflegeforschungsinstituten. Beispielhafte Forschungsfragen der Pflegeforschung könnten sein: Was erleben Angehörige von Menschen auf Intensivstationen? Wie bewältigen chronisch kranke Menschen den Alltag? Wie wirkt sich Kontinenztraining auf das körperliche und seelische Wohlbefinden aus? Welche Infektionsquellen bestehen bei zentralem Venenkatheter? Welche spirituellen Bedürfnisse haben Patient/inn/en mit Krebsdiagnose? Die Notwendigkeit der Pflegeforschung ergibt sich aus den Veränderungen im Gesundheitswesen (vgl. Abschn. 3.2).

Pflegeforschung ist weder neu noch exotisch, sondern ein bestehendes Forschungsgebiet, was an zahlreichen Publikationen, Kongressen und Forschungsvorhaben national wie international zu sehen ist. Rund 150 Jahre hat der Weg der Pflege von einem Hilfs- und Assistenzberuf der Medizin zu einer wissenschaftlichen Disziplin gedauert. Die Anfänge finden sich in den Vereinigten Staaten, wobei manchmal vergessen wird, dass die Wurzeln auf dem alten Kontinent durch die wissenschaftlichen Arbeiten Florence Nightingales grundgelegt wurden. Als Erklärungsversuch für die 100-jährige europäische Abstinenz in Sachen Pflegeforschung dient mitunter das Verhältnis zwischen der Männerdomäne Medizin im Bereich der Naturwissenschaften und der Frauendomäne Pflege als karitative Tätigkeit. Dass das eine das andere nicht ausschließt, dass also Wissenschaft und am Individuum orientierte Arbeit auch eine Einheit darstellen können, zeigt sich in der sogenannten doppelten Handlungslogik der Pflege. Gute Pflege benötigt wissenschaftliche Erkenntnisse zur Begründung des Handelns und ein hermeneutisches Fallverstehen, um in der individuellen Situation angemessene Maßnahmen setzen zu können.

Pflegeforschung zur Schaffung von Begründungswissen
Forschung beginnt mit dem Stellen und Präzisieren von Forschungsfragen. Dafür ist spezielles Pflegewissen die Grundvoraussetzung, denn wer fragt, muss wissen, wonach sie/er fragt. Die Sicherung der kontinuierlichen Entwicklung der Pflege durch Pflegeforschung hat mehrere Ziele, mehr als eine Zielgruppe und viele Orte. Es kann nicht oft genug darauf verwiesen werden, dass Pflege andere Ziele verfolgt als die Medizin. Im Zentrum der Pflege steht die Alltagsbewältigung und Aufrechterhaltung der Lebensqualität von gesunden und kranken Menschen ebenso wie die der pflegenden Personen. Eine Fokussierung auf genau diese Aspekte findet sich in keiner anderen Disziplin, auch wenn fundamentale Erkenntnisse zur Erklärung bestimmter Phänomene aus anderen Disziplinen stammen. Hinter den zwei Hauptaspekten „Lebensqualität" und „Alltagsbewältigung" stehen autonomes Entscheiden und selbstständiges Handeln. Voraussetzung dafür ist die Fähigkeit, Informationen einzuholen, sie zu verstehen, abzuwägen und mittels Entscheidungen zum gewünschten Ergebnis zu kommen.

Selbstständiges Handeln heißt nicht nur, den Willen dazu zu haben, sondern auch die Fähigkeit und Kraft, so zu handeln wie beabsichtigt. Ist die Fähigkeit zum willentlichen Entscheiden und Handeln beispielsweise durch Schmerz, Leiden, Angst, Unsicherheit, fehlendes Wissen und dgl. beeinträchtigt, bedarf ein Mensch der Unterstützung. Um diese Unterstützung adäquat leisten zu können, müssen die Art und Weise des Einflusses, ihre Konsequenzen sowie Lösungsmöglichkeiten für die Alltagsbewältigung im Allgemeinen und im Besonderen bekannt sein. Dieses Wissen liefert – neben der unabdingbaren Praxis – die Pflegewissenschaft. Prinzipiell findet Pflegeforschung überall dort statt, wo gepflegt, gemanagt und gelehrt wird – also nicht nur in Krankenhaus oder Pflegeheim, sondern auch in Tagesstätten und zuhause ebenso wie in sämtlichen einschlägigen Bildungseinrichtungen.

Zusammenspiel von Wissenschaft und Praxis, von WAS und WIE
Die Erweiterung von einer rein erfahrungsorientierten hin zu einer wissensbasierten Dienstleistung veränderte das berufliche Selbstverständnis der Pflege nachhaltig. So können die auf wissenschaftlichen Erkenntnissen basierenden Forderungen nach Veränderung mit mehr Selbstsicherheit vorgetragen werden, gestärkt durch das ethische Argument, dass den zu Pflegenden nicht vorenthalten werden darf, was als bewiesen gilt. Zum anderen sind die Veränderungen im Pflegeumfeld und der Pflegeprofession mit Herausforderungen verbunden. Ein evidenzbasierter Pflegeprozess – Anamnese, Diagnose, Intervention, Evaluation –, Kriterien für die Pflegequalität im Sinne einer Ergeb-

nisorientierung sowie eine umfassende Dokumentation der Leistungen sind nur ein Teil der Herausforderungen.

Die Zukunft der Pflege wird davon abhängen, wie erfolgreich das Zusammenspiel von Pflegewissenschaft und Pflegepraxis umgesetzt werden kann und wie treffsicher die Pflegewissenschaft in der Formulierung ihrer Forschungsfragen ist. Diese sollten nicht medizinisch-naturwissenschaftliche Fragestellungen imitieren, sondern sich an der Lebensqualität der gepflegten Menschen orientieren. Der Umgang mit Pflegenden und Gepflegten in der Covid-19-Pandemie hat deutlich gezeigt, dass sich diese Haltung in der pflegewissenschaftlichen Forschung noch nicht stark genug niederschlägt.

1.5   Pflege als Interaktionsarbeit

Dass Pflege ein facettenreiches Arbeitsfeld ist, das alle Phasen unseres Lebens und sehr verschiedene Settings betrifft, und dass für diese Arbeit ein breites Fachwissen aus Pflegewissenschaft und anderen Disziplinen, aber auch ein hohes Maß an methodischen, sozialen und personalen Kompetenzen erforderlich ist, wurde aus den bisherigen Ausführungen deutlich. Als größte Berufsgruppe im Gesundheitswesen leistet Pflege den höchsten Anteil an direkter Versorgung der akut und chronisch kranken oder pflegebedürftigen Menschen. Das bedeutet, dass Pflegende im Gesundheitswesen den größten Anteil der Arbeit „am Menschen" leisten. Natürlich umfasst professionelle Arbeit auch objektbezogenen Tätigkeiten, beispielsweise die Bedienung eines Computers, Dokumentation oder Handhabung technischer Geräte.

Der größte Teil der Pflegearbeit ist aber auf den Menschen gerichtet und damit Interaktionsarbeit, die ganz spezifische Anforderungen stellt. In den folgenden Abschnitten wird das Wesen von Interaktionsarbeit entlang ihrer Merkmale (Böhle und Weihrich 2020) deutlich gemacht.

Eine Besonderheit der professionellen Pflege (und im Grunde auch der Medizin) ist, dass sie in ihrem Wirken immer eine formale und formalisierende und eine informelle Seite verbinden muss. Im Rahmen des Formalen ist Pflege ein „Handlungsakt", der von Fachlichkeit, Objektivität und Sachlichkeit getragen und dokumentiert wird und sich nach institutionellen Regeln ausrichtet. Nach ihrer anderen Seite lebt Pflege von Zwischenmenschlichkeit, hat mit Intimität zu tun und verlangt nach Nähe und einfühlsamem Verstehen. Die beiden Seiten, das Formelle und das Informelle, in der Interaktion mit den pflegebedürftigen Menschen zu verknüpfen, schafft Spannungsfelder, beispielsweise weil hier das persönliche Helfenwollen und die professionelle Erwerbstätigkeit sowie eine anrechenbare Dienstleistung auf einander stoßen. Diese Spannung macht professionelle Pflege anfällig dafür, entweder in die eine oder die andere Richtung auszuschlagen. Ein anderes Spannungsfeld liegt in dem Anspruch auf eine Begegnung auf Augenhöhe in einer strukturell asymmetrischen Beziehung, bedingt durch die Angewiesenheit des pflegebedürftigen Menschen auf eine adäquate Hilfeleistung. Das größte Spannungsfeld aber liegt darin, dass gute Pflege ohne persönliche Nähe nicht wirksam werden kann, diese Beziehung jedoch nicht im rein Persönlichen aufgehen darf (Maio 2017). Rein persönlich ist die Beziehung zwischen professionell Pflegenden und pflegebedürftigen Personen deshalb nicht, weil sie anders als etwa bei einer Freundschaft nicht auf echter Gegenseitigkeit beruht. Würden Pflegende beispielsweise die ihr anvertraute Person um Rat für ihre eigenen Probleme fragen, würden sie ihre professionelle Rolle abgeben. Die Beziehung ist aber auch deshalb keine rein persönliche, da sie auf Zeit angelegt ist, was man als eine „sozial etablierte gesellschaftliche Praxis" verstehen muss (Maio 2017, S. 494).

Professionelle Pflege findet in diesem Spannungsfeld zwischen Formalem und Informellem statt und ist gefordert, diese beiden Seiten ihrer Arbeit in der Interaktion mit dem kranken, pflegebedürftigen bzw. Rat suchenden Menschen zu verbinden. Das stellt hohe Anforderungen, die im pflegerischen Arbeitsalltag nicht immer erfüllt werden. Als anzustrebendes Ideal sollte diese Anforderung aber nicht infrage gestellt werden (Maio 2017). In der pflegerische Beziehung, auch wenn sie nicht im rein Persönlichen aufgeht, wirken trotzdem immer auch die Gefühle der Patientinnen und Patienten mit, wird körperliche Nähe hergestellt, werden Intimitätsgrenzen überschritten und spielen die Emotionen der Pflegenden eine wichtige Rolle. Was das konkret für die pflegerische Arbeit bedeutet und welche Anforderungen daraus erwachsen, soll nun entlang wesentlicher Merkmale von Interaktionsarbeit (Böhle und Weihrich 2020) konkretisiert werden.

1.5.1 Herstellen einer Kooperationsbeziehung

Zu pflegende Personen haben Bedürfnisse und Interessen, die aus unterschiedlichen Gründen beachtet werden müssen: Aus normativer Perspektive müssen die Bedürfnisse und Interessen der zu pflegenden Person gewahrt werden, dies gebietet das in unterschiedlichen Rechtsgrundlagen verbriefte Recht auf Selbstbestimmung und Autonomie. Konzeptionell ist die Unterstützung der bzw. das Wiedererlangen von Autonomie eines der zentralen Ziele in allen Pflegekonzepten und -modellen. Soll die Pflegesituation gelingen, müssen

Wege gefunden bzw. ausgehandelt werden, wie die notwendige Intervention auf die Bedürfnisse und Interessen des hilfebedürftigen Menschen abgestimmt werden kann.

Im Fall einer Krankheit, wenn professionelle Hilfe gebraucht wird, oder im Fall der Pflegebedürftigkeit kann die Entscheidungsfähigkeit, aber auch das dafür nötige Bewusstsein stark eingeschränkt sein. Eine schwere Erkrankung zu erleiden oder pflegebedürftig zu werden erschüttert das Leben, kann große Unsicherheit bis zur existenziellen Angst verursachen. Die Handlungsfähigkeit ist in solchen Situationen oftmals stark eingeschränkt, Betroffene sind auf kompetente Hilfe angewiesen. In dieser Situation der Verletzlichkeit und Angewiesenheit sind Menschen als soziale Wesen auf gelungene und vertrauensvolle Beziehungen existenziell verwiesen. In diesem Sinne stellt für viele Theoretiker/innen der Pflege die dialogische, fürsorgende Interaktion einen zentralen, handlungsleitenden Wert von Pflege dar (Spichiger et al. 2005).

Dass diese notwendige Abstimmungsarbeit höchst voraussetzungsvoll ist, zeigt sich mitunter auch dann, wenn pflegebedürftige Personen oder deren Angehörige Forderungen stellen, die aufgrund personeller, sachlicher oder zeitlicher Ressourcen nicht realisiert werden können. Auch das Herstellen einer Kooperationsbeziehung mit kognitiv beeinträchtigten Personen, mit psychisch erkrankten Personen oder mit erkrankten Kindern ist eine anspruchsvolle Herausforderung und verlangt nach großen fachlichen und sozialen Kompetenzen.

1.5.2 Gefühlsarbeit

Das Besondere an Pflegearbeit ist, dass sie eine körperbezogene, interpersonale Interaktion darstellt, die ständig an den Grenzen der Tabuverletzung, der Überschreitung individueller Grenzziehungen, an den Grenzen des Zumutbaren, der Scham, des Ekels und der eigenen Betroffenheit stattfindet (Maio 2017). Pflege ist – wie kaum ein anderer Dienstleistungsberuf – von Nähe und Intimität geprägt und muss etwas leisten, was eigentlich über eine reine Dienstleistung hinausgeht: Wenn die genannten Grenzen nicht übertreten werden sollen, sind Pflegende gefordert, die körperliche Nähe an eine zwischenmenschliche Nähe zu binden und gleichzeitig Distanz zu halten (Maio 2017).

Damit dies gelingen kann, muss die Pflegeperson auf die Gefühle der gepflegten Person so einwirken, dass diese trotz oftmals schambehafteter pflegerischer Handlungen ihre Fassung und Selbstkontrolle wahren kann. Das erfordert eine vertrauensvolle Atmosphäre. Neben dem fachgerechten Einsatz ihres Wissens und Könnens wenden Pflegepersonen informelle Praktiken an: Sie erklären, trösten, ermutigen und helfen dem pflegebedürftigen oder kranken Menschen dabei, das Gefühl der Integrität in einem umfassenden Sinn – als Balance körperlichen und seelischen Wohlbefindens – wiederzuerlangen (Kumbruck et al. 2011).

1.5.3 Emotionsarbeit – der Umgang mit eigenen Gefühlen

Die eigenen Emotionen zu kontrollieren ist grundsätzlich ein zentrales Merkmal zielgerichteten Arbeitshandelns. Im Rahmen von Interaktionsarbeit ist es jedoch so, dass sich die emotionale Verfassung der Person, welche die Dienstleistung erbringt, nicht nur auf das Arbeitshandeln auswirkt, sondern davon unabhängig auch auf das Ergebnis. Gewöhnlich bestehen zwei unterschiedliche Anforderungen in Bezug auf die Emotionsarbeit: die Anforderung, positive Emotionen zu zeigen, und die Anforderung, negative Emotionen zu unterdrücken (Nerdinger 2012).

Bei Emotionsarbeit geht es beispielsweise darum, Respekt und Freundlichkeit oder Zuversicht zu vermitteln, Ärger über herausfordernde Patient/inn/en oder Angehörige zu bearbeiten, mit Betroffenheit umzugehen oder Ekel- und Schamgefühle zu überwinden. Emotionsarbeit ist einerseits als eine von der Organisation an die Mitarbeitenden herangetragene Aufgabe, andererseits als besondere Anforderung personenbezogener Dienstleistungen zu sehen: als Bedingung für das Durchführen der Arbeit und das Erreichen guter Arbeitsergebnisse. Emotionsarbeit ermöglicht, dass die Pflegepersonen, aber auch die gepflegten Personen und deren Angehörige, ihren Stress bewältigen können und dass die Pflegepersonen sich schützen können (Böhle et al. 2015b).

1.5.4 Situatives Arbeitshandeln

Interaktion ist nie kontextlos. Pflegende müssen ihr Handeln immer auf die jeweilige Situation, auf die Gemütslage und Bedürfnisse des Moments abstimmen und immer wieder neu adaptieren. Es geht dabei um das unmittelbare Wahrnehmen des Gegenübers. Pflege handelt laufend in einer jeweils ganz spezifischen, nicht wiederholbaren Situation, die das WAS und WIE der Intervention vorgibt. Damit wird an die Pflege eine Anforderung gestellt, die kaum ein anderer Beruf in dieser Form zu bewältigen hat: die Nicht-Planbarkeit. „Pflege ist immer so gut, wie sie zu der Situation passt, in der sie gerade vollzogen wird" (Maio 2017, S. 276).

Wie beispielsweise eine Ganzköperpflege vollzogen werden soll, ergibt sich nicht nur aus der Diagnose, sondern auch daraus, wie sich der kranke oder pflegebedürftige Mensch in diesem Moment körperlich fühlt, in welcher Stimmung er ist, welche spezifischen Bedürfnisse, Ängste und welche Aversionen er hat. Die Kernleistung der Pflege ist im Rahmen solcherart situativen Arbeitshandelns das empfindende und spürende sinnliche Wahrnehmen der kranken oder pflegebedürftigen Person, das Einbeziehen auch diffuser Informationsquellen wie Gesichtsausdruck, Körperhaltung oder momentaner Stimmung sowie ein assoziatives Gespür dafür, wodurch und wie die Situation bewältigt werden kann. Diese oftmals unterschätzte Fähigkeit des Situationverstehens verlangt nach assoziativ-bildhaftem Denken, Erfahrungswissen und einer Beziehung zu den zu pflegenden Menschen, die nicht auf Distanz, sondern vielmehr auf Nähe und Verbundenheit beruht (Böhle et al. 2015a; Böhle 2018).

Gute Pflege ist ganz zentral auf die richtige Einschätzung und Beurteilung einer Situation angewiesen. Diese Leistung und der adäquate Umgang mit der Nicht-Planbarkeit der Situation lassen sich nicht standardisieren, ohne den kranken oder pflegebedürftigen Menschen dabei zum Objekt zu degradieren. Zur Bewältigung dieser Anforderung reicht auch rein fachliches und instrumentelles Wissen nicht aus, sondern setzt die Fähigkeit des Situationverstehens voraus, die nicht hoch genug geschätzt werden kann. Zudem sind assoziativ-bildhaftes Denken, Erfahrungswissen und eine auf Nähe und Verbundenheit beruhende Beziehung zu den zu pflegenden Menschen von Nöten (Böhle 2011, 2018).

Damit Pflegende trotz der grundsätzlichen Nicht-Planbarkeit von Situationen handlungsfähig bleiben können, brauchen sie nicht zuletzt das Vertrauen der Gesellschaft in ihre Expertise, was bedeutet, dass man es ihrem Ermessen einräumen muss, in der jeweils spezifischen Situation so oder auch anders vorzugehen (Maio 2017, S. 281).

1.5.5 Fördern von Integrität

Pflege als Interaktionsarbeit ist zwar mit der Medizin – gerade im Rahmen der Diagnosestellung und Therapie – engstens verwoben, stellt jedoch deshalb keineswegs eine Hilfsdisziplin der Medizin dar. Sie verfolgt vielmehr eigene Zielsetzungen mit eigener Methodik und einem ganz eigenen Wert. Eine der zentralen Zielsetzungen besteht darin, kranke und pflegebedürftige Menschen dabei zu unterstützen, ihre Selbstständigkeit in den Aktivitäten des Lebens zu fördern oder wieder zu erlangen, und ihnen in existenziellen Lebenslagen zur Seite zu stehen.

Pflege setzt oftmals dort ein, wo Heilung nicht mehr möglich ist. Ihr Ziel ist dann, innerhalb des Krank- oder Gebrechlichseins das Gefühl der körperlichen Integrität wiederzuerlangen. Es geht, wie Maio sehr schön beschreibt, um „das Ermöglichen der körperlichen Geborgenheit des ganzen Menschen", um ein Sich-vertraut-Machen mit dem durch Beeinträchtigungen oftmals fremd gewordenen Körper (Maio 2017, S. 276 ff.). Denn wenn der Mensch krank ist oder pflegebedürftig wird, zwingt ihm der Körper bedingungslos seine eigenen Gesetze auf. Indem Pflegende die gesunden Anteile des Menschen fördern, führen sie ihm vor Augen, dass er auch mit seinem momentan kranken oder auf Dauer beeinträchtigten Körper noch etwas anfangen kann und trotz Hilfsbedürftigkeit nicht ausgeliefert ist. Pflegende tun dies, indem sie ihr umfangreiches Wissen und Können fachgerecht einsetzen, Gefühls- und Emotionsarbeit leisten und versuchen, situationsgerecht auf Gegebenheiten zu reagieren. Sie helfen dem pflegebedürftigen oder kranken Menschen damit, das Gefühl der Integrität in einem umfassenden Sinn – als Balance von körperlichem und seelischem Wohlbefinden – wiederzuerlangen. Diese umfassende Unterstützung bei der Bewältigung des durch Krankheit oder Pflegebedürftigkeit beeinträchtigten Lebens und die Integritätsstiftung machen die Pflege zu einer unersetzlichen Disziplin mit eigenem Wert (Maio 2017). Vor allem steht diese Leistung der irrigen Annahme entgegen, „Pflegen kann jede/r".

Literatur

Böhle, Fritz (2011): Interaktionsarbeit als wichtige Arbeitstätigkeit im Dienstleistungssektor. In: WSI Mitteilungen 2011/9:456–461

Böhle, Fritz (2018): Interaktionsarbeit – neue Herausforderungen an eine humane Arbeitsgestaltung. In: Arbeiten mit Menschen – Interaktionsarbeit humanisieren Band 1. Hg. v. Arbeit, ver.di-Bereich Innovation und Gute. Bund-Verlag, Berlin, S. 36–44

Böhle, Fritz; Stöger, Ursula; Weihrich, Margit (2015a): Interaktionsarbeit gestalten. Vorschläge und Perspektiven für humane Dienstleistungsarbeit. Edition Sigma, Baden-Baden

Böhle, Fritz; Stöger, Ursula; Weihrich, Margit (2015b): Wie lässt sich Interaktionsarbeit menschengerecht gestalten? Zur Notwendigkeit einer Neubestimmung. In: AIS Studien 8/1:37–54

Böhle, Fritz; Weihrich, Margit (2020): Das Konzept der Interaktionsarbeit. In: Zeitschrift für Arbeitswissenschaft 74/1:9–22

Bundesministerium für Arbeit, Soziales, Gesundheit und Konsumentenschutz (2019): Unterstützungen für pflegende Angehörige. Folder. https://www.sozialministerium.at/dam/jcr:e5653435-b628-4376-848d-b4698663de67/Angebote%20f%C3%BCr%20pflegende%20Angehoerige.pdf

Famira-Mühlberger, Ulrike; Firgo, Matthias (2018): Aktuelle und künftige Versorgungsfunktion der mobilen Pflege- und Betreuungsdienste in Österreich. WIFO, Wien. https://www.wifo.ac.at/jart/prj3/wifo/resources/person_dokument/person_dokument.jart?publikationsid=61563&mime_type=application/pdf

Gabardi, Katrin; Gabardi, Stefan (2019): OP Statut – Entwurf.

Gesundheit.gv.at (2020): Gesundheitsreform – Zielsteuerung Gesundheit [Online]. Bundesministerium für Soziales, Gesundheit, Pflege und Konsumenschutz. https://www.gesundheit.gv.at/gesundheitsleistungen/gesundheitswesen/gesundheitsreform

ICN (2002): Nursing Definitions | ICN – International Council of Nurses. https://www.icn.ch/nursing-policy/nursing-definitions [Zugriff 16.3.2021] (Offizielle, von Berufsverbänden Deutschlands, Österreichs und der Schweiz konzertierte Übersetzung)

Juchli, Sr. Liliane (2010): Zukunft der Pflege – Pflege der Zukunft. Laut gedacht. Niederösterreichische Patienten- und Pflegeanwaltschaft. https://www.patienten-anwalt.com/download/Zukunft_der_Pflege_Sr_Liliane_Juchli_Expertenletter_Pflege.pdf

Kumbruck, Christel; Rumpf, Mechthild; Senghaas-Knobloch, Eva (2011): Unsichtbare Pflegearbeit. Fürsorgliche Praxis auf der Suche nach Anerkennung. Studien zur Pflege 3. LIT-Verlag, Münster

Kurier (2020): Coronakrise: Ungarn lässt österreichische Pflegekräfte festnehmen. 24. März 2020. https://kurier.at/chronik/oesterreich/coronavirus-ungarn-laesst-oesterreichische-pflegekraefte-festnehmen/400783601 https://ooe.orf.at/stories/3040747/. [Zugriff am 2. 9. 2020]

Leoni-Scheiber, Claudia; Neumann-Ponesch, Silvia (2019): Nicht überall wo „Advanced" draufsteht, ist „Advanced" drinnen. ANP-Kongress. Linz

Maio, Giovanni (2017): Mittelpunkt Mensch – Lehrbuch der Ethik in der Medizin. Schattauer GmbH, Stuttgart

Nerdinger, Friedemann W. (2012): Emotionsarbeit im Dienstleistungsbereich. In: Report Psychologie, S. 8–18

Neumann-Ponesch, Silvia (2014): Positionspapier: Advanced Nursing Practice in Österreich. Wien

Neumann-Ponesch, Silvia; Leoni-Scheiber, Claudia (2020): Advanced Nursing Practice verstehen – anwenden – umsetzen. Facultas, Wien

ORF Oberösterreich (2020): CoV: Probleme im Pflegebereich. 24. März 2020. https://ooe.orf.at/stories/3040747/. [Zugriff am 10. 9. 2020]

Ormond-Walshe, Sarah E; Burke, Kathleen (2001): The role of the infection control nurse as a clinical nurse specialist or advanced nurse practitioner. In: Journal of Nursing Management 9/4:209–212

Rappold, Elisabeth; Juraszovich, Brigitte (2019): Pflegepersonal-Bedarfsprognose für Österreich. Bundesministerium für Arbeit, Soziales, Gesundheit und Konsumentenschutz, Wien

Rappold, Elisabeth; Juraszovich, Brigitte; Zach, Monika; Gruböck, Anna; Wallner, Alexander (2020): Jahresbericht Gesundheitsberuferegister 2019. Gesundheit Österreich GmbH, Wien

Rappold, Elisabeth; Pfabigan, Doris (2020): Demenzkompetenz im Pflegeheim. Eine Orientierungshilfe für Führungskräfte. Hg. v. Gesundheit Österreich GmbH, Wien

Rottenhofer, Ingrid; Bronneberg, Gertrud (2008): Curricula Kinder- und Jugendlichenpflege. Spezielle Grundausbildung. Sonderausbildung. Praktische Ausbildung. Im Auftrag des Bundesministeriums für Gesundheit, Familie und Jugend. Gesundheit Österreich GmbH/Geschäftsbereich ÖBIG, Wien

Spichiger, Elisabeth; Wallhagen, Margaret; Benner, Patricia (2005): Nursing as a caring practice from a phenomenological perspective. In: Scandinavian Journal of Caring Sciences 19/4:303–309

Tiroler Tageszeitung (2020): Coronavirus: 24-Stunden-Pflege als (noch leise) tickende Zeitbombe. 21. März 2020. https://www.tt.com/artikel/30724438/coronavirus-24-stunden-pflege-als-noch-leise-tickende-zeitbombe. [Zugriff am 20. 9. 2020]

Ward, Martin (2011): Deklaration von Turku. Horatio: European Psychiatric Nurses. http://www.horatio-web.eu/downloads/The_Turku_Declaration_-_German.pdf

WHO (2020): State of the world's nursing 2020: investing in education, jobs and leadership. WHO, Geneva

2

Pflege im gesellschaftlichen Kontext

Doris Pfabigan und Elisabeth Rappold

Die Aufgaben, welche Pflegende übernehmen, und der Status, den sie innerhalb der Gesundheits- und Pflegeversorgung in der jeweiligen Gesellschaft einnehmen, sind abhängig von soziokulturellen Wertvorstellungen und – damit
eng verbunden – auch von den Rollenbildern der Geschlechter innerhalb der
jeweiligen Gesellschaft. Solcherlei oft lange tradierte und mitunter auch heiß
umkämpfte Vorstellungen zu Geschlechterbildern schlagen sich wiederum in
der Gesetzgebung nieder, die unter anderem auch die Grundlage für die jeweilige wohlfahrtsstaatliche Ausrichtung und Verteilung der finanziellen Mittel
innerhalb der Sektoren in der Gesellschaft (Gesundheitsversorgung, Pflegearbeit, Bildung und Erziehung, Forschung und Entwicklung usw.) darstellt.

Im Folgenden wird beleuchtet, was Pflegearbeit zur Frauendomäne macht
und welche gesellschaftlichen Wertungen damit verbunden sind. Nicht völlig
losgelöst davon ist auch die Art und Weise, wie Ökonomisierungsprozesse im
Gesundheits- und Sozialbereich vorangetrieben werden. Auf problematische
Aspekte dieser Entwicklungen sowie auf Aspekte der Pflegemigration als

D. Pfabigan (✉)
Wien, Österreich
E-Mail: doris.pfabigan@gmx.at

E. Rappold
Kaltenleutgeben, Österreich
E-Mail: elisabeth.rappold@chello.at

© Der/die Autor(en), exklusiv lizenziert durch Springer-Verlag GmbH, DE, ein Teil von
Springer Nature 2021
G. Sailer (Hrsg.), *Pflege im Fokus*, https://doi.org/10.1007/978-3-662-62456-2_2

wenig reflektierten „quick fix", um den Fachkräftemangel entgegenzuwirken, wird ebenfalls eingegangen.

2.1 Pflege als Frauenberuf – Nachwirkungen patriarchaler Denk- und Handlungsmuster

Pflegearbeit, ob im familiären oder im beruflichen Kontext erbracht, zeichnet
sich auch heute noch dadurch aus, dass sie als klassische Frauendomäne gilt.
Was als typischer Frauen- oder Männerberuf angesehen wird, ist keineswegs
in den „naturgegebenen" Eigenschaften der Geschlechter begründet. Wie die
Arbeitsteilung in einer Gesellschaft gestaltet wird und wer für welche Arbeiten als zuständig erachtet wird, ist vielmehr von soziokulturellen Wertvorstellungen und den ihnen innewohnenden Rollenbildern von Mann und Frau
bestimmt. Nicht unabhängig davon unterliegen die Art und Weise der
gesundheitlichen und pflegerischen Versorgung den jeweils geltenden wohl-
fahrtsstaatlichen und demokratischen Maximen.

Ein Blick in die historische Entwicklung der Krankenpflege zeigt, dass diese
bis zum 19. Jahrhundert weder eindeutig ein Frauen- noch ein Männerberuf
war. Im Zuge der Etablierung der westlich- kapitalistischen Gesellschaften voll-
zog sich eine grundlegende Veränderung von Lebens- und Arbeitsformen. Diese
Entwicklung brachte eine Trennung zwischen Familie und Arbeitsplatz mit sich.
Die sich nun ausbildende bürgerlich-kapitalistische Gesellschaft schuf den Typus
der „Hausfrau". Hausarbeit war im Feudalismus noch Teil der Produktionstätig-
keit, jetzt aber wurde sie den immer wiederkehrenden Bedürfnissen der Familie
zugedacht, wurde Ergänzung zur Lohnarbeit (Bartholomeyczik 1983). Das sich
ausbildende Ideal des männlichen Familienernährers und der weiblichen
„Nur-Hausfrau" konnte keineswegs in allen gesellschaftlichen Schichten realisiert werden. Insbesondere für Frauen aus unteren sozialen Schichten ergab sich
häufig die Notwendigkeit, einer außerhäuslichen Erwerbsarbeit nachzugehen.

Dass sich die mit der neuen Arbeitsteilung verbundenen Rollenbilder von
Männlichkeit, gekennzeichnet beispielsweise durch Ratio, Dominanz und
Durchsetzungsvermögen, und Weiblichkeit, charakterisiert durch Einfühlungs-
vermögen, Fürsorglichkeit, Mütterlichkeit und fehlende Ratio, als Norm
festschreiben konnten, dafür sorgten auch als „wissenschaftlich" akzeptierte
Publikationen, wie der Eintrag zu Geschlechtercharakteren im Brockhaus
Conversations-Lexikon von 1815 zeigt:

> *„Daher offenbart sich in der Form des Mannes mehr die Idee der Kraft, in der Form
> des Weibes mehr die Idee der Schönheit. (…) das Weib ist auf einen kleinen Kreis*

beschränkt, den es aber klarer überschaut; es hat mehr Geduld und Ausdauer in kleinen Arbeiten. Der Mann muß erwerben, das Weib sucht zu erhalten; der Mann mit Gewalt, das Weib mit Güte oder List. (…) Das Weib ist geschäftig immerdar, in nimmer ruhender Betriebsamkeit. (…) Willig beugt das Weib sein Haupt und findet Trost und Hilfe noch in seinen Thränen." (zit. nach Ecker 1985)

Diese geschlechtsspezifische Zuweisung, mit der auch die Arbeitsteilung sowie eine höhere und geringere Wertschätzung bestimmter Arbeitsanteile legitimiert wurden, findet sich heute zwar nicht mehr in dieser Radikalität wieder, ist aber tendenziell in der Versorgung von kranken Menschen auch heute noch erkennbar. So besetzt die (männlich konnotierte) Medizin – ob von Frauen oder Männern ausgeübt – auch heute noch den Anspruch auf Berufsarbeit mitsamt den hohen sozialen und ökonomischen Attributen, während sich die Pflege mit den als weiblich konnotierten Arbeitsanteilen mit einer untergeordneten, sozial als gering bewerteten Stellung begnügen muss. Auch heute gilt noch, dass Pflegearbeit in Analogie zur Hausarbeit möglichst preiswert oder – besser noch – unbezahlt verrichtet werden soll und sie die Arbeit und Arbeitsfähigkeit anderer, in diesem Fall von Patientinnen und Patienten sowie Ärzten und Ärztinnen, zu ermöglichen hat. (Ostner und Beck-Gernsheim 1979)

Natürlich hat professionelle Pflege in den letzten Jahrzehnten einen Professionalisierungsprozess durchlaufen und sich aus der traditionellen Rolle des Assistenzberufes verabschiedet. Ein wesentlicher Bestandteil der pflegerischen Profession ist jedoch Interaktionsarbeit mit seinen zentralen Bestandteilen Gefühlsarbeit, Emotionsarbeit und Zugewandtheit. Dass diese Arbeitsanteile wenig wertgeschätzt beziehungsweise als Leistung minderer Qualität nach wie vor abgewertet werden, ist an unterschiedlichen „Symptomen" zu erkennen: Beispielsweise sind es genau diese Arbeitsanteile, die, auch weil sie zeitaufwändig sind, bei Personalknappheit eingespart werden. Dies bleibt nicht ohne negative Folgen für Pflegende und Gepflegte (siehe Abschn. 3.3).

Sichtbar wird die Geringschätzung der als „weiblich" konnotierten Arbeitsanteile auch in der geriatrischen Langzeitpflege. In diesem Bereich nimmt nicht die männlich konnotierte Medizin mit ihrem naturwissenschaftlichen Paradigma die vorrangige Stellung ein, weil es hier zumeist nicht mehr um Heilung geht. Vielmehr geht es um Unterstützung der Lebensaktivitäten und um Erhalt der Lebensqualität, was in die Domäne der Pflege fällt. Mit dem Soziologen Krenn lässt sich nun postulieren, dass die (fachliche) Anerkennung im pflegerischen Berufsfeld sinkt, je weiter dieses von ausschließlich technischem und medizinischem Wissen entfernt ist. Aus der Sicht des Soziologen offenbaren sich in dieser Tendenz stark männlich dominierte Perspektiven und Bewertungsmuster, in denen männlich konnotierte Technik und akademisches Wissen hoch, hingegen weiblich konnotierte Fürsorge, soziale und kommunikative Aspekte niedrig bewertet werden (Krenn 2014). Die niedrige Bewertung der als weiblich geltenden Arbeitsanteile zeigt sich wiederum darin, dass Pflegepersonen in der Langzeitpflege – auch hier vorrangig Frauen, ob im ambulanten oder stationären Bereich, – traditionell schlechter bezahlt werden als im akutstationären Bereich. Die geringe Anerkennung der pflegerische Leistungen in der geriatrischen Langzeitpflege, die sich nicht nur in schlechterer Bezahlung, sondern auch in problematischen Arbeitsbedingungen niederschlägt, gehen aber über den geschlechtsspezifischen Aspekt und den Aspekt, dass sie weiter entfernt vom medizinischen Betrieb sind, hinaus. Auch die Nähe zu alten Menschen und die Übertragung von deren gesellschaftlich niedrigem Status auf die sie betreuenden Pflegekräfte sind Ursachen für die Abwertung der in diesem Bereich geleisteten Arbeit. All diese Aspekte überlagern und verstärken einander.

Dass die tradierten Rollenbilder in Österreich nach wie vor ihre Gültigkeit haben, zeigt sich auch darin, dass das praktizierte Wohlfahrtsstaatsmodell immer noch am Ideal der familiären Pflege und Betreuung festhält. Auch in diesem Bereich sind es Frauen, die heute noch den Löwenanteil der Pflege- und Betreuungsarbeit leisten. Die gesellschaftliche Geringschätzung dieser familiär erbrachten Arbeit wird auch daran sichtbar, dass es für sie kaum mit der Erwerbstätigkeit vergleichbare Absicherung von Lebensrisiken (Brückner 2010) gibt. Auch an der Höhe des Pflegegeldes lässt sich erkennen, dass unser Wohlfahrtsmodell nach wie vor vom althergebrachten Geschlechtermodell des männlichen Familienernährers und der nicht erwerbstätigen, bestenfalls dazuverdienenden, die Angehörigen pflegenden Ehefrau geprägt ist. Zwar ist das Pflegegeld in Österreich im internationalen Vergleich großzügig bemessen, doch reicht es bei Weitem nicht aus, um davon auch professionelle Hilfe zur Entlastung zu finanzieren. Das Pflegegeld baut implizit auf der Verfügbarkeit von (weiblichen) Angehörigen und somit auf kostengünstiger Pflege und Betreuung im Rahmen des familiären Gefüges auf. (Reitinger et al. 2020)

Während des ersten Lockdowns aufgrund der Covid-19-Pandemie wurde sichtbar, dass der Großteil an Sorgearbeit im familiären Bereich nach wie vor von Frauen erledigt wird. Aber auch außerhalb der Familie sind Frauen in sogenannten systemrelevanten Berufen überrepräsentiert. Als „systemrelevant" werden im Zusammenhang mit der Covid-19-Pandemie jene Berufe bezeichnet, auf die auf individueller und gesellschaftlicher Ebene nicht verzichtet werden kann. Dazu gehören beispielsweise Einzelhandel, Reinigung, Gesundheitsberufe, Pädagogik oder Transportwesen. In acht von elf als

„systemrelevant" eingestuften Berufen arbeiten überwiegend Frauen: im Bereich Pflege und medizinische Betreuung 82 %, in der Alten- und Behindertenbetreuung 78 %, in der medizinischen Assistenz 80 %, in der Kinderpädagogik 88 %, an der Kasse bzw. in der Regalbetreuung 86 %, in der Reinigung 83 %, als Lehrpersonal 58 % (Schönherr und Zandonella 2020). Die Leistungen, die in diesen Berufen erbracht werden, hat der aktuelle Ausnahmezustand schlagartig ans Licht gebracht.

Ob diese systemrelevanten, aber oftmals unterbezahlten Arbeiten, wie z. B. die Langzeitpflege, auch nach der Krise langfristig ökonomisch und symbolisch aufgewertet werden, bleibt offen. Es wird sich zeigen, inwieweit die jetzige Krise auch dazu genutzt wird, um dahinterstehende soziale Ungleichheiten – insbesondere Geschlechter- und Klassenungleichheiten – auszugleichen. Damit sind grundlegende gesellschaftspolitische Fragen verknüpft, die alle Bürger/innen betreffen, weil es dabei zentral auch darum geht, welche Pflege wir uns leisten wollen und wie und von wem sie finanziert werden soll (Krenn 2014).

2.2 Pflege unter den Vorzeichen einer zunehmenden Ökonomisierung

Etwa ab den 1980er-Jahren machten sich finanzielle Probleme im Gesundheitsbereich vieler westlicher Industrie-Nationen bemerkbar. Österreich setzte, wie viele OECD-Staaten, auf verstärkte betriebswirtschaftliche Kontrolle und somit auf Regelungsmechanismen des Marktes. Mit dieser Entwicklung wurden zunehmend Managementkonzepte mit vorrangig zweckrationaler und betriebswirtschaftlicher Orientierung auch im Gesundheitsbereich etabliert. Als Vorbild dienten Industriebetriebe, die ihre Produktivitätssteigerung durch einen hohen Grad an Arbeitsteilung, Automatisierung, Standardisierung und regelmäßige Kontroll- und Evaluationsmechanismen zur kontinuierlichen Qualitätsverbesserung erreichen konnten (Manzeschke 2010). Mit dem Etablieren von Qualitätsmanagement im Gesundheitsbereich sollte der stationäre, hauptsächlich von der medizinischen Profession dominierte Bereich besser genutzt und effizienter gestaltet werden und die Allokation von Versorgungsleistungen auf eine wissenschaftliche Basis gestellt werden (Iseringhausen 2011). Seit dem Jahr 2004 sind Einrichtungen des Gesundheitswesens auch von Gesetzes wegen verpflichtet, „zur flächendeckenden Sicherung und Verbesserung der Qualität" eine „systematische Qualitätsarbeit zu implementieren und zu intensivieren". (GQG).

Das ist an und für sich ein nachvollziehbares und wünschenswertes Anliegen. Doch wurde bei der Einführung von Qualitätsmanagement und

Qualitätssicherung auch im Gesundheitswesen vorrangig auf Modelle und Verfahren zurückgegriffen, die für den Produktions- und Wirtschaftsbereich entwickelt worden waren. Somit haben sich im Gesundheits- und Sozial-bereich tendenziell ein funktional-technisches Qualitätsverständnis und eine Orientierung an ökonomischer Effizienz durchgesetzt. Unter Effizienz wird im Allgemeinen das Verhältnis von eingebrachtem Aufwand (z. B. Geld, Personal, Materialien) und dem erreichten Ergebnis verstanden. Im Pflegebereich sollte der eingebrachte Aufwand möglichst knapp gehalten werden, was durch zunehmende Standardisierung der Pflegearbeit bei gleichzeitiger Verknappung der Personalressourcen, durch restriktive Zeitvorgaben, strikte Arbeitsteilung und vermehrten Technikeinsatz erreicht werden sollte. Ein besonderer Wesenszug der Pflege ist aber die Verknüpfung von funktionalen Elementen mit Beziehungs- und Interaktionsarbeit sowie die Wirkung von Dasein, Zuhören und Zugewandtsein. Wenn Pflege auf die Dauer der Anwendung von Technologien oder technischen Assistenzsystemen reduziert wird, führt das zu einer Rationierung der Pflegearbeit.

Hinter dem Bestreben, Pflegearbeit zu standardisieren, steht – etwas überspitzt gesagt – die Vorstellung, dass ähnlich wie in der industriellen Produktion die Bedürfnisse und Pflege-Erfordernisse der Patient/inn/en wie Waren immer die gleichen Eigenschaften aufweisen, die mit immer gleichen standardisierten Pflegeprozeduren in immer gleicher und messbarer Qualität bearbeitet werden können. Außerdem liegt dem noch die Annahme zugrunde, dass es so etwas wie „allgemeine Effizienz für jedermann" geben könnte, die „im sozialen Vakuum ermittelt wurde" (Ulrich 2008, S. 132).

Nach dieser Denkweise kann es, unter finanzieller und zeitökonomischer Perspektive, beispielsweise effizienter sein, einem dementen Patienten im Krankenhaus einen Dauerkatheter zu setzen oder Inkontinenzmaterial anzulegen, als ihn mehrmals am Tag zur Toilette zu führen. Aus der gleichen Perspektive kann es im Pflegeheim effizienter sein, wenn die Körperpflege zur Gänze von einer Pflegeperson durchgeführt wird, als die gepflegte Person in ihrer Selbstständigkeit zu unterstützen und selbst machen zu lassen, was sie noch bewerkstelligen kann, – weil zweiteres mehr Zeit in Anspruch nimmt. Mit diesen einfachen Beispielen soll gezeigt werden, dass mit der vorrangigen Orientierung an ökonomischer Effizienz ein Widerspruch provoziert wird zu den fachlich professionellen Ansprüchen der Pflege, zu denen auch ethische Ansprüche des Nicht-Schadens gehören. Mit dieser Orientierung kann es zu Mängeln in der elementaren Versorgung sowie zu Vernachlässigung der seelischen Bedürfnisse der Patientinnen und Patienten kommen. Gute Pflege benötigt Zeit, die nicht beliebig verkürzt werden kann. Körperliche Bedürfnisse lassen sich nicht ohne Zwang Effizienzkriterien unterwerfen, nicht jedes Gespräch, in dem Patient/inn/en oder Angehörige ihre Fragen, Sorgen und Nöte vorbringen, ist planbar und lässt sich einem standardisierten Regime unterwerfen. In der professionellen Pflege geht es nicht nur um fachlich-instrumentelle Leistungen wie beispielsweise Wundversorgung, Mobilisation oder Instruktion, sondern ganz zentral um eine zwischenmenschliche Beziehung, die untrennbar mit der Qualität der Leistung verbunden, aber nicht formalisierbar ist. Die Dominanz ökonomischer Effizienzkriterien resultiert vermutlich auch aus den fehlenden Regelungen zur Prozess- oder Ergebnisqualität bzw. Pflegequalität in Österreich (Rechnungshof 2020).

Wenn hier die Gefahren und Grenzen der Ökonomisierung angesprochen werden, darf dies nicht als Ablehnung oder Missbilligung effektiver Strukturen missverstanden werden. Lediglich die Art und Weise, wie Ökonomisierung im Gesundheitsbereich stattfindet, hat zu einem Problem geführt: Pflegende (und natürlich auch Mediziner/innen) erbringen rein formal alle notwendigen Untersuchungen, Therapien, Verfahren und pflegerischen Leistungen, dennoch haben viele der hilfesuchenden Menschen das Gefühl, nicht wirklich gut versorgt zu sein. Sie haben mit ihren Fragen, Sorgen und Nöten nicht wirklich Gehör gefunden. (Maio 2015)

Die Arbeitsbedingungen für die Pflege, die als Auswirkungen aus der Ökonomisierung resultieren, sind Arbeitsverdichtung, Zeitdruck und verringerte Entscheidungsspielräume, und zwar in allen Settings, in denen Pflege erbracht wird. Das beeinträchtigt die Qualität der pflegerischen Versorgung und berührt damit auch die unmittelbaren Interessen der kranken und pflegebedürftigen Menschen. Die Qualität der Arbeitsbedingungen für Pflegende sind aber auch entscheidend für die Gesundheit und das Wohlbefinden der Pflegepersonen selbst (Schmucker 2019). Das ist nicht nur unter dem Aspekt der sozialen Gerechtigkeit und Verantwortung gegenüber jenen Menschen zu sehen, die professionelle Pflegearbeit leisten, sondern auch unter dem Aspekt des Fachkräftemangels (vgl. Abschn. 3.3). Es stellt sich die Frage, wer zukünftig pflegen wird, und diese Frage betrifft unsere Gesellschaft als Ganzes.

2.3 Pflegemigration

Eine wichtige Voraussetzung für eine qualitativ gute Versorgung kranker und pflegebedürftiger Menschen ist ein adäquates Arbeitskräftepotenzial im Gesundheits- und Sozialbereich, also eine ausreichende Anzahl qualifizierter, motivierter und gut unterstützter Pflegefachpersonen. Das österreichische Gesundheitssystem war bisher in der Lage, personelle Engpässe an Gesundheitsfachkräften durch Rekrutierung ausländischer Pflegekräfte abzudecken

(Aistleithner et al. 2016). Bereits in den 1970er-Jahren, als in Österreich ein Fachkräftemangel herrschte, wurden aus dem ehemaligen Jugoslawien, aber vor allem von den Philippinen und aus Südkorea Krankenpflegepersonen nach Wien geholt. Damals wurde ein Abkommen zwischen der Gemeinde Wien und dem philippinischen Department of Labor geschlossen, das die Entsendung von Pflegepersonen nach Österreich erleichterte und kontrollierte. Die österreichische Regierung bezahlte die Anreise und finanzierte einen mehrwöchigen Deutschkurs, die auf den Philippinen erworbenen Berufsabschlüsse in Krankenpflege wurden mit den österreichischen gleichgesetzt. Als in den 1980er-Jahren der Fachkräftemangel vorerst behoben war, wurde dieses bilaterale Abkommen wieder gelöst. Österreich kann also durchaus ein Zielland für Migration von Pflegekräften genannt werden. Heute zählen zu den Herkunftsländern insbesondere Deutschland, Polen, Tschechische Republik, Slowakei und das ehemalige Jugoslawien. Häufig migrieren Pflegepersonen aus dem Ausland entlang des Einkommensgefälles, verlassen also Länder mit niedrigem Durchschnittseinkommen zugunsten besserer Verdienst- und Entwicklungschancen. (Kirnbauer 2010)

Dass mehr „ausländische" Pflegepersonen ins Land geholt werden müssen, um den zusätzlich zu erwartenden Personalbedarf abzudecken, ist eine immer wiederkehrende Forderung im pflegepolitischen Diskurs. Betrachtet man die Perspektive der Personalverantwortlichen, wie es Bonin et al. im Jahr 2015 in einer Studie gemacht haben, so lässt sich vorerst das Resümee ziehen, dass die Rekrutierung ausländischer Pflegepersonen ein adäquater Lösungsweg zur Bekämpfung von Fachkräftemangel ist: Die Organisationen, die in den letzten Jahren vor der Befragung Pflegekräfte aus dem Ausland eingestellt hatten, haben gute Erfahrungen mit diesen Mitarbeiter/inne/n gemacht, drei von fünf Personalverantwortlichen sind mit ihnen zufrieden oder sogar sehr zufrieden, nur einer von zehn ist unzufrieden oder sehr unzufrieden. Die Kompetenzen dieser Pflegefachkräfte werden mehrheitlich auf dem Niveau der aus dem Inland stammenden Kolleg/inn/en, ihre Einsatzbereitschaft sogar höher als jene ihrer inländischen Kolleg/inn/en eingeschätzt (Bonin et al. 2015).

Nicht übersehen werden darf aber, dass ein hoher Aufwand notwendig ist, bis die aus dem Ausland rekrutierten Pflegekräfte voll einsatzfähig sind. Oftmals ist dieser Aufwand auch verloren, weil die angeworbenen Pflegepersonen mit anderen Vorstellungen gekommen sind und entweder wieder zurückgehen oder in einen anderen Beruf wechseln (Bonin et al. 2015).

Darüber hinaus müssen auch sprachliche und kulturelle Herausforderungen sowie unterschiedliche Studien- und Ausbildungsinhalte der im Ausland erworbenen Berufsabschlüsse bedacht werden. Ein zentraler Aspekt, „der von denen, die gerne die großen Lösungsansätze suchen, aber die Umsetzung dann nicht ausbaden müssen, oftmals kleingeredet wird" (Sell 2019, S. 95), sind ausreichende Sprachkenntnisse. In der Pflege als Interaktionsarbeit sind Beziehungsaufbau und damit Kommunikation von zentraler Bedeutung. Auch in Hinblick auf Patientensicherheit müssen sich Pflegepersonen adäquat ausdrücken und die Anliegen der Patient/inn/en und Teamkolleg/inn/en sowie die Anordnungen von Ärzteseite verstehen können. Sell spricht im Pflegereport des Jahres 2019 davon, dass, würde die Diskussion ehrlich geführt, zugegeben werden müsste, dass tagtäglich zahlreiche Pflege- und vor allem Behandlungsfehler gemacht werden, weil es bei einem Teil der Beschäftigten große Sprachprobleme gäbe. Diese ehrliche Diskussion würde aber deshalb ausbleiben, weil man ja über jede/n dankbar sei, die/der die lichten Reihen wieder füllt. (Sell 2019)

Organisationen scheinen bisher den Einsatz von Pflegekräften mit Migrationshintergrund vor allem als wenig reflektierten „quick fix" anzusehen, um dem Mangel an Pflegekräften in ihren Einrichtungen entgegenzuwirken (Habermann und Stagge 2015). Die Rekrutierung von Pflege- und Betreuungspersonal aus anderen Ländern muss allerdings vor dem Hintergrund der Arbeitsbedingungen, der Pflegequalität und des zunehmenden Pflegemangels in allen Ländern kritisch betrachtet werden. Immer häufiger kann beobachtet werden, dass reichere Länder Pflegekräfte aus ärmeren Ländern, die selbst einen Mangel an Pflegekräften haben, abziehen und damit nicht nur den Fachkräftebedarf decken, sondern auch die Ausbildungskosten sparen. Darüber hinaus sind diese Arbeitskräfte eher bereit, schlechte Arbeitsbedingungen hinzunehmen, nicht zuletzt vor dem Hintergrund einer restriktiven Migrationspolitik in vielen Ländern.

Migration ist ein weltweites Phänomen in Gesundheitsberufen. Insbesondere Großbritannien, Irland und die Vereinigten Staaten ziehen Pflegepersonal aus Ländern mit niedrigem bis mittlerem Einkommen an, während Norwegen und Australien hauptsächlich Pflegepersonen aus Ländern mit ebenfalls hohem Einkommen gewinnen. (Buchan und Sochalski 2004)

Nachdem Rekrutierung von Personal aus dem Ausland zu den politischen Optionen gegen Pflegepersonalmangel geworden ist, hat die WHO bereits im Jahr 2010 einen globalen Verhaltenskodex für die internationale Anwerbung von Gesundheitsfachkräften (WHO 2010) herausgegeben. Mit diesem Kodex wird eine Rekrutierungspraxis eingefordert, die darauf verzichtet, Gesundheitspersonal aus Ländern mit einem eklatanten Mangel anzuwerben. Darüber hinaus werden alle Länder aufgefordert, eine wirksame Personalplanung und Strategien für Aus- und Weiterbildung und Personalbindung umzusetzen, um den Bedarf an zugewanderten Gesundheitsfachkräften zu vermeiden. Ebenso gefordert wird die Gleichstellung von in- und ausländischem

Personal in Hinblick auf Bezahlung sowie Sozialleistungen. Die Zusammenarbeit zwischen Ziel- und Herkunftsländern soll zu beidseitigem Nutzen forciert werden, auch um die Gesundheitssysteme der Herkunftsländer zu stärken. Nicht zuletzt werden die Mitgliedstaaten aufgefordert, Informationssysteme zur Personalsituation und Migration im Gesundheitswesen zu schaffen oder auszubauen sowie Daten zu sammeln, zu verarbeiten und in Form von effektiven Strategien und Planungen betreffend Gesundheitspersonal umzusetzen. Dieser Verhaltenskodex wurde im Jahr 2010 auf der 63. Weltgesundheitsversammlung von 193 Mitgliedstaaten der Vereinten Nationen, darunter auch von Österreich, verabschiedet. (Aistleithner und Pfabigan 2016)

Zwar rekrutiert Österreich nicht aus Ländern mit einem eklatanten Mangel an Pflegepersonal, wie ihn z. B. viele afrikanische Länder aufweisen. Aber indem Österreich Pflegepersonen aus den benachbarten Ländern anwirbt, die, da sie ja selbst an Pflegekräftemangel leiden, ihrerseits wieder Pflegepersonen aus den Nachbarländern anwerben, entsteht ein Domino-Effekt.

Der Anteil der im Gesundheitsberuferegister eingetragenen Pflegepersonen, die eine Ausbildung im Ausland absolvierten, lag Ende 2019 bei 12,7 Prozent (Rappold et al. 2020). Die weitere Anwerbung von Personal aus dem Ausland wird wahrscheinlich ein genau so wenig befriedigender Lösungsweg sein wie die Versuche in den zurückliegenden Jahrzehnten – weder wird er flächendeckend funktionieren noch in umfassender Art und Weise wirksam werden. Es wird allenfalls eine punktuelle Entlastung für das eine oder andere Krankenhaus, für das eine oder andere Pflegeheim geben können.

Literatur

Aistleithner, Regina; Pfabigan, Doris (2016): WHO Global Code of Practice on the International Recruitment of Health Personnel. Im Auftrag des Bundesministeriums für Gesundheit. Gesundheit Österreich GmbH/Geschäftsbereich ÖBIG, Wien

Bartholomeyczik, Sabine (1983): Krankenpflege und Weiblichkeit. In: Deutsche Krankenpflegezeitschrift 1983/5:253–255

Bonin, Holger; Braeseke, Grit; Ganserer, Angelika (2015): Internationale Fachkräfterekrutierung in der deutschen Pflegebranche. Chancen und Hemmnisse aus Sicht der Einrichtungen. Bertelsmann Stiftung, Gütersloh

Brückner, Margit (2010): Entwicklung der Care Debatte – Wurzeln und Begrifflichkeiten. In: Care und Migration – Entsorgung menschlicher Reproduktionsarbeit entlang von Geschlechter- und Armutsgrenzen. Hg. v. Apitzsch, Ursula; Schmidbaur, Marianne. Budrich, Opladen. S. 43–59

Buchan, James; Sochalski, Julie (2004): The migration of nurses: trends and policies. In: Bulletin of the World Health Organization 82/8:587–594

Ecker, Alois (1985): Die Ideologie von den Geschlechterrollen. In: Beiträge zur Historischen Sozialkunde 15/3:84–91

GQG: Bundesgesetz zur Qualität von Gesundheitsleistungen (Gesundheitsqualitätsgesetz – GQG), BGBl. I Nr. 179/2004, Fassung vom 08.10.2015

Habermann, Monika; Stagge, Maya (2015): Menschen mit Migrationshintergrund in der professionellen Pflege. In: Zukunft der Pflege. Hg. v. Zängl, Peter. S. 159–175

Iseringhausen, Olaf (2011): Verunsicherung total. Die Parallelwelt des Qualitätsmanagements (Schwerpunkt Qualität). In: Dr med Marbuse – Zeitschrift für alle Gesundheitsberufe 194/6: 24–27

Kirnbauer, Birgit (2010): Die Migration philippinischer Krankenpflegepersonen nach Österreich ab den 1970er Jahren. Masterarbeit. Universität Wien

Krenn, Manfred (Hg.) (2014): Kapitalistische Dynamik und die gesellschaftliche Organisation von Pflege- und Sorgearbeit. Kolleg Postwachstumsgesellschaften. Working Paper 5/2014 der DFG-KollegforscherInnengruppe Postwachstumsgesellschaften

Maio, Giovanni (2015): Das Rentabilitätsdenken als Aushöhlung des sozialen Charakters der Medizin. In: Investition Gesundheit – muss sich Gesundheit rechnen? In: Zeitschrift für Gesundheitspolitik 2015/2:89–108

Manzeschke, Arne (2010): Transformation der Pflege – Ethische Aspekte eines subtilen und zugleich offenkundigen Wandels. In: Transformation pflegerischen Handelns. Institutionelle Kontexte und soziale Praxis vom 19. bis 21. Jahrhundert. Hg. v. Kreutzer, Susanne. Vandenhoeck & Ruprecht unipress, Göttingen. S. 175–193

Ostner, Ilona; Beck-Gernsheim, Elisabeth (1979): Mitmenschlichkeit als Beruf – eine Analyse des Alltags in der Krankenpflege. Bd. 32. Campus, Frankfurt/Main

Rappold, Elisabeth; Juraszovich, Brigitte; Zach, Monika; Gruböck, Anna; Wallner, Alexander (2020): Jahresbericht Gesundheitsberuferegister 2019. Gesundheit Österreich, Wien

Rechnungshof (2020): Pflege in Österreich. Bericht des Rechnungshofes, Wien. https://www.rechnungshof.gv.at/rh/home/home/004.682_Pflege_Oesterreich.pdf

Reitinger, Elisabeth; Erich, Lehner; Pichler, Barbara (2020): Gender im Altenpflegeheim: „Frauenwelt" Pflege. In: Springer, Pro Care 2020/4:40–42

Schmucker, Rolf (2019): Arbeitsbedingungen in Pflegeberufen. In: Pflege-Report 2019. Mehr Personal in der Langzeitpflege – aber woher? Hg. v. Jacobs, Klaus et al. Springer. S. 49–60

Schönherr, Daniel; Zandonella, Martina (2020): Arbeitsbedingungen und Berufsprestige von Beschäftigten in systemrelevanten Berufen in Österreich. Sonderauswertung des Österreichischen Arbeitsklima-Index. Hg. v. SORA, Wien. https://www.sora.at/fileadmin/downloads/projekte/2020_SORA-Forschungsbericht_Systemrelevante_Berufe.pdf

Sell, Stefan (2019): Potential und Grenzen von Zuwanderung in der Pflege. In: Pflege-Report 2019: Mehr Personal in der Langzeitpflege – aber woher? Hg. v. Jacobs, Klaus et al. Springer, Berlin. S. 85–102

Ulrich, Peter (2008): Integrative Wirtschaftsethik. Grundlagen einer lebensdienlichen Ökonomie. Haupt-Verlag, Bern

WHO (2010): User's Guide to the WHO Global Code of Pratice on the International Recruitment of Health Personnel. World Health Organization, Geneva/Switzerland

3

Who cares? – Eine gesamtgesellschaftliche Herausforderung

Doris Pfabigan und Elisabeth Rappold

Who cares? – Diese Überschrift erscheint uns in ihrer Zweideutigkeit für die Beschreibung der Herausforderungen und Problemstellungen der professionellen Pflege sehr passend: Einerseits bedeutet sie „Na und?" bzw. „Wen kümmert's?", andererseits „Wer pflegt?" oder „Wer leistet Sorgearbeit?" Der Titel soll darauf verweisen, dass wir – wie schon die WHO-Daten (vgl. Abschn. 1.1) zeigen – als Gesellschaft vor großen Herausforderungen stehen, wenn es darum geht, allen Menschen, ob jung oder alt, ob akut, chronisch krank und auch sterbend, die Pflege zukommen zu lassen, die sie brauchen.

Welche Pflege den Menschen in unserer Gesellschaft zukommt, geht nicht nur die Politik etwas an. Vielmehr sollte uns alle kümmern, wie es um die Pflege in unserem Land bestellt ist, denn irgendwann im Leben sind wir alle – mehr oder weniger intensiv, mehr oder weniger lang – auf professionelle Pflege angewiesen. Selbstredend braucht nicht jeder Mensch, der erkrankt, professionelle Pflege. Doch kein Spitalaufenthalt, keine Operation, keine Rehabilitation, kein Leben im Pflegeheim ist denkbar ohne den Beitrag profes-

D. Pfabigan (✉)
Wien, Österreich
E-Mail: doris.pfabigan@gmx.at

E. Rappold
Kaltenleutgeben, Österreich
E-Mail: elisabeth.rappold@chello.at

G. Sailer (Hrsg.), *Pflege im Fokus*, https://doi.org/10.1007/978-3-662-62456-2_3

sionell Pflegender. Pflege ist die größte Berufsgruppe im Gesundheitswesen und leistet den höchsten Anteil an direkter Versorgung von akut und chronisch kranken oder pflegebedürftigen Menschen. Ohne ausreichende Anzahl gut ausgebildeter Pflegekräfte ist eine zukunftsfähige und bedarfsgerechte Gesundheitsversorgung nicht denkbar. (Klapper und Rataj 2018)

Nun stehen wir als Gesellschaft vor der Herausforderung, dass, bedingt durch gesellschaftliche Entwicklungen, sowohl der Bedarf an professioneller Pflege als auch die fachlichen Anforderungen an diese steigen, gleichzeitig aber der Mangel an Pflegekräften größer wird. Der schon derzeit bestehende Mangel ist quantitativer und qualitativer Art: Quantitativer Mangel zeigt sich in offenen Stellen, die über einen längeren Zeitraum nicht besetzt werden können, qualitativer Mangel darin, dass es keine Auswahlmöglichkeiten zwischen Bewerber/inne/n gibt oder dass, um eine Stelle zu besetzen, auf geringer qualifiziertes Personal zurückgegriffen werden muss.

Der Pflegeberuf ist vielseitig, bietet die unterschiedlichsten Einsatz- und Karrieremöglichkeiten und ist krisensicher. Was also ist der Grund für den größer werdenden Mangel an Pflegepersonen? Wieso steigt der Bedarf an Pflege? Bevor wir dem nachgehen, wollen wir beschreiben, was Menschen motiviert, einen Pflegeberuf zu ergreifen.

3.1   Was macht den Pflegeberuf attraktiv?

Was motiviert Menschen dazu, einen Pflegeberuf ergreifen? Dieser Frage ging eine im Jahr 2016 in Deutschland durchgeführte Studie nach, für die 4439 in Pflegeberufen arbeitende Personen befragt wurden (Scharfenberg 2016).

Als die wichtigsten Gründe dafür, dass sie den Pflegeberuf ergriffen haben, geben 98 Prozent der Befragten an, mit Menschen arbeiten zu wollen, 96 Prozent wollen etwas Sinnvolles mit ihrer Arbeit bewirken. Die Studie erhob auch, was Pflegende als sinnvoll in ihrem Beruf erleben. Die Aussagen der Studienteilnehmer/innen machen deutlich, dass es ihnen nicht nur wichtig ist, Kontakt zu Menschen zu haben, sondern auch, sie dabei zu unterstützen, „mit ihrem Altwerden und Kranksein noch gut zu leben", oder „alten Menschen einen angenehmen, selbstbestimmten Lebensabend zu ermöglichen" (Scharfenberg 2016, S. 19). Freude und Spaß an der Arbeit zu haben und für den Beruf besonders geeignet zu sein, das sind weitere Aspekte, die oft genannt wurden. Nur vereinzelt wurde als Motivation zur Berufswahl die Suche nach einer krisensicheren Arbeit angegeben.

Zu ähnlichen Ergebnissen kam eine Ad-hoc-Umfrage nach der Motivation für ihre Berufswahl bei Auszubildenden aller Pflegeberufe. Sie konnten sich für mehrere Motive entscheiden. Studierende an Fachhochschulen motiviert, Menschen zu helfen (80 %), die Möglichkeit, in verschiedenen Bereichen zu arbeiten (65 %), sowie ein sicherer Arbeitsplatz (58 %). Zwei Drittel der FH-Studierenden möchten nach der Ausbildung in Krankenanstalten arbeiten. Nur 3 Prozent können sich vorstellen, in einem Pflegeheim zu arbeiten. Schüler/innen an Gesundheits- und Krankenpflegeschulen motiviert die Möglichkeit, in verschiedenen Bereichen zu arbeiten (68 %) und Menschen zu helfen (54 %), sowie die berufliche Entwicklungsmöglichkeit (54 %). Die Hälfte von ihnen möchte nach der Ausbildung in einer Krankenanstalt arbeiten. Nur 7 Prozent können sich vorstellen, in der mobilen Pflege zu arbeiten. Auszubildende in Pflegeassistenzkursen motiviert die Möglichkeit, Menschen zu helfen (74 %), ein zuvor absolviertes Praktikum (68 %) sowie die berufliche Entwicklungsmöglichkeit (68 %). Mehr als zwei Drittel der Auszubildenden möchte nach der Ausbildung in einem Pflegeheim arbeiten, 16 Prozent in Krankenanstalten (Gesundheit Österreich, unveröffentlicht).

Aus dem Gefühl, etwas Sinnvolles zu tun, schöpft die Mehrheit der Befragten auch im Berufsalltag ihre Motivation. Was es bedeutet, etwas Sinnvolles zu tun, wird beispielsweise so beschrieben: „In einem ‚reichen‘ Land sich um die Menschen zu kümmern, die für die Gesellschaft nichts mehr leisten können, aber schon viel geleistet haben und nun keinen mehr haben, der sich um sie kümmert oder kümmern kann" (Scharfenberg 2016, S. 19). Weitere wichtige Motivationsfaktoren im Berufsalltag sind die Zusammenarbeit mit Kolleginnen und Kollegen sowie das Gefühl, eigenverantwortlich arbeiten zu können. Dem Arbeitgeber oder den Vorgesetzten verbunden fühlen sich nur wenige der Befragten. Ein hoher Prozentsatz, nämlich 85 Prozent der Pflegepersonen, ist stolz auf seine Arbeit. Stolz macht diese 85 Prozent unter anderem, dass sie eine hohe Verantwortung tragen, das Leben anderer maßgeblich beeinflussen, mit kleinen Dingen manchmal Großes bewirken und einen wichtigen gesellschaftlichen Beitrag leisten, dass sie für Menschen in Krisen oder am Ende des Lebens da sind, über breitgefächertes Wissen und Können verfügen, aber auch, wenn sie als Führungskraft für gute Arbeitsbedingungen sorgen können. Das sind nur einige Aspekte, die zum Arbeitsstolz beitragen (Scharfenberg 2016).

Ein im Auftrag des International Council of Nurses erarbeitetes Handbuch zur Schaffung einer positiven Arbeitsumgebung für die Pflege zeigt auf, dass die positiven Auswirkungen einer guten Arbeitsumgebung auf die Pflegeleistung gut dokumentiert sind. Zu einer positiven Arbeitsumgebung gehören jedoch innovative Strategien zur Personalanwerbung und -erhaltung, Strategien zur Personalentwicklung, angemessene Vergütung, Lob und Anerken-

nung, eine bedarfsgerechte Ausstattung und bedarfsgerechte Verbrauchsma-
terialien sowie ein sicheres Arbeitsumfeld (Baumann 2007).

Die hohe Bindung von Pflegepersonen an ihren Beruf und ihr berufliches
Selbstverständnis, das an der Sorge um das Wohlergehen der kranken und
pflegebedürftigen Personen orientiert ist, stellen ein enormes Potenzial für
Organisationen und die Gesellschaft dar. Dass Pflegende ihre Arbeitsmotivation, ihre zugewandte Haltung und ihre Arbeitsfähigkeit langfristig erhalten können, geht uns alle etwas an. Die Versorgung von kranken und
pflegebedürftigen Menschen ist eine der zentralen staatlichen Aufgaben, trägt
zur gesellschaftlichen Produktivität bei und ist ein bedeutender Faktor der
Zukunftsvorsorge einer humanen Gesellschaft – nicht zuletzt deshalb, weil
die heute Kranken, Alten und Sterbenden uns, den jetzt Gesunden, die eigene
Zukunft vor Augen führen. Vertrauen in unsere Institutionen, dass sie dem
Versorgungsauftrag verantwortungsvoll nachkommen werden, sowie Wahrnehmen sozialer Gerechtigkeit, zu der auch gesundheitliche Chancengerechtigkeit zählt, wirken sich nachweislich positiv auf die empfundene
Lebensqualität der gesamten Bevölkerung aus (Wilkenson 2009).

3.2   Warum mehr und gut ausgebildete Pflegepersonen?

Unterschiedliche Gründe führen dazu, dass künftig mehr und gut ausgebildete
Pflegepersonen gebraucht werden. Dazu gehören die Zunahme älterer und
hochaltriger Menschen, die Abnahme des interfamiliären Pflegepotenzials,
die fortschreitende technologische Entwicklung und der medizinische Fortschritt in der Krankenbehandlung.

Mehr ältere und hochaltrige Menschen
Dass die Zahl älterer und zunehmend auch hochaltriger Menschen stetig
wächst, ist eine begrüßenswerte Entwicklung. Die Gruppe der über 85-Jährigen
in Österreich wird von rund 225.000 Personen auf 263.000 im Jahr 2025
anwachsen. Im Jahr 2040 werden rund 407.000 Hochbetagte leben, das sind
um 80,9 Prozent mehr als derzeit (Hanika 2019). Mit zunehmendem Alter
nehmen allerdings auch die gesundheitlichen Beeinträchtigungen zu. Aus der
Kombination dieser beiden Phänomene, der Zunahme alter und hochbetagter
Menschen und der Zunahme des individuellen Krankheitsrisikos mit steigen-
dem Lebensalter, folgt, dass altersbedingte chronische Krankheiten sowie
Mehrfacherkrankung immer häufiger auftreten. Das bringt wiederum mit
sich, dass die hochbetagte Klientel vermehrt im Krankenhaus behandelt wird

und häufig auf professionelle Pflege angewiesen ist oder im Alltag Unterstützung benötigt. Neben krankheitsbedingten Funktionseinschränkungen nehmen im Alter auch alters-, behinderungs- und lebensstilbedingte Funktionseinschränkungen und damit der professionelle Unterstützungsbedarf zu.

Aber nicht nur in den älteren Bevölkerungsgruppen verändert sich die Bedarfslage. Auch bei jüngeren Menschen und bei Kindern steigt die Zahl der Chronisch- und Mehrfacherkrankten (Mauz et al. 2017). Viele von ihnen haben den gerechtfertigten Wunsch, trotz oftmals komplexer Krankheitsbilder und hohem Pflegebedarf im vertrauten Zuhause zu leben und Autonomie, Selbstbestimmung und Teilhabe am gesellschaftlichen Leben für sich in Anspruch zu nehmen. Die Spannbreite professioneller Pflege und Betreuung zuhause erstreckt sich damit über alle Altersgruppen und Krankheitsbilder. Nicht selten ist auch im häuslichen Bereich Intensivpflege notwendig (vgl. Abschn. 4.3).

Großes, aber abnehmendes interfamiliäres Pflegepotenzial
Der größte Teil der Pflege und Betreuung in Privathaushalten wird von Angehörigen erbracht, zumeist von Frauen. Das ist in Österreich so vorgesehen, denn das österreichische System der Langzeitpflege baut auf dem Prinzip der Subsidiarität auf. Das bedeutet, dass sozialstaatliche Leistungen als nachrangig gegenüber privaten und familiären Betreuungsleistungen gesehen werden. Zukünftig werden jedoch nicht mehr so viele Frauen ihre Angehörigen pflegen können. Das liegt nicht nur daran, dass die Anzahl junger Menschen im Verhältnis zu den alten abnimmt, sondern auch daran, dass immer mehr Frauen im Arbeitsprozess stehen und Familien auch räumlich öfter getrennt leben als früher. Das bedeutet, dass auch in der Pflege zuhause mehr und gut ausgebildete professionelle Pflegepersonen gebraucht werden.

Technologischer und medizinischer Fortschritt
Ein weiterer Aspekt, der zu steigenden fachlichen Anforderungen an Pflegende führt, ergibt sich aus der medizintechnologischen Entwicklung und der Digitalisierung, welche Diagnosestellung und therapeutische Möglichkeiten verändern. So überleben beispielsweise schon ab der 22./23. Schwangerschaftswoche geborene Kinder, benötigen aber hohen und komplexen Versorgungs- und Pflegeaufwand. Auch die heutige Notfallversorgung und Intensivpflege mit hoch technisierten medizinischen und pflegerischen Möglichkeiten stellen große Anforderungen an das fachliche und praktische Können der Pflegepersonen, ebenso wie die plastische Chirurgie mit ihren Möglichkeiten,

durch Unfall, Erkrankung oder angeborene Fehlbildung geschädigte und verunstaltete Körperteile wiederherzustellen, neu zu formen oder zu ersetzen.

Daher steigt der Bedarf an Gesundheitsversorgung nicht nur durch die gestiegene Lebenserwartung, sondern auch durch die medizinischen Möglichkeiten und die dadurch gestiegenen Erwartungen und Ansprüche der Bevölkerung (Hemmer und Bauer 2003). Technische Assistenzsysteme leisten ebenfalls einen Beitrag zur Versorgung in allen Settings. Der Ausbau von Tele-Nursing oder Telemedizin, die Einführung und Integration bewohner- bzw. klientennaher technischer Assistenzsysteme, künstlicher Intelligenz (maschinelles Lernen) und Robotik (Rösler et al. 2018) in die verschiedenen pflegerischen Settings, die zunehmend zur pflegerischen Unterstützung herangezogen werden, stellen hohe fachliche Anforderungen an die Pflegenden.

3.3 Was bewirkt der Mangel an professioneller Pflege?

Der steigende Bedarf an professioneller Pflege trifft auf folgende Situation: Ein Drittel der Pflegepersonen in Österreich, das sind rund 45.000 Personen, ist über 50 Jahre alt und wird in den nächsten zehn Jahren in Pension gehen. Aufgrund der demografischen Entwicklung und des Ausbaus der Angebote werden bis zum Jahr 2030 rund 75.000 zusätzliche Pflegekräfte gebraucht. Dem gegenüber wird die Rate der Schulabgänger/innen angesichts rückläufiger Schulabgängerzahlen aller Voraussicht nach weiter sinken. Wesentlich verschärft wird diese Situation dadurch, dass sich, gemessen am prognostizierten Bedarf, deutlich zu wenige Schüler/innen für eine Ausbildung in professioneller Pflege entscheiden. Dies wiederum liegt sowohl daran, dass die Rahmenbedingungen der Pflegearbeit äußerst unbefriedigend sind, als auch an dem Bild von professioneller Pflegearbeit, das in der Gesellschaft herrscht. Daher sind in den nächsten Jahren vermehrt Anstrengungen zu unternehmen, um Quereinsteiger/innen und Berufsumsteiger/innen für Pflegeberufe zu gewinnen.

„In ganz Österreich werden die Stimmen lauter, die einen immer spürbarer werdenden Mangel an qualifizierten Pflegepersonen beklagen", wird in einer österreichischen Pflegezeitschrift berichtet und weiter ausgeführt, dass diese Situation verschärft wird *„durch teilweise drastisch sinkende Bewerber/innenzahlen an den Schulen [...] bei gleichzeitiger sinkender Eignung der Bewerber/innen für die sehr herausfordernde Ausbildung."* Niemand, der mit der Situa-

tion in der Akut- und Langzeitpflege vertraut ist, wird dieser Beschreibung widersprechen. Aber – diese Zeitungsmeldung ist aus dem Jahr 2010!

Im Zuge der „Bankenkrise", die im Jahr 2007 in Amerika begann und sich in den Folgejahren zu einer globalen Finanzkrise auswuchs, wurden verschärfte Einsparungen auch im heimischen Gesundheitswesen vorgenommen. Dies hatte zusätzlich negative Auswirkungen auf die Personalsituation und führte unter anderem dazu, dass Pflegepersonen aus dem Beruf ausstiegen. Das Ergebnis diesbezüglicher Analysen der European Federation of Nurses Associations (EFN) ist ernüchternd: „Ten years later, doing more with less, has created increased unsustainable workloads with a high price being paid for employees and employers." (De Raeve und Adams 2018) (Übersetzung: Zehn Jahre später hat die Tatsache, dass mehr [Arbeit] mit weniger [Personal] getan werden muss, die Arbeitsbelastung unerträglich vergrößert und zu einem hohen Preis für Arbeitnehmer und Arbeitgeber geführt.) Dem Pflegewissenschaftler Karl-Heinz Sahmel ist daher wohl zuzustimmen, dass man in diesem Fall nicht mehr von einer „Krise" der Pflege sprechen kann, da dieses Wort suggeriert, dass es sich um einen momentanen Zustand handelt, der sich nach einem Tiefpunkt bessern würde. In der Pflege jedoch, so konstatiert er, handelt es sich um einen „negativen Dauerzustand" (Sahmel 2018). Zwar spricht Karl-Heinz Sahmel die Situation der Pflege in Deutschland an, sie trifft aber auf Österreich ebenso zu.

So nimmt beispielsweise knapp die Hälfte der Beschäftigten (46 %) in den mobilen Sozial- und Gesundheitsdiensten sowie in Alten- und Pflegeheimen in Österreich eine Verschlechterung der Arbeitsbedingungen in den letzten zehn Jahren wahr, wie kürzlich eine internationale Studie aufzeigte. Bestehende Personalengpässe führen zu Arbeitsverdichtung und sinkender Arbeitszufriedenheit. Neben einer insgesamt gestiegenen Arbeitsbelastung, insbesondere in der Langzeitpflege, wurden bei bestimmten Tätigkeiten teilweise erhebliche Abweichungen zwischen dem Anspruch, den die Beschäftigten an ihre eigene Arbeit haben, und dem, was in der Praxis tatsächlich möglich ist, sichtbar: Die Mehrzahl der Beschäftigten wünscht sich mehr Zeit für soziale Betreuung und Kommunikation. (Bauer et al. 2018)

Dieselbe internationale Studie ergab, dass in Schweden eine Pflegeperson durchschnittlich eine deutlich geringere Personenanzahl betreut als eine Pflegeperson in Österreich oder Deutschland: Im stationären Langzeitbereich in Österreich ist eine Pflegeperson wochentags für die Morgenpflege von durchschnittlich 15 Personen und am Wochenende für 19 Personen zuständig. Nachts betreut sie etwa 49 Personen allein (Bauer et al. 2018). Dass unter diesen Umständen keine Zeit mehr bleibt für soziale Betreuung und

Kommunikation und Pflegende ihre Arbeit nicht so erledigen können, wie es ihrem fachlichen und ethischen Berufsverständnis entspricht, ist nur allzu nachvollziehbar.

Zum Vergleich: In Finnland wird gegenwärtig darüber diskutiert, ob das Verhältnis von Bewohner/in zu Pflegekraft, der Nurse-to-Patient-Ratio, von 0,5 auf 0,7 angehoben werden soll (*The centre-left government, sworn in a month ago, says it is moving quickly to improve care at old-age homes. As promised in its platform released in early June, the cabinet will ask Parliament to require such institutions to have a minimum of 0,7 caregivers per patient on hand around the clock.*) (UUTISET 2019) – Das bedeutet derzeit eine Pflegeperson für zwei Bewohner/innen, in Diskussion sind zwei Pflegepersonen pro drei Bewohner/innen!

Dass die Bedingungen in Österreich nicht nur zu Arbeitsunzufriedenheit und zu hoher Fluktuation führen, sondern auch Risiken für die Gesundheit und das Befinden der Beschäftigten mit sich bringen, ist durch unterschiedliche Studien nachgewiesen (Glaser et al. 2018). Beschäftigte in Pflegeberufen sind im Vergleich zu anderen Berufen nachweislich häufiger im Jahr krankgemeldet und fallen pro Krankschreibung häufiger länger als sechs Wochen aus, wie Zahlen aus Deutschland belegen (Drupp und Meyer 2019).

Können Pflegende aufgrund von Personal- und Zeitmangel nicht so arbeiten, wie es ihren fachlichen und berufsethischen Ansprüchen entspricht, gefährdet das eben nicht nur die Versorgungsqualität und die Sicherheit der pflegebedürftigen Personen, sondern bedroht auch die Integrität der Pflegepersonen selbst. In dieser Situation geraten Pflegende in moralischen Stress, der negative Auswirkungen auf ihre körperliche und psychische Gesundheit hat. An körperlichen Auswirkungen werden beispielsweise „starke innere Unruhe", Magen-Darm-Beschwerden, Kopfschmerzen und Migräne, Ermüdung und Erschöpfung wahrgenommen (Kalische 2006; Kleinknecht et al. 2017). Psychisch erleben die Betroffenen Gefühle der Ohnmacht, Angst, Schuldgefühle, Frustration und „innere Leere" (Kleinknecht et al. 2017).

Sinnhafte, selbstwirksame und den Patientinnen und Patienten zugewandte Tätigkeit ist eine wesentliche Motivation, den Pflegeberuf zu ergreifen. Kann diese zentrale Motivation aufgrund von veränderten Rahmenbedingungen nicht mehr aufrecht erhalten werden, so entstehen nicht nur psychische Leiden durch moralischen Stress, sondern es kann auch zum Verlust des Berufsethos' und damit zu Gleichgültigkeit und sogar Rücksichtslosigkeit gegenüber den Anvertrauten führen, wie empirische Studien zeigen (Wils und Baumann-Hölzle 2013). Die Ansprüche und Anforderungen an das Berufsethos können eben nicht unter allen Bedingungen aufrechterhalten werden.

Permanente Überforderung der Pflegenden kann sich in destruktiven Bewältigungsstrategien wie Zynismus, Gleichgültigkeit oder Selbstschädigung und sogar Gewalt niederschlagen (Kumbruck et al. 2011).

In der Arbeitswelt wird Anerkennung für die geleistete Arbeit auf verschiedene Weise zum Ausdruck gebracht, beispielsweise durch das berufliche Prestige oder die Wertschätzung, die Beschäftigte durch ihre Vorgesetzten, die Kolleginnen und Kollegen sowie andere berufliche Interaktionspartner/innen erfahren. Einen anderen zentralen Faktor stellt die Entlohnung in Form eines angemessenen Einkommens dar. Wenn eine angemessene Entlohnung für die geleistete Arbeit ausbleibt, verstärkt das die psychische Belastung und vergrößert die gesundheitlichen Risiken für die Beschäftigten; das ist mittlerweile durch zahlreiche Studien belegt (Jacobs et al. 2018). Aus der Beschäftigungsbefragung in Deutschland zum DGB-Index *Gute Arbeit* aus den Jahren 2012 bis 2017 geht hervor, dass sich eine große Mehrheit der Pflegenden, nämlich 73 Prozent der Befragten, als gar nicht oder nur einigermaßen angemessen entlohnt sieht. Dabei bewerten Pflegende, die in der Akutpflege beschäftigt sind, ihre Einkommenssituation etwas besser als ihre Kolleginnen und Kollegen in der Langzeitpflege. Insgesamt jedoch schätzen Pflegeberufe ihre Entlohnung deutlich unterdurchschnittlich und wenig angemessen ein, verglichen mit Beschäftigten in allen anderen Branchen (Jacobs et al. 2018).

Bedenkt man die hohen psychischen und körperlichen Belastungen des Pflegeberufs, die maßgeblich durch die Rahmenbedingungen bestimmt sind, so ist es nicht verwunderlich, dass die im Rahmen der Arbeitsindexerhebung befragten Pflegepersonen mehrheitlich davon ausgehen, ihre Arbeit nicht bis zum gesetzlichen Pensionsantrittsalter ausführen zu können. 71 Prozent rechnen nicht damit, bis zum Pensionsantritt durchhalten zu können, und bewerten ihre Arbeitsfähigkeit damit wesentlich schlechter als der Gesamtdurchschnitt aller Beschäftigten (Jacobs et al. 2018).

Dass diese Situation dazu führt, dass Pflegende zurückhaltend sind, wenn es darum geht, ihren Beruf weiterzuempfehlen, zeigt die erwähnte Studie von Scharfenberg, die im Jahr 2016 in Deutschland durchgeführt wurde. Aus deren Ergebnissen geht hervor, dass die Hälfte aller befragten Pflegepersonen jungen Menschen davon abraten würde, einen Pflegeberuf zu ergreifen. Die Studienteilnehmer/innen hatten auch die Möglichkeit, in einem Textfeld ihre Gründe anzuführen. Darin werden auch restriktive Arbeitsbedingungen genannt, im Vordergrund aber steht das Thema mangelnde Anerkennung und Wertschätzung, sowohl vonseiten der Politik und Gesellschaft als auch vonseiten der Arbeitgeber/innen, Pflegeheim-Bewohner/innen und Angehörigen. Aus den Beiträgen der Befragten geht hervor, dass die Ansicht „Pflegen kann jeder", die in der öffentlichen Diskussion oftmals durchscheint, von den Pflegeberufsangehörigen als Affront im Sinne fehlender Wertschätzung und Anerkennung ihrer Leistungen und deren Funktion für die Gesellschaft generell wahrgenommen wird.

All diese Probleme – die restriktiven Arbeitsbedingungen, die in deutlichem Widerspruch zu einer humanen Arbeitsgestaltung stehen, die von den Pflegenden wahrgenommene mangelnde Anerkennung und Wertschätzung, aber auch, was und wie Pflegende über ihren Beruf in Richtung Gesellschaft kommunizieren – tragen dazu bei, wie professionelle Pflege in der Gesellschaft wahrgenommen wird und ob der Beruf von jungen Menschen als attraktiv oder unattraktiv bewertet wird.

3.4   Hohe Anerkennung, aber kein Wunschberuf

Eine im Jahr 2010 veröffentlichte Studie, die 500 Personen zum Ansehen der Gesundheits- und Krankenpflegeberufe befragte, hat gezeigt, dass alle Alters- und Bildungsgruppen der österreichischen Bevölkerung den Pflegeberufen eine hohe Verantwortung sowie einen wichtigen Beitrag für die Gesellschaft zuschreiben (Schwaiger 2010). Diese positive Bewertung der Vertrauenswürdigkeit und des allgemeinen Ansehens der Pflegeberufe in Österreich deckt sich mit europaweiten Befragungsergebnissen. So wird beispielsweise von der *Gesellschaft für Sozialforschung und statistische Analyse mbH* (forsa) in Deutschland regelmäßig eine Bürgerbefragung zum Ansehen und zur Vertrauenswürdigkeit unterschiedlicher Berufe im öffentlichen Dienst durchgeführt. Wie auch in den vergangenen Jahren wird das „Berufe-Ranking" im Jahr 2019 von den Feuerwehrleuten angeführt, denen 94 Prozent der Befragten ein hohes Ansehen zusprechen. Danach folgen Ärztinnen/Ärzte, die aus der Sicht von 88 Prozent der Befragten ein hohes Ansehen genießen, knapp danach folgen die Pflegekräfte mit 87 Prozent (forsa 2019).

Eine österreichische Studie aus dem Jahr 2010 zeigt, dass der Pflegeberuf zwar als zukunftssicher und abwechslungsreich gesehen wird, gleichzeitig nimmt die österreichische Bevölkerung aber auch die negativen Aspekte dieses Arbeitsfeldes wahr: Nachtarbeit, Überstunden, die Gefahr, an Burnout zu erkranken, sowie Zeitdruck im Dienst. Der Wunsch, selbst in der Pflege zu arbeiten, ist sowohl bei Männern als auch bei Frauen nur gering ausgeprägt. Nur 14 Prozent aller befragten Personen würden den Beruf „sehr gerne" ausüben (Schwaiger 2010).

Wie aber sieht es aus mit der Einstellung von Schülerinnen und Schülern als den potenziellen Berufsanwärter/inne/n zur Option, einen Pflegeberuf zu ergreifen? In Deutschland wurde dazu im Jahr 2009 eine quantitative und qualitative Erhebung durchgeführt, in der Schüler/innen aus unterschiedlichen Schultypen, Lehrpersonen und Eltern befragt wurden (Bomball et al. 2010). Entscheidend für die Berufswahl sind für Schüler/innen in erster Linie die Einkommenschancen, die Nachhaltigkeit und Sicherheit des Arbeitsplatzes, die Qualität der Arbeit (interessant und sinnvoll) sowie die Aufstiegsmöglichkeiten. Die Eltern fokussieren bei Berufsempfehlungen für ihre Kinder vor allem auf die Qualität der Arbeit (interessante und sinnvolle Tätigkeit), die Realisierung der Interessen und Neigungen ihrer Kinder, sichere und gesunde Arbeitsplätze sowie ein hohes Maß an Selbstständigkeit (Bomball et al. 2010).

All diese Aspekte, die zu einer Berufswahl motivieren, sehen anscheinend weder die Lernenden noch ihre Eltern durch Pflegeberufe gegeben. Pflegeberufe gehören für beide Gruppen nicht zu den „In-Berufen" oder zu den potenziell infrage kommenden Berufen. Vielmehr werden Pflegeberufe generell, insbesondere jedoch die Altenpflege, für die es zur Zeit der Befragung in Deutschland noch eine eigene Ausbildung gab, explizit zu den „Out-Berufen" gezählt. Die Studienautorinnen betonen, dass das Image der Pflegeberufe bei Schüler/inne/n aller Schultypen sowie bei ihren Eltern vom gängigen gesellschaftlichen Bild geprägt ist. Übereinstimmend mit den Ergebnissen aus Österreich messen die befragten Eltern dem Pflegeberuf grundsätzlich große Bedeutung und Zukunftsorientierung bei, thematisieren aber in einem weit höheren Ausmaß geringe Einkommenschancen, restriktive Rahmenbedingungen sowie die mit der Berufsausübung verbundenen Belastungen.

Schülerinnen und Schüler nennen vor allem fehlendes Interesse und fehlende persönliche Voraussetzungen und assoziieren mit dem Pflegeberuf Tätigkeiten, die sie negativ attribuieren. Explizit betonen rund 15 Prozent der Lernenden, dass der Pflegeberuf keinen Spaß mache und langweilig wäre. Nur 1 Prozent der befragten Burschen und 8,8 Prozent der Mädchen können sich uneingeschränkt vorstellen, einen Pflegeberuf zu ergreifen (Bomball et al. 2010).

Dass das mangelnde Interesse an einem Pflegeberuf anhaltend ist und dass auch all die durchgeführten Imagekampagnen diesbezüglich wenig erfolgreich waren, zeigt eine Studie, die im Jahr 2018 vom *Zentrum für Qualitätssicherung in der Pflege* in Deutschland durchgeführt wurde. In deren Rahmen wurden 1532 Schüler/innen zu ihrem Interesse an einem Pflegeberuf befragt. Die Studie ergab, dass lediglich 6 Prozent der Befragten es für sehr wahrscheinlich halten, einen Beruf aus den Bereichen Kinderkrankenpflege, allgemeine Gesundheits- und Krankenpflege oder Altenpflege zu ergreifen. Das Interesse an einer Tätigkeit in der Altenpflege war bei Schüler/inne/n, die (Fach-)Abitur machen wollten, geringer als bei den anderen Befragten. Auch in dieser Studie nennen die jungen Menschen ähnliche Kriterien, die einen Beruf für sie attraktiv machen, wie in der Studie aus dem Jahr 2009: gute Bezahlung, freie Wochenenden und ausreichend Freizeit, die Möglichkeit, eigene Ideen einzubringen, gesunde Arbeitsbedingungen, gute Vorgesetzte, Anerkennung, eine selbstständige Arbeitsweise, günstige Karrieremöglichkeiten, regelmäßige Arbeitszeiten sowie die Möglichkeit, mit moderner Technik zu arbeiten (Eggert et al. 2019).

Die Ergebnisse der beiden Schülerbefragungen machen deutlich, dass in der Gesellschaft altbekannte Klischees vorherrschen, die auch von den jungen Menschen übernommen werden. Aus der Studie von Bomball et al. ergibt sich deutlich, dass junge Menschen zu wenig informiert sind über die Vielseitigkeit, die Abwechslungsmöglichkeiten, die Herausforderungen und Karrieremöglichkeiten des Pflegeberufes. So gibt es durchaus Möglichkeiten, in Arbeitsbereichen tätig zu sein, in denen es geregelte Arbeitszeiten ohne Wochenend-Dienste gibt, wie beispielsweise in Ambulanzen, im Entlassungsmanagement oder als Lehrende in Aus- und Weiterbildung. Technik-affine Menschen können auf Intensivstationen, im Operationsbereich oder Diagnosebereich ein Arbeitsfeld finden, das ihren Neigungen entgegenkommt. In der Langzeitpflege wiederum bietet sich ein Arbeitsbereich, in dem Pflegepersonen grundsätzlich die Fähigkeit besitzen müssen, eigenständige fachliche Entscheidungen zu treffen. Auch die Möglichkeit, Fachkarrieren im breiten Spektrum der Spezialisierungen (vgl. Abschn. 1.3) einzuschlagen, machen die Pflege zu einem Beruf, der mit anderen modernen Berufen durchaus mithalten kann. Doch letztlich gilt: Nur wenn der Pflegeberuf tatsächlich attraktiv ist (hinsichtlich Arbeitsbedingungen, Anerkennung usw.), wird sich auch das Image des Berufes verbessern.

3.5   Dequalifizierungstendenzen – Strategie mit überschaubaren Resultaten

„Who cares", wenn die Zahl der pflegebedürftigen Menschen steigt und gleichzeitig junge Menschen als Fachkräfte schon allein durch die demografischen Entwicklungen nicht mehr zur Verfügung stehen? „Who cares", wenn Pflegende in der Bevölkerung zwar hohes Ansehen genießen, der Beruf selbst aber für junge Menschen nicht attraktiv erscheint und sogar als „Out-Beruf" wahrgenommen wird? Neben der bereits beschriebenen Ökonomisierung des Gesundheits- und Sozialwesens mit ihren negativen Auswirkungen auf Pflegende und Gepflegte (vgl. Abschn. 2.2) werden hierzulande vorrangig zwei weitere Strategien verfolgt, deren Wirksamkeit auch hinsichtlich des Versuchs, den Pflegeberuf attraktiver zu machen, bezweifelt werden muss: Die Anwerbung ausländischer Pflegekräfte (vgl. Abschn. 2.3) und der Einsatz geringqualifizierter Kräfte, die rasch ausgebildet werden können.

Der Mangel an Pflegepersonal dürfte mittlerweile im Bewusstsein der Gesellschaft angekommen sein. Allerdings wird der Mangel eher als das Fehlen von Händen und weniger als das Fehlen von Kompetenz wahrgenommen. Tatsächlich ist aber die Tendenz zu beobachten, dass immer geringer qualifizierte Personen immer mehr pflegerische Aufgaben übernehmen.

Mit der Novelle des Gesundheits- und Krankenpflegegesetzes im Jahr 2016 wurde der Beruf der Pflegefachassistenz geschaffen mit dem Ziel, viele Personen möglichst rasch zu qualifizieren, um „Hände" für die „Arbeit am Bett" zu gewinnen. Um den Protest gegen diese Tendenz zur Dequalifizierung im Zaum zu halten, wurde dem jahrelang vorgebrachten Anliegen, den gehobenen Dienst für Gesundheits- und Krankenpflege akademisch zu qualifizieren, wie es in den meisten Ländern Europas bereits der Fall ist, politisch entsprochen. Dies hat zur Folge, dass die Auszubildenden nun besser vorgebildet und reifer, weil älter sind. Der Nachteil von weniger Praxisanteil in der Ausbildung muss durch kluge Praktika-Organisation ausgeglichen werden.

Allerdings wird in Zusammenhang mit der akademischen Qualifizierung unter vorgehaltener Hand von einem Tauschhandel gesprochen: Denn zukünftig sollen nicht mehr so viele diplomierte Pflegepersonen ausgebildet werden. Vielmehr soll der Anteil der Pflegeassistenzberufe steigen, sie sollen zukünftig den Löwenanteil der pflegerischen Versorgung im direkten Patientenkontakt übernehmen. Nicht zuletzt dem vorherrschenden Bild von Pflege geschuldet scheint auf gesellschaftspolitischer Ebene die Meinung vorzuherrschen, dass eine Höherqualifizierung der Pflege keinen Gewinn für das Gesundheits- bzw. Pflegewesen und die Bevölkerung bringt. Zahlreiche Studien bestätigen jedoch, dass eine höherwertige Krankenpflegeausbildung zu besseren klinischen Ergebnissen, weniger medizinischen Fehlern und niedrigeren Sterblichkeitsraten führt (Aiken et al. 2013, 2016; White et al. 2019) (siehe dazu Abschn. 7.4.1). Interessant ist in diesem Zusammenhang auch, dass weder für die gehobenen medizinisch-technischen Dienste noch für die Hebammen im Rahmen ihrer Akademisierung Assistenzberufe eingeführt wurden.

Gerade im Zuge der Covid-19-Pandemie wird wieder häufig davon gesprochen, arbeitslos gewordene Menschen aus der Gastronomie, der Hotellerie, aus Produktionsbetrieben etc. in einer ein- oder zweijährigen Ausbildung zur Pflegeassistenz bzw. Pflegefachassistenz auszubilden. Sicher stimmt es, dass viele arbeitslos gewordene Menschen die notwendigen Persönlichkeitsmerkmale und die erforderliche Bildungsfähigkeit besitzen, um einen Pflegeberuf zu ergreifen. Dennoch stellt sich die Frage, ob dieser Forderung nicht ein realitätsfernes und verzerrtes Verständnis von Pflege zugrunde liegt, das übersieht, dass Pflegeberufe über hohe fachliche, methodische, soziale, personale und ethische Kompetenzen verfügen müssen.

Eine fortschreitende Dequalifizierung der Pflege zu forcieren ist sicher nicht der richtige Weg, um dem bereits heute bestehenden Fachkräftemangel nachhaltig entgegenzuwirken. Besorgniserregend ist, dass seitens der pflegerischen (Führungs-)Elite wenig dagegengehalten wird. Insbesondere rund um die Covid-19-Pandemie werden Personalschlüssel unterschritten. Solche Unterschreitungen sind gesetzlich möglich, allerdings nur dann, wenn die Pflege und Betreuung gewährleistet werden kann und Fach- und Hilfspersonal nicht im vorgeschriebenen Ausmaß zur Verfügung steht (Änderung der Personalausstattungsverordnung 2017 im Jahr 2020). Diese Regelung war dazu vorgesehen, dass Betriebe im Falle erkrankter Mitarbeiter/innen den Betrieb aufrechterhalten können. Auch die Regelung im GuKG § 3a Abs. 7 ist dazu gedacht, dass für die Dauer einer Pandemie unterstützende Tätigkeiten der Basisversorgung durch Personen erbracht werden können, die weder zur Ausübung eines Gesundheits- und Krankenpflegeberufs befugt sind noch das Ausbildungsmodul „Unterstützung in der Basisversorgung" absolviert haben. Diese gesetzlichen Regelungen ermöglichen es den Einrichtungen, den Personalschlüssel zu unterschreiten, unabhängig davon, ob Mitarbeiter/innen erkrankt sind oder nicht.

Wichtig ist in jedem Fall, dass Führungskräfte die folgenden drei Aufgaben wahrnehmen: die fachliche Führung (Leadership), die organisatorische Steuerung mit dem Schwerpunkt Personal- und Organisationsmanagement sowie die gesundheitspolitische Entwicklung und Beratung. „*Um im Sinne der Sicherstellung einer qualitätsvollen pflegerischen Versorgung der Bevölkerung strategisch agieren zu können, müssen sich Leitungspersonen darüber hinaus in gesundheitspolitische Prozesse und Gremien einbringen und auch Aufgaben der Öffentlichkeitsarbeit und des Marketing übernehmen können.*" (Schrems 2019) Das bedeutet, aktiv NEIN zu sagen, wenn die pflegerische Versorgungsqualität bedroht ist, das bedeutet, sich stark zu machen für qualitätsvolle Pflege, und das bedeutet, sich einzusetzen für die Mitarbeiter/innen, damit diese ihrem Berufsverständnis entsprechend arbeiten können.

Dafür gibt es erfolgversprechendere Wege als Dequalifizierung. Nicht zuletzt soll an dieser Stelle betont werden, dass die Sicherstellung der pflegerischen Versorgung eine gesundheits- und sozialpolitische Aufgabe ist und als gesamtgesellschaftlicher Auftrag wahrgenommen werden muss, der des Wohlwollens und der Solidarität sowohl gegenüber jenen Menschen bedarf, die Pflegearbeit leisten, als auch gegenüber jenen, die gepflegt werden.

Literatur

Aiken, Linda H; Sloane, Douglas M; Bruyneel, Luk; Van den Heede, Koen; Sermeus, Walter; Consortium, RN4CAST (2013): Nurses' reports of working conditions and hospital quality of care in 12 countries in Europe. In: International Journal of Nursing Studies 50/2:143–153

Aiken, Linda H; Sloane, Douglas; Griffiths, Peter; Rafferty, Anne; Bruyneel, Luk; McHugh, Matthew; Maier, Claudia; Moreno-Casbas, Teresa; Ball, Jane; Ausserhofer, Dietmar; Sermeus, Walter (2016): Nursing skill mix in European hospitals: Cross-sectional study of the association with mortality, patient ratings, and quality of care. Bd. 26

Änderung der Personalausstattungsverordnung 2017 (2020): 30. Verordnung der Steiermärkischen Landesregierung vom 26. März 2020, mit der die Personalausstattungsverordnung 2017, zuletzt in der Fassung LGBl. 37/2019, geändert wird, Landesgesetzblatt, 26. März 2020. https://www.ris.bka.gv.at/Dokumente/LgblAuth/LGBLA_ST_20200326_30/LGBLA_ST_20200326_30.html

Bauer, Gudrun; Rodrigues, Ricardo; Leichsenring, Kai (2018): Arbeitsbedingungen in der Langzeitpflege aus Sicht der Beschäftigten in Österreich. Eine Untersuchung auf Basis der internationalen NORDCARE-Befragung. Europäisches Zentrum für Wohlfahrtspolitik und Sozialforschung im Auftrag der Arbeiterkammer Wien, Wien

Baumann, Andrea (2007): Arbeitsplatz Pflege. Mit Qualität arbeiten = Mit Qualität pflegen. Hg. Deutscher Berufsverband für Pflegeberufe e.V. International Council of Nurses, Berlin. https://www.dbfk.de/media/docs/download/Internationales/IND-2007.pdf

Bomball, Jaqueline; Schwanke, Aylin; Stöver, Martina; Schmitt, Svenja (2010): „Imagekampagne für Pflegeberufe auf der Grundlage empirisch gesicherter Daten". Einstellungen von Schüler/inne/n zur möglichen Ergreifung eines Pflegeberufes. Im Auftrag des Norddeutschen Zentrums zur Weiterentwicklung der Pflege. Ergebnisbericht. Institut für Public Health und Pflegeforschung (ipp), Abt. 3: Interdisziplinäre Alterns- und Pflegeforschung (iap), Universität Bremen, Bremen

De Raeve, Paul; Adams, Elisabeth (2018): Why the European Pillar of Social Rights should keep nurses in the profession [Online] https://www.openaccessgovernment.org/why-the-european-pillar-of-social-rights-should-keep-nurses-in-the-profession/45659 [Zugriff am 2. September 2020]

Drupp, Michael; Meyer, Markus (2019): Belastungen und Arbeitsbedingungen bei Pflegeberufen – Arbeitsunfähigkeitsdaten und ihre Nutzung im Rahmen eines Betrieblichen Gesundheitsmanagements. In: Pflege-Report 2019. Hg. v. Jacobs, K. et al. Springer, Berlin. S 23–48

Eggert, Simon; Schnapp, Patrick; Schulmann, Daniela (2019): Schülerbefragung Pflege: Eigene Erfahrungen und Interesse an Pflegeberufen. Zentrum für Qualität in der Pflege

Forsa Politik- und Sozialforschung GmbH (2019): dbb Bürgerbefragung Öffentlicher Dienst 2019. Einschätzungen, Erfahrungen und Erwartungen der Bürger. https://www.dbb.de/fileadmin/pdfs/2019/forsa_2019.pdf

Glaser, Jürgen; Seubert, Christian; Hopfgartner, Lisa; Prskalo, Matea; Roose, Daniel (2018): Arbeitswissenschaftliche Analyse und Bewertung pflegerischer Humandienstleistungstätigkeiten in der stationären Langzeitpflege als Basis für eine leistungsgerechte Personalbemessung. Projektbericht. Universität Innsbruck

Hanika, Alexander (2019): Kleinräumige Bevölkerungsprognose für Österreich 2018 bis 2040 mit einer Projektion bis 2060 und Modellfortschreibung bis 2075 (ÖROK-Prognose). Hg. v. ÖROK, bearbeitet von Statistik Austria. http://www.forschungsnetzwerk.at/downloadpub/Bericht_BevPrognose_2018.pdf

Hemmer, Dagmar; Bauer, Werner T. (2003): Privatisierung und Liberalisierung öffentlicher Dienstleistungen in den EU-15: Gesundheit. Österreichische Gesellschaft für Politikberatung und Politikentwicklung – ÖGPP, Wien http://politikberatung.or.at/fileadmin/_migrated/media/GesundheitNEU.pdf

Kalische, Beatrice (2006): Missed Nursing Care. A Qualitative Study. In: Journal of Nursing Qualitiy 21/4:306–313

Klapper, Bernadette; Rataj, Elisabeth (2018): Mit Eliten pflegen. Für eine exzellente, zukunftsfähige Gesundheitsversorgung in Deutschland. Hg. v. Robert Bosch Stiftung GmbH, Stuttgart

Kleinknecht, Michael; Staudacher, Diana; Spirig, Rebecca (2017): Der Patient soll nicht zu Schaden kommen. In: Moralischer Stress in der Pflege. Hg. v. Eisele, Colombine. Facultas, Wien. S. 49–63

Jacobs, Klaus; Kuhlmey, Adelheid; Greß, Stefan; Klauber, Jürgen; Schwinger, Antje (2018): Pflegereport 2018. Qualität in der Pflege. Springer OPEN

Kumbruck, Christel; Rumpf, Mechthild; Senghaas-Knobloch, Eva (2011): Unsichtbare Pflegearbeit. Fürsorgliche Praxis auf der Suche nach Anerkennung. Studien zur Pflege 3. LIT-Verlag, Münster

Mauz, Elvira; Schmitz, Roma; Poethko-Müller, Christina (2017): Kinder und Jugendliche mit besonderem Versorgungsbedarf im Follow-up: Ergebnisse der KiGGS-Studie 2003–2012. In: Journal of Health Monitoring 2/4

Rösler, Ulrike; Merda, Meiko; Melzer, Marlen (2018): Digitalisierung in der Pflege. Wie intelligente Technologien die Arbeit professionell Pflegender verändern. Hg. v. Geschäftsstelle der Initiative *Neue Qualität der Arbeit*. Bundesanstalt für Arbeitsschutz und Arbeitsmedizin, Berlin

Sahmel, Karl-Heinz (2018): Pflegenotstand – ist das Ende der Menschlichkeit erreicht? In: Pflegezeitschrift 2018/71/6:18–20

Scharfenberg, Elisabeth (2016): Was beschäftigt Pflegekräfte? Ausgewählte Ergebnisse der Umfrage von Elisabeth Scharfenberg. http://www.elisabeth-scharfenberg.de/daten/downloads/ErgebnissederUmfrage_WasbeschaeftigtPflegekraefte.pdf

Schrems, Berta (2019): Qualifikationsprofil Führen in der Pflege. Ergebnisbericht. Hg. v. Gesundheit Österreich GmbH, Wien

Schwaiger, Karl (2010): Zukunft – Pflege – Österreich. Mit positivem Pflege-Image und positiver Image-Pflege dem drohenden Mangel in der Pflegeversorgung in Österreich begegnen. In: Pflegenetz 4/10:4–7

UUTISET (2019): Government moves to raise eldercare staffing requirement soon. Spurred by care scandals, the cabinet is to hike the minimum nursing quota at old-age institutions to 0,7 per patient [Online] https://yle.fi/uutiset/osasto/news/government_moves_to_raise_eldercare_staffing_requirement_soon/10865212 [Zugriff am 20. August 2020]

White, Elizabeth M; Aiken, Linda H; Sloane, Douglas M; McHugh, Matthew D (2019): Nursing home work environment, care quality, registered nurse burnout and job dissatisfaction. In: Geriatric Nursing 41/2:158–164

Wilkenson, Richard (2009): Kranke Gesellschaften: Soziales Gleichgewicht und Gesundheit. Springer

Wils, Jean-Pierre; Baumann-Hölzle, Ruth (2013): Sinn und Zukunft des Gesundheitswesens. Wege aus der Vertrauenskrise. Ein philosophischer Kommentar in praktischer Absicht. Schulthess, Zürich

4

Pflege zuhause: den Alltag selbstständig bestimmen

Doris Pfabigan

Trotz Pflegebedürftigkeit so lange wie möglich Zuhause leben können – das ist ein Wunsch, den viele Menschen haben. Dahinter steht oftmals die Vorstellung, dass das eigene Zuhause der Ort ist, der einem am vertrautesten ist, der Schutz und Rückzug bietet und an dem man weitgehend tun und lassen kann, was man möchte – also selbstbestimmt leben kann. Für beinahe 80 Prozent der Pflegegeldbezieher/innen in Österreich wird dieser Wunsch realisiert.

4.1 Die unterschiedlichen Settings von Pflege zuhause

Der größte Teil der pflegerischen Versorgung zuhause wird von pflegenden An- und Zugehörigen erbracht. Drei Viertel der knapp 500.000 Pflegegeldbezieher/innen in Österreich (also jenen Personen, die für mindestens 6 Monate einen anerkannten Pflegebedarf von durchschnittlich mehr als 65 Stunden im Monat aufgrund von Behinderung bzw. Einschränkungen haben) werden von Angehörigen, zumeist Frauen, gepflegt. Man geht davon aus, dass 947.000 Personen an der Pflege von Angehörigen beteiligt sind. Ein Großteil derer, nämlich etwas mehr als 800.000 Personen, pflegen ein Familienmitglied zuhause

D. Pfabigan (✉)
Wien, Österreich
E-Mail: doris.pfabigan@gmx.at

G. Sailer (Hrsg.), *Pflege im Fokus*, https://doi.org/10.1007/978-3-662-62456-2_4

(Nagl-Cupal et al. 2018). Ohne dieses Engagement und diese Leistungen der pflegenden An- und Zugehörigen könnte der österreichische Staat die Pflege zuhause weder in finanzieller noch in personeller Hinsicht ermöglichen.

Den zweitgrößten Anteil an der Pflege und Betreuung zuhause erbringen Mobile Dienste. Diese Mobilen Dienste, in Österreich auch unter dem Begriff „Hauskrankenpflege" bekannt, tragen mit ihren unterschiedlichen Leistungsangeboten dazu bei, dass pflege- und betreuungsbedürftige Personen so lange wie möglich in der vertrauten Umgebung bleiben können. Auch wenn der größte Anteil der zuhause Gepflegten hochaltrige pflegebedürftige Menschen sind, umfasst das Spektrum dieses Pflege- und Betreuungsangebots auch Kinder und Jugendliche sowie erwachsene Menschen mittleren Alters mit akutem, kurzfristigem oder chronischem Pflegebedarf sowie schwer kranke und sterbende Menschen. Hauskrankenpflege stellt einen wesentlichen Teil einer „Versorgungs- bzw. Pflegekette" dar, die von ambulanten über teilstationäre (Tagespflege, Kurzzeitpflege) bis zu stationären Angeboten (Wohngemeinschaften, Pflegeheime) reicht und präventive, kurative und auch palliative Formen der Pflege und Betreuung umfasst (Nagl-Cupal et al. 2018).

Um einerseits die Lebensqualität von kranken und pflegebedürftigen Personen zu erhalten, andererseits auch, um Kostensteigerungen im stationären Bereich einzudämmen, wird mit dem Einsatz der Mobilen Dienste auch das Ziel verfolgt, stationäre Aufnahmen in Krankenhäuser und Pflegeheime zu vermeiden bzw. zu verzögern sowie rasche Entlassungen aus der stationären Versorgung zu ermöglichen. Dazu wurde in Österreich auch das spezifische Leistungsangebot „Medizinische Hauskrankenpflege" geschaffen. Dieses Leistungsangebot, das über die Krankenkassen abgerechnet und ausschließlich von diplomierten Pflegepersonen erbracht wird, kann immer nur über einen befristeten Zeitraum in Anspruch genommen werden. Medizinische Hauskrankenpflege ist als krankenhausersetzende Maßnahme gedacht, da sie die Möglichkeit bietet, erkrankte Menschen statt in einer Krankenanstalt in ihrer gewohnten häuslichen Umgebung zu versorgen und zu pflegen. Typische Leistungen, die im Rahmen der Medizinischen Hauskrankenpflege erbracht werden, sind beispielsweise Wundversorgung, Verabreichung von Injektionen, Sondenernährung und Stoma-, Fistel- und Katheterpflege.

Neben der Angehörigenpflege und der Pflege und Betreuung durch Mobile Dienste deckt die 24-Stunden-Betreuung einen stetig wachsenden, aber immer noch verschwindenden Anteil der häuslichen Versorgung ab. Nur rund 5 Prozent aller Pflegegeldbezieher/innen in Österreich nehmen eine 24-Stunden-Betreuung in Anspruch.

Während des Lockdowns im Rahmen der COVID-19-Pandemie konnte, vermittelt durch den medialen Diskurs, der Eindruck gewonnen werden, dass die Versorgungslandschaft in Österreich, insbesondere die Pflege zuhause, durch die Beschränkungen der Reisefreiheit und einen dadurch bedingten Ausfall der 24-Stunden-Betreuer/innen zusammenbrechen würde.

Für diese Verzerrung in der medialen Darstellung und der gesellschaftlichen Wahrnehmung von professionell geleisteter Pflege und Betreuung im häuslichen Bereich lassen sich verschiedene Gründe nennen: Mobile Pflege und Betreuung finden hinter den Mauern der Häuser und in den Wohnungen der pflegebedürftigen Personen statt. Damit bleiben sie der Wahrnehmung der Öffentlichkeit weitgehend entzogen und somit unsichtbar. Das wiederum hat zur Folge, dass Wissen und Vorstellung von den Besonderheiten und Charakteristika der häuslich geleisteten Pflege und Betreuung in der Öffentlichkeit kaum vorhanden sind. Der Soziologe Manfred Krenn spricht davon, dass es sich bei der häuslichen Pflege und Betreuung um „eines der am meisten unterschätzten Arbeitsfelder in unserer Gesellschaft" handelt (Krenn 2003). Es zeichnet sich aus durch eine große Kluft zwischen den hohen und vielfältigen Anforderungen, die aus der Arbeit erwachsen, den notwendigen Kompetenzen für deren Bewältigung und durch mangelnde gesellschaftliche Anerkennung. Die mangelnde gesellschaftliche Anerkennung der professionell geleisteten Pflege und Betreuung im häuslichen Umfeld hat wiederum damit zu tun, dass diese in manchen Aspekten eine inhaltliche Nähe zu unbezahlten Formen von privater Versorgungsarbeit aufweist. Dies hat zur Folge, dass insbesondere die Pflege im häuslichen Umfeld als typischer Frauenarbeitsbereich abgewertet wird (Krenn 2003).

4.2 Hauskrankenpflege – ein vielfach unterschätzter Arbeitsbereich

Für Laien scheint Hauskrankenpflege eine einfache und unkomplizierte Sache zu sein. Die Pflegenden fahren von Haus zu Haus, von Wohnung zu Wohnung, versorgen Wunden, wechseln Verbände, geben Spritzen, messen Blutdruck und Blutzucker, beraten Angehörige und weisen Hilfskräfte an. Wenn eine Leistung so einfach und unkompliziert scheint, dann ist sie professionell gemacht. Denn die Menschen, die sie beanspruchen, nehmen nicht wahr, dass Hauskrankenpflege eine sehr komplexe Dienstleistung in einem komplexen System und das Gelingen sehr voraussetzungsvoll ist (Ertl et al. 2017).

Anders als in einem Krankenhaus, wo Pflegepersonen in einer Fachabteilung wie Chirurgie, Gynäkologie oder Orthopädie eingesetzt sind und es mit einer jeweils relativ homogenen Gruppe von Erkrankungen zu tun haben, müssen sie in der Hauskrankenpflege mit einem breiten Spektrum von Erkrankungen, herausfordernden Pflegesituationen und unvorhersehbaren Situationen zurechtkommen. Pflegepersonen arbeiten hier mit Menschen aus verschiedenen Alters- und sozialen Gruppen, die von unterschiedlichsten somatischen und psychischen Erkrankungen, aber auch geistigen oder körperlichen Behinderungen gekennzeichnet sind. Darüber hinaus können die mobilen Pflegepersonen in Krisen oder in medizinischen Notfallsituationen nicht wie in einem Krankenhaus auf unmittelbare Unterstützung eines Arztes/einer Ärztin oder des Pflegeteams zurückgreifen. Immer wieder bedarf es der Einschätzung des Risikos, ob sichere Pflege und Betreuung unter fachlicher Perspektive noch gegeben ist, immer müssen die jeweils adäquaten Maßnahmen gesetzt werden. Dies verlangt nicht nur ein breites fachliches Wissen und Können, sondern auch weitreichende Systemkenntnisse und Organisationsvermögen: Passende Pflegehilfsmittel und Heilbehelfe müssen gemeinsam mit den zu pflegenden Menschen und deren Zu- und Angehörigen ausgewählt und organisiert, Bewilligungen sowie Verordnungen eingeholt werden, oftmals müssen weitere soziale, medizinische und/oder therapeutische Dienste zugezogen werden. Das alles muss organisiert und gut aufeinander abgestimmt werden, damit die pflegebedürftigen Personen trotz oftmals starker Einschränkungen zuhause leben können. Die hochwertigste Behandlungspflege kann nicht erfolgreich sein, wenn pflegebedürftige Menschen ohne Essen und Trinken, in schlechten hygienischen Zuständen, ohne Hilfe in basalen Aspekten der Körperpflege, ohne soziale Kontakte und ohne ausreichende medizinische und therapeutische Versorgung leben.

Menschen im häuslichen Umfeld zu pflegen und zu betreuen bedeutet für die Mobile Pflege, eine „Gastrolle" einzunehmen. Dieser kleine, aber wichtige Unterschied zur stationär erbrachten Pflege zeichnet sich dadurch aus, dass sich die erbrachte Pflege und Betreuung sanft und reibungslos in die Lebenssituation, die Wohnungsausstattung und die Abläufe des täglichen Lebens der zu pflegenden Menschen einfügen muss. Dieser Unterschied drückt sich auch im Verhalten der pflegebedürftigen Personen und deren An- und Zugehöriger aus, die in ihren eigenen vier Wänden selbstbewusster und gleichberechtigter agieren (Krenn 2003).

Ein weiteres Charakteristikum der Hauskrankenpflege ist, dass diese noch stärker als das stationäre Arbeitssetting von Unwägbarkeiten geprägt ist und situatives Arbeitshandeln erfordert. Das resultiert nicht zuletzt aus der Tatsache, dass ein großer Teil der zu pflegenden Personen alte, oftmals von zahlreichen Einschränkungen betroffene Menschen sind. Es kann beispielsweise passieren, dass die pflegebedürftige Person gestürzt ist und die Haustür nicht mehr öffnen kann, oder dass eine demenzkranke Person die Pflegeperson nicht erkennt und daher nicht in die Wohnung lassen möchte. Es kann sein, dass sich eine gesundheitliche Situation akut verschlechtert hat, dass Angehörige kurzfristig ausfallen, weil sie selbst erkrankt sind, oder dass Nachbarn beruhigt werden müssen, weil die zu betreuende Person die ganze Nacht im Stiegenhaus herumirrte und an allen Türen läutete. Während solche Unwägbarkeiten in stationären Einrichtungen durch Eingliederung und Einpassung in die Strukturen des Pflegebetriebs minimiert werden, ist das in der Hauskrankenpflege nicht möglich.

Die Vielzahl an „Überraschungen", mit denen in der Hauskrankenpflege tagtäglich gerechnet werden muss, führt dazu, dass die mobile Pflege- und Betreuungsarbeit nur in sehr eingeschränktem Maße vorab planbar ist, sich nicht in ein starres Schema pressen lässt und auch schwer nach einem zeitlich streng getakteten Plan erbracht werden kann. Tagtäglich muss die Pflege- und Betreuungsarbeit an die wechselnde körperliche und emotionale Verfassung der pflegebedürftigen Person angepasst werden; wie diese ist, kann immer erst aktuell und vor Ort festgestellt werden, was eine früher getroffene Einschätzung oftmals obsolet macht (Krenn 2003).

Anders als bei der Pflege im Krankenhaus, die in der Regel eher einen kurzen Zeitraum umfasst, werden Menschen zuhause häufig über Jahre hinweg von Pflege- und Betreuungspersonen begleitet, oftmals bis eine Aufnahme ins Pflegeheim unumgänglich wird oder bis zum Tod der pflegebedürftigen Person. Durch dieses oft langjährige Beziehungsverhältnis werden Pflege- und Betreuungspersonen zu wichtigen Ansprechpartner/inne/n für die gepflegten Menschen und deren Zu- und Angehörige.

Pflege zuhause am Lebensende
Viele Menschen haben nicht nur den Wunsch, bei Pflegebedürftigkeit so lange wie möglich zuhause zu bleiben, sondern wollen auch im vertrauten Umfeld sterben. Wenn es ans Lebensende geht, nimmt die Versorgungssituation an Komplexität zu: Krankheitsverläufe werden instabiler, je nach Grunderkrankung haben Sterbende mit einer hohen Symptomlast wie Schmerzen, Müdigkeit und Erschöpfung, Unruhe und Ängsten vor der Zukunft und dem Tod zu kämpfen. Auch An- und Zugehörige sind in dieser Situation vor große Herausforderungen gestellt. Die Betreuungsintensität nimmt zu, psychische und/oder körperliche Krisensituationen müssen bewältigt, mit Sorgen und Ängsten muss umgegangen werden. Oftmals ist es für Angehörige schwierig zu akzeptieren, dass der Zeitpunkt des Abschieds bevorsteht. In dieser Situation geht es in der Hauskrankenpflege darum, die gesamte Familie mit ihren Leiden, Ängsten und Nöten im Blick zu haben. Pflegepersonen sind dann besonders gefordert, mit unterschiedlichen Ko-

operationspartner/inne/n wie Hausärztinnen und -ärzten, ambulanten Palliativdiensten oder dem Krankenhaus kompetent und konstruktiv zu kommunizieren und die Versorgung abzustimmen, zu planen und zu organisieren. Unterstützung bei der Organisation der Betreuung von Menschen mit schweren, unheilbaren Erkrankungen bieten mobile Palliativteams. Sie beraten das Team der Hauskrankenpflege, aber auch Hausärztinnen/-ärzte und andere in die Versorgungssituation involvierte Fachkräfte in komplexen Fragen. Auch wenn die mobilen Palliativ-Teams als Unterstützung für die Hauskrankenpflege und für Betroffene zur Verfügung stehen, ist eine sichere Betreuung am Lebensende kaum möglich, wenn es keine An- und Zugehörigen gibt, die sich intensiv kümmern, oder wenn das Familiengeflecht instabil oder belastet ist.

Zwar ist es der Wunsch von sehr vielen Menschen, die letzten Lebenstage im vertrauten häuslichen Umfeld zu verbringen, die Realität sieht jedoch anders aus: Derzeit sterben in Österreich rund 70 Prozent der Menschen in Institutionen (Medicus et al. 2012). Das liegt mitunter daran, dass die strukturellen Rahmenbedingungen der Mobilen Dienste derzeit nicht ausreichend auf die Versorgung von schwerkranken und sterbenden Menschen abgestimmt sind. „Der Tod hält sich nicht an Dienstpläne" – Palliative Care in die Routinen der Hauskrankenpflege zu integrieren bedeutet, traditionelle Versorgungmuster aufzugeben und stärker am Bedarf der Betroffenen sowie auf die notwendige organisationale Kooperation und Zusammenarbeit auszurichten (Medicus et al. 2012).

Dass die strukturellen Rahmenbedingungen der Pflege und Betreuung im häuslichen Umfeld in unterschiedlichen Hinsichten verbessert werden müssen, wird auch in den nachfolgenden Abschnitten deutlich. Trotz dieses Verbesserungspotenzials ist auch empirisch nachgewiesen, dass professionelle Pflege und Betreuung einen positiven Einfluss auf die Lebensqualität von daheim lebenden Menschen und ihren pflegenden An- und Zugehörigen hat (Trukeschitz et al. 2018).

4.3 Mobile Kinderkrankenpflege: spezielle Versorgung für schwerkranke Kinder

Eine der herausforderndsten Aufgaben der Gesundheits- und Krankenpflege ist die Kinderkrankenpflege, die auch als mobiler Dienst angeboten wird, damit die betroffenen Kinder in ihrer familiären Umgebung leben können.

Die Entwicklung der Hauskrankenpflege zu ihrer heutigen Form begann in Österreich in den 1980er-Jahren. Damals wurde der sogenannte Krankenanstaltenzusammenarbeitsfonds (KRAZAF) eingerichtet, der unter anderem auch finanzielle Mittel für den Aufbau der Mobilen Dienste bereitstellte (Ertl et al. 2017). Dass in diesem Rahmen auch spezifische Angebote für Kinder- und Jugendliche geboten wurden, ließ noch ein Jahrzehnt auf sich warten.

„Schwerkranke Kinder brauchen spezielle Pflege" – Interview mit der Pionierin der Mobilen Kinderkrankenpflege MOKI, Gabriele Hintermayer
Im Jahr 1999 gründete die Diplomierte Gesundheits- und Krankenpflegerin (Kinder- und Jugendlichenpflege) Gabriele Hintermayer gemeinsam mit fünf Kolleginnen den Verein „MOKI Mobile Kinderkrankenpflege". Im folgenden Interview kommt diese Pionierin der ersten Stunde zu Wort.

Was sind die Besonderheiten der Kinderkrankenpflege?
Viele Kinder, mit denen wir es in der Mobilen Kinderkrankenpflege zu tun haben, sind sehr schwer krank. So werden beispielsweise Kinder und Jugendliche betreut, die zuhause beatmet werden, spezielle Sonden oder eine spezielle Stoma-Versorgung benötigen, bzw. Kinder und Jugendliche mit komplexen Stoffwechselerkrankungen, mit schwer medikamentös einstellbaren Epilepsie-Erkrankungen oder mit Schwer- und Mehrfachbehinderung unklarer Genese. Diese Kinder und Jugendlichen brauchen 24 Stunden am Tag Pflege – nämlich tatsächliche Pflege und nicht nur Betreuung.

Eine besondere Herausforderung stellt die Begleitung von Kindern und Jugendlichen in lebensbedrohlichen Phasen dar. Während dieser palliativen Versorgung geht es darum, den Kindern eine möglichst hohe Lebensqualität zu ermöglichen sowie die Familien zu unterstützen und zu begleiten. All diese Aufgaben erfordern von den Pflegepersonen ein hohes Knowhow im Bereich medizinisch-diagnostischer Tätigkeiten sowie pädagogisch-kommunikative Fähigkeiten und nicht zuletzt soziale Kompetenzen.

Was verändert sich in der Mobilen Kinderkrankenpflege?
In den letzten Jahren nehmen wir wahr, dass Kinder und Jugendliche heute wesentlich länger durch die Mobile Kinderkrankenpflege versorgt werden. Diese Veränderung wird durch eine Kombination vieler Faktoren bedingt: Wir beobachten eine wachsende Zahl von Kindern mit Muskelerkrankungen, Tracheostoma, neurologischen Erkrankungen und einem hohen medizinischen Versorgungsbedarf. 80 Prozent der von uns gepflegten Kinder und Jugendlichen werden nicht mehr gesund, sondern werden palliativ bis zum

Sterben betreut. Oder sie werden, wenn sie älter als 18 Jahre sind, an eine andere Organisation übergeben – was auch zu Problemen führt, denn diese sind auf eine derart umfassende Betreuung nicht vorbereitet.

Der hohe und lange Versorgungsaufwand resultiert aus einer besseren medizinischen Versorgung. Heute überleben frühgeborene Kinder schon ab der 22./23. Schwangerschaftswoche, aber mit unterschiedlichen Auswirkungen. Hinzu kommen Kinder mit genetischen Erkrankungen. Letztere hat es immer gegeben, sie haben aber zugenommen; einer der Gründe dafür ist, dass in manchen Kulturen Cousinen und Cousins heiraten können und damit die Gefahr einer genetischen Erkrankung steigt. Zu beobachten ist auch, dass sich ein Medizintourismus entwickelt hat. Familien kommen mit der Hoffnung nach Österreich, dass ihr Kind aufgrund des guten Gesundheitssystems gesund wird, was leider nicht immer möglich ist.

Ein Großteil der Pflegearbeit wird in der Regel von den Eltern übernommen. MOKI-Wien übernimmt zumeist die komplexen medizinischen Tätigkeiten, damit die Kinder im Alltag zuhause sein können. Die Erwartungen der Eltern sind im Laufe der Jahre gestiegen. Ihr Anliegen ist es, dass wir mehr Aufgaben übernehmen, auch weil sie gerne ein (halbwegs) normales Leben führen möchten. Es geht darum, dass durch die Anwesenheit von Pflegenden die Eltern entlastet werden. Das kann durch Gespräche sein, aber auch durch zeitliches Freispielen. Eltern können sich in dieser Zeit um Geschwisterkinder kümmern, Arbeiten gehen, etwas unternehmen, sich erholen (schlafen, lesen etc.).

MOKI-Wien hat dazu verschiedene Schwerpunkte entwickelt. „Frühlingskind" ist maßgeschneidert für zu früh geborene Kinder und deren Eltern. Das Programm bietet Unterstützung in der Pflege des Frühchens, Beratung und Anleitung in der Pflege sowie zur Gewichtszunahme.

Ein anderer Schwerpunkt, das „Tapfere Schneiderlein", begleitet Kinder und Familien nach Operationen. Pflegepersonen übernehmen und/oder unterstützen Eltern bei Wundversorgung, Verbandwechsel, Stoma-Versorgung, intravenöser und subkutaner Gabe von Medikamenten (Antibiotika, Antithromboseprophylaxe), Anlegen von Heilbehelfen.

Dann haben wir noch „Lisa-Marie": Damit begleiten wir Familien mit Kindern, die eine lebensbegrenzende oder lebensverkürzende Erkrankung haben. Diese Betreuung kann Tage, Wochen, Monate oder sogar Jahre dauern. Wir unterstützen in der Trauerarbeit, beim Schmerzmanagement, organisieren alles, was die Familien brauchen, damit die Eltern die Zeit mit dem sterbenden Kind verbringen können. Wir begleiten beim Verabschieden, stehen zur Seite und unterstützen die Familien in dieser schweren Zeit.

Was unterscheidet Kinderkrankenpflege von Erwachsenenpflege?
Kinderkrankenpflege bedeutet, mit den Familiensystemen zu arbeiten, das
gehört zum spezifischen Handlungsrepertoire der Kinderpflege. Ist ein Kind
in der Familie erkrankt, so ist das ganze Familiensystem davon betroffen. Je
jünger das Kind ist, desto intensiver die Mutter-Kind-Beziehung. Für den
Erfolg ist es notwendig, mit den Familien zu arbeiten, sie ins Boot zu holen.
Sie müssen wissen, warum ihr Kind gewisse Medikamente nehmen muss,
warum bestimmte Therapien oder Abläufe notwendig sind. Wenn Eltern das
nicht verstehen und sich nicht danach verhalten, dann kann das dem Kind
schaden.

Dabei ist es mitunter besonders wichtig herauszufinden, wer in einem
Familiensystem Einfluss hat. Dazu habe ich ein Beispiel: In manchen Familien gibt es nicht nur die Kernfamilie, sondern noch weitere Personen, die
eine wichtige Rolle einnehmen. Es geht also darum zu erkennen, wer Einfluss
hat. Wir haben einmal ein Kind mit Diabetes und einem sehr hohen Blutzuckerwert versorgt, aber egal was wir gemacht haben, es hat nichts geholfen.
Eine Kollegin ist mit der Mutter einkaufen gegangen, hat mit ihr gekocht, hat
ihr erklärt, wie viel das Kind von welchen Nahrungsmitteln zu den Mahlzeiten essen darf – aber es hat nicht geholfen. Irgendwann ist in einem Neben-
satz gefallen, dass nächste Woche der Opa zu Besuch kommt. Worauf die
Kollegin mit dem Großvater gesprochen hat und ihm alles erklärte. Ab diesem Moment hat alles funktioniert. – Also es geht darum, alle ins Boot
zu holen.

Was sind Erfolge in der häuslichen Kinderkrankenpflege?
Natürlich gibt es Erfolge. Sie sind manchmal klein, aber es gibt sie. Beispielsweise, wenn ein Kind innerhalb seiner Entwicklungsmöglichkeiten Fortschritte macht. Oder wenn wir durch unsere Arbeit dazu beitragen können,
dass ein Kind zuhause leben kann, ohne dass Kind, Eltern, Geschwisterkinder
oder die Pflegenden ausbrennen. Positiv ist auch, wenn sich Frühchen normal
entwickeln, gesund sind und die Betreuung nach vier bis sechs Wochen abgeschlossen werden kann. Da erlebt man etwas Positives und das ist immer
notwendig.

Wir haben aber auch palliative Situationen und diese sind schon besonders
und umfassen auch Trauerphasen. Wir sind als Berufsgruppe am intensivsten
mit der Familie beschäftigt. Wir verbringen teilweise 7 bis 9 Stunden mehrmals wöchentlich in den Familien. Diese Beziehungen enden nicht mit dem
Tod des Kindes. Es ist auch für die Pflegepersonen wichtig, vom Kind Ab-

schied zu nehmen – wenn es möglich ist, noch zu Hause, jedenfalls aber beim Begräbnis. Oft bestehen Kontakte auch noch Jahre darüber hinaus. Ich habe noch immer Kontakt mit Eltern, deren Tochter 2002 verstorben ist. Wir waren die Einzigen, die das Kind kannten, denn sie hatten sich von ihren Freunden distanziert.

Die Pflege ist intensiv, wie wird sie innerhalb des Teams organisiert?
Grundsätzlich gilt, so wenige Personen wie möglich pro Kind, aber so viele wie notwendig. Wir versuchen von Anfang an, zumindest zwei Pflegende pro Familie einzusetzen, um Urlaube und Ausfälle zu kompensieren. Sonst würde alles an einer Pflegeperson hängen. Wir haben die Erfahrung gemacht, dass es zu einem späteren Zeitpunkt schwierig werden kann, eine zusätzliche Person einzuphasen, da sie dann nicht mehr so gut akzeptiert wird. Nachdem die Pflege zuhause herausfordernd ist, sind zwei Pflegepersonen pro Familie auch wichtig, damit sie sich fachlich und emotional austauschen und Strategien besprechen können. Aber es gibt auch Pflegesituationen, die derart komplex sind, dass das ganze Team involviert ist. Um flexibel auf die Bedarfe der Familien zu reagieren, ist dies notwendig.

Wie ist die Zusammenarbeit mit anderen Berufen und Institutionen organisiert?
Für die medizinische Versorgung spielen die Spezialambulanzen eine bedeutende Rolle, die niedergelassene Pädiatrie ist für diese Fragestellungen meist nicht ausreichend spezialisiert, sie wird aber für allgemeine Kinderangelegenheiten bzw. das Ausstellen von Rezepten kontaktiert. Sonst wird noch mit den therapeutischen Berufen, der Frühförderung, den Kinderhospiz-Organisationen zusammengearbeitet. Einen Schwerpunkt bildet jedoch die Zusammenarbeit mit Heilmittelherstellern. Die Kinder brauchen viele verschiedene Produkte und es wird zunehmend schwieriger, den Überblick über die Vielfalt zu behalten. Damit dieser Überblick gewährleistet ist, haben wir das Aufnahmemanagement etabliert. Zwei Pflegepersonen von MOKI-Wien halten Kontakt zu den Firmen und geben die Informationen gebündelt weiter. Es geht darum zu wissen, welche Produkte miteinander zu kombinieren sind, wie die Verträge mit den Kassen aussehen, auch die Unterschiede zwischen den Leistungskatalogen der Bundesländer gilt es zu beachten. Wichtig ist es, weder die Eltern noch die Pflegeteams mit dieser Vielfalt allein zu lassen. Gebündelte Informationen sind schwierig zu bekommen, dies ist unsere Aufgabe. Darum ist ein systematisches Aufnahme- und Entlassungsmanagement wichtig.

Was sind die größten Herausforderungen in der Mobilen Kinderkrankenpflege?

In den 20 Jahren, seit es MOKI-Wien gibt, hat sich einiges geändert. In den letzten Jahren bemerken wir, dass die Belastungen in den Familien massiv steigen. Die Kinder werden/sind schwerer krank. Mittlerweile gibt es kaum mehr Kinder, die punktuell versorgt werden, sondern sie bleiben Jahre und Jahrzehnte in Betreuung. Aber wie schon gesagt, werden auch die Ansprüche der Familien höher, sie erwarten sich heute mehr von den Pflegepersonen als noch vor ein paar Jahren.

Eine der großen Herausforderungen in der Kinderkrankenpflege zuhause ist, dass Pflegende allein vor Ort sind und dort kein multiprofessionelles Netz zur Verfügung haben. Pflegepersonen brauchen viel Erfahrung. Hier zeichnet sich künftig ein Problem ab. Wir befürchten, dass durch das Fehlen der spezialisierten Kinderkrankenpflege-Ausbildung der bestehende Mangel noch verstärkt wird. Auf jeden Fall wird sichtbar, dass die Inhalte der Kinderkrankenpflege in der Ausbildung zu wenig vermittelt werden. Nach der generalistischen Grundausbildung sind die Absolvent/inn/en nicht in der Lage, in der mobilen Kinderkrankenpflege zu arbeiten. Es gibt Praktikant/inn/en im letzten Ausbildungsjahr, die noch kein Säuglingsbad beherrschen. Wir müssen in der Anleitung und Einschulungen mit den Basics beginnen, das lässt sich nicht gut realisieren und kostet auch Geld. Ich unterrichte in allen Ausbildungsformen – Pflegeassistenz, Pflegefachassistenz und DGKP –, und die Schüler/innen oder Studierenden meinen am Ende der Lehrveranstaltung oft, „wow, das können wir nicht, dazu hätten wir nicht das notwendige Wissen". Es mag zwar sein, dass die Ausbildung zeitgemäß ist, aber sie deckt den Bedarf im Kinderbereich nicht komplett ab. Wenn jemand zuvor zehn Jahre im Bereich Frühgeborene gearbeitet hat, ist es etwas anderes. Die müssen zwar auch eingeschult werden, aber die Basics sind klar. Daher braucht es viele unterschiedliche Schulungsprogramme seitens MOKI-Wien. Wenn wir es schaffen, die Mitarbeiterinnen gut einzuschulen, dann ist das ein maximaler Gewinn für die Familien.

Der generell vorherrschende Personalmangel, vor allem im Kinderbereich, stellt uns alle vor große Herausforderungen. Wir wissen nicht immer, wie wir zu Personal kommen und die steigende Zahl der pflegebedürftigen Kinder und Jugendlichen entsprechend betreuen können.

Gut läuft mittlerweile die Kooperation mit der Stadt Wien. Case Manager/innen des Fördergebers FSW (Fonds Soziales Wien) übernehmen die Erstbesuche und Ersteinschätzung. Damit ist das Verständnis für die Komplexität und die Besonderheiten des Bereichs gewachsen.

Aber die großen Unterschiede zur Betreuung von Erwachsenen sind noch nicht gelöst, zum Beispiel bei der Verrechnung von Wegzeiten. Im Gegensatz zur mobilen Pflege von Erwachsenen erstreckt sich der Betreuungsradius unserer Pflegepersonen über ganz Wien, wir können in der Regel nicht aus einem Haus heraus und in das nächste hineingehen, sondern wir haben Wegzeiten von mindestens 30 Minuten – und die können nicht verrechnet werden. Darüber hinaus ist der Allgemeinzustand der Kinder oftmals dermaßen instabil, dass sie jederzeit in ein Krankenhaus aufgenommen werden können. Diese Ausfälle können nicht immer kompensiert werden, die Mitarbeiter/innen müssen aber dennoch bezahlt werden.

Die Dauer der Betreuung bzw. der Hausbesuche steht jedoch außer Diskussion, das haben wir von Anfang an geklärt. Es handelt sich um schwerkranke Kinder, da braucht es – neben spezifisch ausgebildeten Pflegepersonen – auch entsprechend Zeit. Wir stellen uns auf's Kind ein, da dauert z. B. ein Verbandwechsel schon etwas länger als bei einem Erwachsenen.

Was wird in den nächsten Jahren nötig sein?
Wir brauchen jedenfalls noch andere Berufsgruppen in unserem Team. Zwar haben wir seit einigen Jahren Pflegeassistentinnen, diese können aber nur zu einem geringen Anteil eingesetzt werden. Sehr gut kann ich mir vorstellen, Pflegefachassistent/inn/en in den nächsten Jahren aufzunehmen. Sie haben in ihrer Ausbildung kinderelevante Inhalte und können auch deutlich mehr Aufgaben übernehmen als die Pflegeassistent/inn/en.

Wir hätten auch gerne speziell pädagogisch geschulte Personen in unserem Team, wie beispielsweise Sozialpädagog/inn/en. Wir verbringen oft spielerisch einige Stunden mit dem Kind und erbringen dazwischen immer wieder medizinische Leistungen. Kinder bräuchten flexible Angebote. In stabilen Phasen wäre es sinnvoll, den Schwerpunkt auf das sozialpädagogische Angebot zu verlegen, während es in instabilen Phasen wieder stärker der Pflege bedarf. Durch das Angebot aus einer Hand könnten wir hier die Einsätze besser an die Bedarfe anpassen und das Personal flexibler einsetzen. Zwar können Angehörige der Kinder- und Jugendlichenpflege die Aufgaben wahrnehmen, weil sie dazu qualifiziert sind, aber durch eine bessere Durchmischung der Teams könnte ein kompetenzorientierterer Einsatz organisiert werden. Derzeit scheitert es an den Förderbedingungen, da Pflege und Pädagogik aus unterschiedlichen Förderbereichen finanziert werden.

Wir setzen uns aber auch für Verbesserungen für die Familien ein, wie zum Beispiel in der Pflegegeldeinstufung. Diese gehört, trotz Kindereinstufungsverordnung, überarbeitet. Generell geht man von der natürlichen Entwicklung des Kindes/Säuglings aus, vergleicht sie mit dem kranken Kind und stellt den Unterschied fest. Was aber nicht ausreichend berücksichtigt wird, ist der hohe Aufwand der medizinischen Versorgung. Beispielsweise muss ein Kind dreimal täglich inhalieren und abgeklopft werden. Das dauert jeweils eine Stunde, und das dreimal am Tag. Diese Art von Aufwand ist unterdotiert.

Weiters ist die Kindergarten- und Schulversorgung von Kindern mit chronischen Erkrankungen und/oder Behinderungen reformbedürftig. Derzeit gibt es drei Formen, wie wir die Teilhabe der Kinder und Jugendlichen unterstützen: Einerseits unterstützen wir punktuell, das heißt, wir schulen z. B. Pädagog/inn/en im Insulin-Management – insbesondere bei Kindern mit Insulinpumpen lässt sich das leicht realisieren. Dann haben wir Kinder in Schulen oder Kindergärten, die wir zwei- bis dreimal täglich besuchen, um z. B. eine Katheterisierung vorzunehmen. Und dann gibt es Kinder, die so instabil sind, dass eine dauerhafte Anwesenheit notwendig ist, da sonst Lebensgefahr bestünde, z. B. Kinder mit Krampfanfällen und heimbeatmete Kinder.

Grundsätzlich werden Kinder mit Behinderungen häufig in speziellen Schulzentren betreut und diese öffnen nun ihre Türen auch für andere Kinder. Der Vorteil an diesen Zentren ist, dass auch noch Sozialarbeiter/innen, Sozialpädagog/inn/en, Therapeut/inn/en usw. vor Ort sind. Eine Betreuung dieser Kinder an allen über 500 Wiener Schulen ließe sich nicht organisieren. Aber auch in diesen Zentren braucht es gute Strukturen und Organisation, denn es ist nicht möglich, dass in jeder Klasse eine Pflegekraft sitzt, um im Notfall einzugreifen. Es geht auch darum, die Pädagog/inn/en zu qualifizieren, damit sie Sicherheit im Umgang mit chronisch kranken Kindern bekommen. Die Einführung der **School Nurse** wäre ein erster wichtiger Schritt.

Was hat Sie vor 20 Jahren motiviert, den Verein zu gründen?
Während meines beruflichen Alltags auf den Kinderstationen habe ich den Bedarf der Familien nach Unterstützung zuhause bemerkt. Es gab Kinder und Familien, die zwar im Krankenhaus geschult wurden, aber nach der Entlassung bald wieder aufgenommen wurden, weil sie mit der Situation zuhause nicht zurechtgekommen sind. Diesen Drehtüreffekt galt es zu reduzieren. In 20 Jahren hat sich zwar viel getan, ich habe viele Ziele, die ich mir gesetzt habe, erreicht. Dennoch diskutieren wir immer wieder um dasselbe, wenngleich auf einem höheren Verständnis-Niveau. Immer wieder müssen wir argumentieren, warum es eine spezielle Pflege für Kinder braucht, dass es einen Unterschied zur Hauskrankenpflege von Erwachsenen gibt, dass spezielle Kompetenzen und Angebote nötig sind.

Mich motiviert immer wieder, zu sehen, was wir geschafft haben. Derzeit beschäftigt mich insbesondere der Personalmangel, so dass ich mich tatsächlich frage, wie wir das in Zukunft bewältigen können. Wir jammern viel über die Rahmenbedingungen im Beruf – zurecht, diese gehören geändert. Trotzdem dürfen wir nicht auf positive Entwicklungen vergessen.

Hintermayer Gabriele, MSc, Geschäftsführung MOKI. Kontakt: g.hintermayer@wien.moki.at

4.4   24-Stunden-Betreuung: von der Schwarzarbeit zur etablierten Säule in der Versorgungslandschaft

Um es vorauszuschicken: Die 24-Stunden-Betreuung ist eingebettet in ein als konservativ einzuschätzendes wohlfahrtsstaatlich-rechtliches sowie gesellschaftliches Umfeld, das Betreuungspflichten grundsätzlich Familienangehörigen und speziell Frauen zuschreibt und damit in erster Linie auf unbezahlter häuslich erbrachter Sorgeleistung aufbaut. Weitere Säulen des österreichischen Care-Regimes sind das Pflegegeld als Cash-for-Care-Leistung, soziale Dienste in Form von (semi-)institutioneller und mobiler Pflege und die lange in der Illegalität wirkende und seit 2007 legalisierte 24-Stunden-Betreuung. Die öffentliche Hand in Österreich gibt mit 3,1 Milliarden Euro wesentlich mehr für Geldleistungen im Zusammenhang mit Pflege und Betreuung aus als mit 2,1 Milliarden Euro für Sachleistungen. Österreich liegt mit den Ausgaben für Langzeitpflege nur leicht unter dem OECD-Durchschnitt, aber weit hinter Ländern wie Niederlande, Finnland oder Schweden (Leiblfinger und Prieler 2018).

Die ansteigende Erwerbstätigkeit von Frauen in den letzten Jahrzehnten, die geringer werdende Anzahl von Kindern pro Familie, sich wandelnde Lebensformen wie die Zunahme von Einpersonenhaushalten und wachsende räumliche Distanzen zwischen den Generationen verringern familiäre Pflegeressourcen. Gleichzeitig hat sich der Pflegebedarf und der Pflegeaufwand für zuhause lebende Menschen in den letzten Jahrzehnten beträchtlich erhöht, nicht zuletzt durch die Zunahme von demenziellen Erkrankungen. Da die von der öffentlichen Hand bereitgestellten Mobilen Dienste aufgrund von Budgetrestriktionen sehr knapp gehalten und nicht so flexibel wie notwendig waren und der Umzug in ein Pflegeheim oftmals nicht als wünschenswerte Alternative betrachtet wird, deckte ein Schwarzmarkt von Betreuungskräften, die durch Mundpropaganda von Haushalt zu Haushalt weitergereicht wurden,

den Bedarf. Vor der Legalisierung wurden diese irregulären Arbeitsverhältnisse inoffiziell toleriert, indem Verstöße selten geahndet wurden. Offiziell bekämpft wurde dagegen die damit einhergehende undokumentierte Migration. Durch die Skandalisierung der Thematik während der Nationalratswahlen im Jahr 2006 konnte die praktizierte Laissez-faire-Politik nicht mehr länger aufrecht erhalten werden. Damit begann ein Prozess, in dem die zuvor herrschende, nicht gesetzeskonforme Praxis sukzessive legalisiert wurde. Für die Etablierung dieses Betreuungsarrangements mussten vielerlei Änderungen in unterschiedlichsten Rechtsbereichen, u. a. in der Gewerbeordnung, vorgenommen wurden.

Seitdem gibt es unterschiedliche Wege, um eine 24-Stunden-Betreuungskraft für einen Privathaushalt zu engagieren: Der Haushalt kann eine Betreuungskraft beschäftigen, die bei einem Dienstleister angestellt ist, oder eine selbstständige Betreuungskraft in Werkvertrag nehmen, die über einen Gewerbeschein als sogenannte Personenbetreuer/in verfügt. Die dritte Möglichkeit, die allerdings wenig genutzt wird, ist die direkte Anstellung einer Betreuungskraft als unselbständig Beschäftigte/r. In der Praxis wird fast ausschließlich, nämlich zu 99,8 Prozent, das selbstständige Modell gewählt (Famira-Mühlberger 2017). Organisiert wird die 24-Stunden-Betreuung meist so, dass sich zwei Personenbetreuer/innen in einem Intervall von zwei bis drei Wochen abwechseln. Während ihrer Arbeit wohnen sie im Haushalt der pflegebedürftigen Person(en) und übernehmen anfallende Haushalts-, Betreuungs- und Pflegearbeiten.

Der inhaltliche Umfang von unselbständigen bzw. selbständigen Betreuungsverhältnissen wird durch das Hausbetreuungsgesetz sowie die Gewerbeordnung festgelegt. Danach umfasst die Betreuung im Wesentlichen alle Tätigkeiten, die der Hilfestellung in Haushalts- und Lebensführung dienen, wie beispielsweise Körperpflege, Kochen, Besorgungen, Reinigung, Hilfestellung bei alltäglichen Verrichtungen, Gesellschaft leisten und ähnliches. Für diese Tätigkeiten ist nach dem Hausbetreuungsgesetz keinerlei Qualifikation erforderlich. Entgegen der ursprünglichen Festlegung, dass 24-Stunden-Betreuer/innen keine Tätigkeiten übernehmen dürfen, die unter das Gesundheits- und Krankenpflegegesetz fallen, ist dies seit dem Jahr 2008 rechtlich möglich. Wenn keine pflegerischen bzw. medizinischen Gründe dagegen sprechen, dürfen die 24-Stunden-Betreuer/innen auch gewisse pflegerische Tätigkeiten wie Unterstützung bei der Körperpflege, beim An- und Auskleiden, beim Essen und Trinken, bei der Arzneimitteleinnahme, der Körperreinigung, bei Benützung der Toilette oder Unterstützung der Motorik übernehmen. Auch ärztliche Tätigkeiten dürfen seither durchgeführt werden, wie die Verabreichung von Arzneimitteln, das Anlegen von Verbänden, von subkutanen Insulinspritzen oder die Blutentnahme aus der Kapillare zur Blutzuckermessung, sofern sie von ärztlicher Seite oder vom gehobenen Dienst für Gesundheits- und Krankenpflege explizit delegiert wurden und eine fachliche Anleitung und Unterweisung erfolgt ist (Famira-Mühlberger 2017).

Wird eine Förderung in Anspruch genommen, so müssen einige Voraussetzungen erfüllt sein: Die Betreuungskräfte müssen entweder eine Heimhilfe-ähnliche Ausbildung von 200 Stunden oder sechs Monate Erfahrung einer sachgemäßen Personenbetreuung nachweisen. Weiters muss ein Anspruch auf Pflegegeld mindestens der Stufe 3 (in Niederösterreich und in Vorarlberg reichen im Falle einer Demenz-Diagnose auch Pflegegeldstufe 1 und 2) bestehen und die nachgewiesene Notwendigkeit einer 24-Stunden-Betreuung vorliegen; das Einkommen darf 2500 Euro netto pro Monat nicht überschreiten. Werden diese Voraussetzungen erfüllt, dann beträgt die staatliche Förderung für zwei selbstständige Personenbetreuer/innen 550 Euro pro Monat (Famira-Mühlberger 2017).

Personen, die eine 24-Stunden-Betreuung in Anspruch nehmen, sind im Durchschnitt 82 Jahre alt und zu zwei Dritteln weiblich. Die Mehrheit von ihnen (61 %) lebt, abgesehen von der Betreuungskraft, allein und nimmt keine zusätzliche professionelle Pflege in Anspruch. Aber beinahe alle werden zusätzlich auch durch ihre Angehörigen unterstützt. Es sind vor allem Menschen mit demenziellen Erkrankungen, welche 24-Stunden-Betreuung in Anspruch nehmen. Bei 42 Prozent der so betreuten Personen liegt ein entsprechender Befund vor (Leiblfinger und Prieler 2018).

Die Vermittlung der Personenbetreuer/innen läuft heute zumeist über Agenturen. Diese sind oftmals nicht nur in der Rekrutierung und Vermittlung aktiv, sondern übernehmen auch die Gewerbeanmeldungen und organisieren in Kooperation mit Taxi- und Busunternehmen die Transporte der Betreuer/innen von und in ihre Herkunftsländer.

Die Anzahl der Personenbetreuer/innen steigt seit der Legalisierung stetig: Waren im Jahr 2009 ca. 19.000 Personen in diesem Bereich tätig, so ist diese Zahl bis 2017 bereits auf ca. 62.670 angewachsen. Zumeist kommen die Frauen, die in Österreich als Personenbetreuer/innen arbeiten, aus Rumänien oder der Slowakei. Derzeit ist der Trend zu beobachten, dass sich die Herkunftsregionen der Betreuer/innen immer weiter in den Osten verschieben (Leiblfinger und Prieler 2018).

4.4.1 „Ein Pflegeheim kommt nicht infrage" – 24-Stunden-Betreuung aus Nutzerperspektive

Rund fünf Prozent der Pflegegeldbezieher/innen nehmen also eine 24-Stunden-Betreuung in Anspruch. Um exemplarische Beweggründe zu erfahren, warum sich Menschen für diese Form der Betreuung entscheiden, und beispielhaft die Erfahrungen aufzuzeigen, die sie in diesem Zusammenhang gemacht haben, wurden zwei Interviews für dieses Buch geführt: mit einem Herrn, der aufgrund seines Gesundheitszustandes auf viel Unterstützung angewiesen ist, und mit einer Angehörigen, deren Eltern lange Zeit eine 24-Stunden-Betreuung in Anspruch genommen haben. Ihre Erfahrungen mit dieser Betreuungsform sind durchaus positiv. Dass es auch viele Personen gibt, die negative Erfahrungen mit diesem Betreuungsangebot gemacht haben, wird damit nicht ausgeschlossen.

„Ein Pflegeheim kommt nicht infrage" – 24-Stunden-Betreuung aus der Perspektive einer pflegebedürftigen Person
Herr Fischer, der über seine Erfahrungen mit einer 24-Stunden-Betreuung berichten möchte, empfängt mich im Rollstuhl sitzend. Er ist mit weißem Hemd und dunkler Hose bekleidet. Der Termin für das Gespräch musste um eine Stunde verschoben werden, weil Herr Fischer zuvor noch einen Friseurtermin wahrnehmen wollte. „Chic hast du dich gemacht", sagt seine Schwiegertochter, die mich zu diesem Gespräch begleitet hat.

Herr Fischer ist 96 Jahre alt. Seit dem Tod seiner Gattin Mitte der 2000er-Jahre lebte er allein und wurde in der Haushaltsführung nur durch eine Reinigungskraft unterstützt. Am heurigen Jahresbeginn hatte er, wie er erzählt, „einen Zusammenbruch", der einen Krankenhausaufenthalt notwendig machte und das „Ende des selbständigen Lebens" bedeutete. Herr Fischer ist jetzt stark in seiner Beweglichkeit eingeschränkt, auch die Feinmotorik wird immer schlechter. Hilfe benötigt er deshalb in fast allen Lebenslagen: bei der Körperpflege, beim An- und Auskleiden, bei der Essenszubereitung, der Benutzung der Toilette und bei der Motorik. Für ihn war klar, dass ohne umfassende Hilfe ein Leben zuhause nicht mehr möglich ist. Ebenso klar war für ihn, dass er nicht in ein Pflegeheim möchte, sondern Unterstützung durch eine 24-Stunden-Betreuung.

Mit der 24-Stunden-Betreuung hat er schon Anfang 2000er-Jahre sehr gute Erfahrungen gemacht. Seine Frau ist damals an Demenz erkrankt. Als sich ihr Gesundheitszustand nach und nach immer mehr verschlechterte, musste eine Lösung gefunden werden. Damals „hat es sich herumgesprochen", dass es Leute, also Frauen, gibt, die 14 Tage in den Haushalt kommen und die „Pflege" übernehmen. Diese Frauen, zumeist aus der Ostslowakei, wurden dann über Empfehlung von einem Haushalt an den nächsten weitergereicht, „alles natürlich nicht offiziell", so erzählt Herr Fischer. Erst in dem Jahr, als seine Frau starb, wurde diese Form der Betreuung legalisiert.

Damals, als seine Frau erkrankt war, wäre eigentlich eine Rund-um-die-Uhr-Betreuung gar nicht notwendig gewesen. Sechs Stunden am Tag hätten gereicht, aber diese Form der Betreuung wurde nirgendwo angeboten. Also hat man sich für die 24-Stunden-Betreuung entschlossen, die dann bis zum Tod der Gattin im Jahr 2008 in Anspruch genommen wurde. Mit der Sprache hat es nie Schwierigkeiten gegeben, alle Betreuerinnen hätten gut Deutsch gesprochen, erzählt Herr Fischer, und dass der Kontakt zu den Betreuerinnen seiner Frau bis heute nicht abgebrochen ist. Immer wieder hat man einander besucht und Briefe geschrieben.

Auch als seine Schwester dann nicht mehr allein zurechtkam, wurde eine 24-Stunden-Betreuung engagiert. Auch diese Betreuerinnen wurden über Mundpropaganda vermittelt. Dieses Betreuungsverhältnis gestaltete sich ebenso zufriedenstellend, allerdings nicht ganz so konfliktfrei. Das lag daran, erzählt Herr Fischer, dass seine Schwester oftmals andere Vorstellungen von der Haushaltsführung hatte als die Betreuerin. Das führt ihn zu der Überlegung, dass Frauen möglicherweise schwieriger zu betreuen sind als Männer. Jetzt, wo er selbst nicht mehr allein zurechtkommt, wurden die Betreuerinnen über eine Vermittlungsagentur engagiert. Das musste er auch nicht selbst machen, es wurde schon während seines Krankenhausaufenthaltes organisiert.

Für gewöhnlich beginnt der Tag für Herrn Fischer damit, dass ihm die 24-Stunden-Betreuerin behilflich ist beim Transfer aus dem Bett, der Morgentoilette und dem Ankleiden und das Frühstück herrichtet. Danach, das ist ca. um 9 Uhr, widmet sich Herr Fischer der Zeitung, einem Buch oder er arbeitet am Computer. Die 24-Stunden-Betreuerin erledigt den Einkauf, den Haushalt und richtet dann das Mittagessen. Danach hilft sie Herrn Fischer, der täglich einen Mittagsschlaf hält, ins Bett. Der Nachmittag ist ausgefüllt mit Besuchen von Familienangehörigen oder Freund/inn/en. Herr Fischer braucht auch in der Nacht Unterstützung beim Toilettengang, allerdings, so erzählt er, versuche er das gerade „abzustellen" und allein zurecht zu kommen. Eine zusätzliche Betreuung durch mobile Hauskrankenpflege nimmt er nicht in Anspruch.

Auch während der COVID-19-Krise hat es gut geklappt, erzählt Herr Fischer. Knapp davor ist der Gatte einer Betreuerin verstorben und deshalb musste der Betreuungsrhythmus unterbrochen und rasch Ersatz gefunden werden. Die Ersatz-Betreuerin konnte gerade noch einreisen, bevor die Grenzen geschlossen wurden, und ist dann fünf Wochen geblieben. Der Wechsel gestaltete sich für die Betreuerin kompliziert. In Bratislava musste sie drei Tage in Quarantäne bleiben, da wurde sie getestet, dann musste sie 14 Tage zuhause bleiben. Herr Fischer erzählt, dass die Betreuer/innen heute dank der neuen Medien sehr engen Kontakt mit der Familie im Heimatland halten können. Seine jetzige Betreuerin hat beispielsweise eine 14-jährige Tochter, mit der sie täglich mehrmals telefoniert und sich darüber austauscht, was gerade so zuhause passiert und was gekocht werden soll. Das sei damals, als seine Frau krank war, noch nicht so möglich gewesen.

Ein Pflegeheim kommt für Herrn Fischer nicht infrage. Zwar ist er gegenüber Pflegeheimen nicht negativ eingestellt. Manche seiner Freundinnen und Freude leben oder lebten dort. Durch seine Besuche konnte er einen durchaus positiven Eindruck gewinnen. Aber für ihn stellt ein Pflegeheim keine Alternativ dar. Nicht nur, weil er selbstbestimmt leben und sein Zuhause nicht aufgeben möchte. Selbstständig über sein Leben bestimmen zu können, ist ihm sehr wichtig, wie er sagt, und er könne sich nicht vorstellen, dass jemand anderer entscheidet, wann er aufsteht, sein Frühstück einnimmt oder abends zu Bett geht. Aber das ist nicht der einzige Grund, warum ein Pflegeheim nicht infrage kommt: Im Pflegeheim sei er mit Menschen zusammen, die „im Krieg auf der anderen Seite waren". Als Jude, der im Krieg emigrieren musste, um zu überleben, möchte er sich dem nicht aussetzen. Es sei ihm halt wichtig, sich die Menschen auszusuchen, mit denen er zusammenlebt. Bei seinen Besuchen im Pflegeheim sei im aufgefallen, dass ihm das Leben dort und die Bewohner/innen „schon sehr fremd sind".

4.4.2 „Sie ermöglichten mir, *mein* Leben zu führen!" – 24-Stunden-Betreuung aus Angehörigenperspektive

Oft sind es An- und Zugehörige, die erkennen, dass ein Mensch nicht mehr in der Lage ist, allein bzw. selbstständig zu leben. Wenn der Wunsch der betreuungsbedürftigen Person, in den eigenen vier Wänden zu bleiben, stark ist und genug Wohnraum und finanzielle Mittel vorhanden sind, wird häufig eine 24-Stunden-Betreuung engagiert. Die Eltern von Frau B und später nur der Vater wurden fünf Jahre lang in ihrem Einfamilienhaus von 24-Stunden-Betreuerinnen aus der Ostslowakei umsorgt. Wir sprachen mit Frau B über ihre Erfahrungen als Angehörige.

Interview mit einer Angehörigen zur 24-Stunden-Betreuung
Wie kamen Ihre Eltern zu ihren Betreuerinnen?
Meine Eltern waren beide über 80 und lebten schon seit Jahren allein in ihrem Einfamilienhaus in einer Kleinstadt. Ein gutes Netzwerk von Freunden war ein solider sozialer Rückhalt. Als aber mein Vater eine seltene Form von Parkinson entwickelte und immer wieder unvermittelt aus dem Stand

nach hinten kippte, war meine Mutter bald überfordert. Wir erfuhren, dass Leute im Bekanntenkreis meiner Eltern von selbstständig tätigen Frauen aus der Slowakei betreut wurden und dass das gut funktionierte. Eine betreute Klientin war gerade gestorben, wir vereinbarten mit der frei werdenden Betreuungskraft A eine dreiwöchige Probebetreuung. Meine Mutter blühte richtig auf, sie konnte wieder ohne Angst aus dem Haus gehen, Konzerte besuchen, Freunde treffen, musste nicht immer meinen Vater „hüten". A blieb immer für 3 Wochen bei meinen Eltern, half in Haushalt und Garten, bei der Morgen- und Abendtoilette meines Vaters und war eine durchaus anspruchsvolle Gesellschaft für meine Mutter. In den 3 Wochen, die sie dann zuhause in der Slowakei verbrachte, kam meine Mutter jedes Mal an ihre Grenzen. Angesichts der fortschreitenden Immobilität meines Vaters suchten und fanden wir eine zweite selbstständig tätige Betreuerin M, die sich fortan mit A abwechselte.

Was alles übernahmen die Betreuerinnen?
Irgendwie alles – wir hatten wahrscheinlich besonderes Glück: Unsere Betreuerinnen hatten einfach alles im Griff: Nicht nur, dass sie meinen Vater gekonnt wuschen, mobilisierten, versorgten und wussten, wann es angebracht war, einen Arzt ins Haus zu holen, sie wussten auch, was im Haushalt nötig war, sie erinnerten meine Mutter an Termine, sie hörten, wenn es an der Tür klingelte, sie machten auf liegengebliebene Rechnungen aufmerksam etc. Für mich war ein typisches Beispiel ihrer Professionalität, wie sie mit meiner Mutter Speiseplan und Einkaufsliste erarbeiteten und es schafften, dass meine Mutter immer das Gefühl hatte, alles selbst entschieden zu haben.

Was war den Betreuerinnen ihrerseits wichtig?
Vor allem die regelmäßige Bezahlung! Sie erhielten ja ihre ganze Familie zuhause mit dem Tagsatz von 75 Euro. Aber auch auf einem guten WLAN bestanden sie, weil sie nicht nur alles für sich selbst und ihre Familien, sondern auch für meine Eltern über's Internet checkten. Und natürlich die Kommunikation mit ihren Familien und Freunden über Internet führten. Dass jede Betreuerin ein eigenes Zimmer im Haus hatte, war auch kein Schaden.

Gab es im Betreuungsverlauf auch schwierige Situationen, die gemeistert werden mussten?
Nur die einzelnen Krankenhausaufenthalte meines Vaters waren problematisch. Wir sahen sehr schnell davon ab, ihn nach Stürzen ins Krankenhaus zu bringen, weil dort die Gefahr von Kollateralschäden viel zu hoch war. Ich erinnere mich an eine Spitaleinweisung wegen einer ansteckenden Infektion:

Mein schon dementer Vater verstand nicht, dass er bei Bedarf läuten konnte, wollte aufstehen, fiel aus dem Bett, riss den Infusionsgalgen mit um und verletzte sich. Wir, Familie und Pflegerin, waren wegen der Ansteckungsgefahr vom Pflegepersonal des Zimmers verwiesen worden. Nach dem Vorfall durften wir dann doch rund um die Uhr Wache halten – wieder unter Beteiligung der Betreuerin.

Als meine Mutter dann unerwartet starb, wurde der Job für die Betreuerinnen sehr schwierig und gleichzeitig über weite Strecken total öd. Die Betreuerinnen waren dann ja faktisch ans Haus gefesselt und hatten niemanden für eine adäquate Unterhaltung. Der Geruch nach altem Menschen im Haus wurde trotz ihrer Hygienefürsorge fast unerträglich. Damit die Betreuerinnen auch in dieser Phase wie vorher ihre tägliche Pause haben konnten – sie sollten für zwei Stunden das Haus verlassen, den Kopf freikriegen und den Geruch loswerden –, haben am Wochenende meine Schwester und ich den Pausendienst übernommen, von Montag bis Donnerstag buchten wir – vorerst – Mobile Pflege. Ein Ausfall der Betreuerinnen wäre jetzt eine Katastrophe gewesen. Aber sie organisierten sogar ebenso verlässliche Vertreterinnen, wenn sie aus familiären Gründen mal ein bis zwei Wochen nicht kommen konnten.

Haben Sie niemals über Alternativen nachgedacht?
Doch, klar, mir ist schon bewusst, dass dieses System der 24-Stunden-Betreuung auf der ungleichen Wirtschaftsleistung einzelner Staaten aufbaut und das Steuer- und Sozialsystem im Herkunftsland der Pflegenden schädigt. Daher hab' ich mich, als es meinem Vater schon sehr schlecht ging, wegen eines Platzes in einem Pflegeheim erkundigt. Aus deren Begutachtung durch eine diplomierte Pflegekraft weiß ich auch, dass mein Vater in Pflegestufe 6 einzustufen gewesen wäre, nicht – wie durch das Sozialgericht – in Stufe 4. Pikantes Detail am Rande: Als ich daraufhin um Höherstufung ansuchte, wurde sie durch den begutachtenden Allgemeinmediziner abgelehnt mit dem Hinweis, dass jetzt, wo mein Vater sich kaum mehr selbstständig bewegen könne, die Verletzungsgefahr ja geringer und damit weniger Betreuungsaufwand nötig sei.

Aber wir wussten, dass er unbedingt in seinem Haus hatte bleiben wollen, und dieser Wunsch war letztlich ausschlaggebend. Mobile Pflege kam für meinen Vater nicht infrage. Die hätten darin bestanden, dass eine Pflegeperson ein oder zweimal am Tag vorbeikommt, und das wäre für unsere Situation nicht ausreichend gewesen. Mein Vater brauchte ja eine stete Anwesenheit und damit mehr als Pflege im eigentlichen Sinn. Neben seinem Parkinson machte sich auch eine begleitende Demenz bemerkbar. Wenn niemand im Raum mit ihm war, wurde er oft unruhig, versuchte sich zu erheben und stürzte katastrophal, wenn es ihm gelang. Und mit der Mobilen Pflege hatte ich ohnehin schlechte Erfahrung gemacht.

Welche Erfahrungen waren das?
Also, wir hatten vorerst von Montag bis Donnerstag für je eine Stunde eine Mobile Pflege organisiert. Da kam dann auch pünktlich um 14:00 eine Pflegekraft, immer eine andere, redete auf meinen Vater ein (der je nach Sympathie „Danke für den Besuch" hauchte oder störrisch verweigerte), machte sich Notizen und wartete, bis die Zeit um war. Wenn ich vorschlug, ihn doch ein bisschen zu mobilisieren oder irgendwas „Professionelles" zu machen – z. B. Mundpflege wäre dringend nötig gewesen, war aber sehr schwierig mit meinem Vater –, hörte ich nur, er sei ja nicht kooperativ. Also ersetzten wir auch das bald durch eine inoffizielle Betreuung.

Erleichterung für die Betreuerinnen und Bereicherung für meinen Vater boten der Physiotherapeut, der zweimal wöchentlich ins Haus kam, der Fußpfleger und die Friseurin, die alle 2–3 Wochen kamen, und die immer spärlicher werdenden Besuche alter Freunde.

Was bedeutete das Engagement der 24-Stunden-Betreuerinnen für Sie?
Sie ermöglichten mir über Jahre, mein Leben zu führen! Ohne sie hätte ich meinen Job kündigen und stattdessen meinen Vater wickeln müssen! So waren meine Schwester und ich natürlich regelmäßig vor Ort und meist telefonisch erreichbar, aber wir konnten uns 100-prozentig darauf verlassen, dass mein Vater und seine Wohnumgebung in guten Händen war und wir schnellstmöglich über Probleme informiert würden. Wissend, dass diese Form der Betreuung auf dem Einkommensgefälle zwischen Ländern aufbaut, das ja nicht ewig bestehen wird oder sich auch umdrehen kann, frage ich mich oft, wie Menschen wie mein Vater in Zukunft betreut werden könnten. Aber mir fällt nichts Befriedigendes ein.

4.4.3 Als Personenbetreuer/in tätig sein: Chance oder Sackgasse?

Personenbetreuer/innen – zumeist Frauen –, die hier in Österreich nun legal dieser Tätigkeit nachgehen können, haben die Chance, der schlechten Arbeitsmarktsituation in ihren Herkunftsländern zu entgehen und den Lebensstandard ihrer Familien zu verbessern. Studien zeigen, dass der Verlust des Arbeitsplatzes oder eine Frühpensionierung und die dadurch entstehenden finanziellen und soziale Sorgen die hauptsächlichen Gründe sind, die dazu veranlassen, die Arbeit als Personenbetreuer/in fern vom eigenen Zuhause anzunehmen (Schlingen et al. 2020). Empirische Untersuchungen belegen darüber hinaus, dass Personenbetreuer/innen oftmals über ein hohes Bildungsniveau verfügen. Viele haben eine Ausbildung auf Matura- oder Hochschulniveau absolviert, über eine pflegerische oder medizinische Ausbildung verfügt ca. ein Viertel der Personenbetreuer/innen (Leiblfinger und Prieler 2018). Vor allem jüngere Frauen, die sich für eine Tätigkeit als Personenbetreuerin in Österreich entscheiden, hoffen auf eine Möglichkeit, Kompetenzen in der Langzeitpflege zu entwickeln und damit ihre Karrierechancen in diesem Bereich zu verbessern. Allerdings zeigt sich diese Möglichkeit in der Realität als äußerst beschränkt (Österle 2016).

Durch die Legalisierung ist auch für die 24-Stunden-Betreuung Rechtssicherheit geschaffen worden und Betreuer/innen sind als Gewerbetreibende zumindest in das Sozialversicherungssystem eingebunden. Logischerweise besteht im Modell der selbstständigen Personenbetreuung kein arbeitsrechtlicher Schutz. Es gelten weder Arbeitszeitgesetz noch andere Arbeitnehmerschutzbestimmungen, wie sie in den vergleichbaren Bereichen Mobile Dienste oder Pflegeheime bestehen. Insbesondere was die körperliche und psychische Belastung sowie Belastungen oder Gefährdungen durch übertragbare Krankheiten oder mangelnde Hygiene betrifft, fehlen vergleichbare Regelungen völlig (Bachinger 2020).

Betrachtet man die arbeitsrechtlichen Charakteristika von Werkverträgen, wie persönliche Unabhängigkeit, also Weisungsfreiheit der/des Auftragnehmenden bezüglich Arbeitsort, Arbeitszeit und Verhalten bei der Arbeit, so treffen diese für die Personenbetreuung wohl nicht zu. Bestimmend für diese Tätigkeit sind vielmehr die Bedürfnisse und der Gesundheitszustand der pflegebedürftigen Person. Die Arbeit der 24-Stunden-Betreuung zeichnet sich, wie jede andere personenbezogene soziale Dienstleistung, durch Nicht-Planbarkeit aus. Die Arbeitsbedingungen werden hochgradig vom Gesundheitszustand, von der Persönlichkeit und den Lebensbedingungen der pflegebedürftigen Person bestimmt. Dabei können sich überlange Arbeitszeiten und die Notwendigkeit einer permanenten Rufbereitschaft, auch während der Nachtzeiten, ergeben. Studienergebnisse zeigen, dass diese Nonstop-Verfügbarkeit zur Schlaflosigkeit führen kann, welche mit anderen Schwierigkeiten, wie Verständigungsproblemen und interpersonalen Konflikten, als psychisch stark belastend wahrgenommen werden. Dazu kommt der intensive Kontakt mit teilweise psychisch erkrankten Menschen oder Menschen mit demenziellen Erkrankungen, der von den Personenbetreuer/inne/n als sehr belastend wahrgenommen wird, nicht zuletzt aufgrund der oft fehlenden Ausbildung (Schlingen et al. 2020).

Da beim Selbstständigen-Modell kein Kollektivvertragslohn gilt, sind Tagsätze von durchschnittlich 50 Euro weiterhin möglich. Dazu kommt, dass es häufig die Vermittlungsagenturen sind, die das Betreuungsgeld festlegen und einheben und das Entgelt oftmals unter Zurückhaltung von Abschlägen oder Gebühren auszahlen (Leiblfinger und Prieler 2018; Steiner et al. 2019). Weil Personenbetreuer/innen als Selbstständige keinen Anspruch auf Entgeltfortzahlung im Krankheitsfall oder auf bezahlten Urlaub haben, sind sie oftmals unter starkem Druck, auch sehr belastende Arbeitsbedingungen zu akzeptieren, und sind auch hochgradig von den Vermittlungsagenturen abhängig. Selten verfügen Personenbetreuer/innen über Möglichkeiten, im Fall von Problemen ihre Rechte durchzusetzen, zumeist fehlt es ihnen dazu an Geld, Zeit, rechtlichen Kenntnissen sowie an Unterstützung (Karakayah 2010).

4.4.4 Gesellschaftliche Dimension der praktizierten Legalisierungspolitik

Die Familien, die 24-Stunden-Betreuung nützen, profitieren von der Rechtssicherheit. Durch die staatliche Förderung haben sich ihre Kosten durch die Legalisierung nicht erhöht, weil die Förderung den Sozialversicherungsbeitrag abdeckt. Die 24-Stunden-Betreuer/innen werden, unterstützt durch den medialen Diskurs, als quasi Familienangehörige konstruiert, wodurch auch auf politischer Ebene das Ideal der familiären Pflege und Betreuung aufrechterhalten werden kann (Karakayah 2010).

Individualisierung von Risiken
Durch die fortschreitende Entwicklung dieses privaten Pflegearrangements wird das bestehende System, in dem der Familie und dort zumeist den Frauen der Löwenanteil an Pflege und Betreuung überlassen wird, fortgeschrieben, ohne Notwendigkeit einer strukturellen Änderung. Die 24-Stunden-Betreuer/innen, die aus wirtschaftlich ärmeren Ländern kommen, haben die Chance, ein wesentlich höheres Einkommen als in ihren Herkunftsländern zu lukrieren. Die Entsenderstaaten profitieren von dieser „Pendlermigration" durch die Entschärfung ihrer wirtschaftlichen Probleme. Auch wenn sich die Nachfrage nach 24-Stunden-Betreuung dynamisch entwickelt, so bleibt der Nutzen nur wenigen Personen vorbehalten, die über die notwendigen finan-

ziellen Ressourcen und ausreichend Wohnraum verfügen. Gleichzeitig kann mit Lutz und Palenga-Möllenbeck (2010) von einer sich immer mehr verfestigenden Individualisierung von Betreuungsverpflichtungen gesprochen werden. Individualisierung deshalb, weil es vor allem die fehlenden Regelungen der Risiken sind, welche die 24-Stunden-Betreuung als „kostengünstige" Alternative ermöglichen. Die Risiken der Betreuungsarbeit und der Arbeitsbeziehungen bleiben bei den pflegebedürftigen Personen, deren Familien und den selbstständigen Betreuungskräften. Den 24-Stunden-Betreuer/inne/n bleibt die staatliche Absicherung und Anerkennung dadurch vorenthalten, dass Migration von „gering qualifizierten" Arbeitnehmer/inne/n medial als migrationspolitisch unerwünscht dargestellt wird.

Druck auf den Pflegesektor
Die fehlenden Regelungen und die damit einhergehenden Risiken sind aber nicht nur ein Problem der betroffenen Familien und der Personenbetreuer/innen, sondern schaffen massiven Druck auf den gesamten Pflegesektor, was Löhne, Qualifizierungs- und Qualitätsstandards sowie berufliches Selbstverständnis der professionell erbrachten Pflege und Betreuung betrifft. Dass den Personenbetreuer/inne/n Tätigkeiten zugemutet werden, die pflegerisch anspruchsvoll sind (z. B. in Zusammenhang mit Demenzerkrankungen) oder in den medizinisch-diagnostischen Bereich fallen, vermittelt das Bild, dass diese Tätigkeiten kein spezifisches fachliches Wissen und Können voraussetzen, womit die Professionalisierungsbestrebungen der Pflege konterkariert werden.

Indem die 24-Stunden-Betreuer/innen – unterstützt durch den medialen Diskurs – eine Rolle als „Familienangehörige" zugewiesen bekommen, wird ihnen auch die für die Interaktion so bedeutungsvolle Gefühls- und Emotionsarbeit (vgl. Absch. 1.5.2 und 1.5.3) zugewiesen. Diese Arbeitsbestandteile, die tatsächlich zentral sind für ein gutes Arbeitsergebnis (z. B. für Patientensicherheit) sowie für den Erhalt der Arbeitsmotivation und der Arbeitsfähigkeit der Pflegeperson, werden als selbstverständliche weibliche Kompetenz angesehen, die keinerlei fachliche Anforderungen stellt und voraussetzungslos erbracht werden kann.

Gleichzeitig wird, um die Kosten für die professionelle Pflege niedrig zu halten, die qualifizierte Pflege und Betreuung auf ihre instrumentellen Aspekte reduziert, die dann in zeitlich streng getakteten Einsätzen „abgearbeitet" werden müssen. Die in diesem Zusammenhang auch heute noch häufige Forderung seitens professioneller Organisationen, dass sich Pflege- und Betreuungskräfte emotional nicht zu sehr engagieren und Distanz wahren sollen, um das geforderte Arbeitspensum erledigen zu können und um sich so vor Überforderung zu schützen, wirkt sich kontraproduktiv auf das Wohl-befinden aller Beteiligten aus: Betreute sind in dieser Situation eher der Ge-fahr ausgesetzt, dass ihre Bedürfnisse und ihr Recht auf Selbstbestimmung übergangen wird, und die Pflege- und Betreuungskräfte erleben es als Be-lastung, keine nahe Beziehung zu den pflegebedürftigen Menschen eingehen zu können.

Die für die Pflege so zentrale Interaktionsarbeit (vgl. Abschn. 1.5) wird in dieser Konstruktion negiert und ausgegrenzt. Doch Interaktions- und Be-ziehungsarbeit als methodisches Spektrum qualifizierter Pflege lassen sich nicht ausgrenzen, sie müssen unter diesen Umständen „gegen" die vorherr-schenden Rahmenbedingungen geleistet werden, was zu erheblichen Be-lastungen und Gesundheitsgefährdungen für pflegende und gepflegte Perso-nen führt: Finden nicht ausreichend Gespräche mit den Patient/inn/en statt, können drohende Komplikationen nicht rechtzeitig bemerkt und geeignete Maßnahmen nicht eingeleitet werden, wie Studien nachwiesen (Griffiths et al. 2016; Shekelle 2013). Aber auch die Zufriedenheit der betreuten Perso-nen und deren Angehöriger leidet unter dieser Situation. Denn unter dem engen Zeitregime, dem die professionelle Pflege und Betreuung unterworfen ist, lässt sich nur schwer adäquat auf individuelle Bedürfnisse, Sorgen und Anliegen von Klient/inn/en und deren Angehörigen eingehen.

Nicht zuletzt führt das Negieren der Charakteristik der Pflege als Inter-aktionsarbeit auch dazu, dass Pflegepersonen ihre Tätigkeiten als einseitig belastend und wenig sinnstiftend empfinden und damit erhöhten arbeits-bedingten Erkrankungsrisiken ausgesetzt sind (Staflinger et al. 2019). Die negativen Folgen dieser erzwungenen Arbeitssituation werden im Kap. 3 „Who Cares?" dargestellt.

24-Stunden-Betreuung ist nicht nachhaltig

Diese Tendenzen sind keine ermutigenden Signale in Richtung der professio-nellen Pflege, die immer weniger ihr professionelles Selbstverständnis realisie-ren kann, da sie ihre Arbeit vorrangig nach ökonomischen Kriterien auszu-richten hat. Die diskursive Reduktion der qualifizierten Tätigkeiten auf ihre instrumentellen Aspekte hat zur Folge, dass dieses Berufsfeld wenig attraktiv erscheint, und verschärft dadurch in weiterer Folge den herrschenden Personal-mangel in der häuslichen Pflege und Betreuung.

Aus der Perspektive von Angehörigen und pflegebedürftigen Personen ist es angesichts der wenig flexiblen und fragmentierten Betreuungsangebote ver-ständlich, dass sie auf 24-Stunden-Betreuung zurückgreifen. Aus gesellschafts-politischer Perspektive ist die 24-Stunden-Betreuung kein Weg zur nachhaltigen Sicherstellung von Pflegeangeboten. Dies wird auch in einem aktuellen Bericht des Europäischen Wirtschafts- und Sozialausschusses (Genet et al. 2012) zum Ausdruck gebracht: Die Autor/inn/en kommen zu dem Schluss, dass diese Art der Pflege und Betreuung nicht nachhaltig ist, da die Arbeitsbedingungen von Pflege- und Betreuungspersonen an Ausbeutung grenzen und es für jene, die Pflege und Betreuung benötigen, schwierig ist, erschwingliche und qualitativ hochwertige Dienstleistungen zu finden.

Literatur

Bachinger, Almut (2020): 24-Stunden-Betreuung – gelungenes Legalisierungsprojekt oder prekäre Arbeitsmarktintegration? In: SWS-Rundschau 50/4:399

Ertl, Regina; Kratzer, Ursula; Leichsenring, Kai (2017): Hauskrankenpflege wissen – planen – umsetzen. 4. Auflage. Facultas, Wien

Famira-Mühlberger, Ulrike (2017): Die Bedeutung der 24-Stunden-Betreuung für die Altenbetreuung in Österreich. WIFO

Genet, Nadine; Boerma, Wienke; Kroneman, Madelon; Hutchinson, Allen; Saltman, Richard B (2012): Home care across europe. Current structure and future challenges. Observatory Studies Series 27 of the European Observatory on Health Systems and Policies. Hg. v. World Health Organization, Copenhagen. https://www.euro.who.int/__data/assets/pdf_file/0008/181799/e96757.pdf

Griffiths, Peter; Ball, Jane; Murrells, Trevor; Jones, Simon; Rafferty, Anne Marie (2016): Registered nurse, healthcare support worker, medical staffing levels and mortality in English hospital trusts: a cross-sectional study. In: BMJ Open 6/2

Karakayah, Juliane (2010): Prec(ar)ious Labor – Die biografische Verarbeitung widersprüchlicher Klassenmobilität transnationaler, care workers' aus Osteuropa. In: Care und Migration: Die Ent-Sorgung menschlicher Reproduktionsarbeit entlang von Geschlechter- und Armutsgrenzen. Hg. v. Apitzsch, Ursula; Schmidbaur, Marianne. Verlag Barbara Budrich GmbH, Opladen. S. 163–176

Krenn, Manfred (2003): Mobile Pflege und Betreuung als interaktive Arbeit: Anforderungen und Belastungen. FORBA-Forschungsbericht 3/2003, FORBA, Wien. https://www.forba.at/wp-content/uploads/files/36-FORBA%20FB%203_2003.pdf

Leiblfinger, Michael; Prieler, Veronika (2018): Elf Jahre 24-Stunden-Betreuung in Österreich. Eine Policy- und Regimeanalyse. Katholische Privat-Universität Linz, Linz. https://kidoks.bsz-bw.de/frontdoor/deliver/index/docId/1319/file/LiWiRei_9-Leiblfinger-Prieler.pdf

Lutz, Helma; Palenga-Möllenbeck, Ewa (2010): Care-Arbeit, Gender und Migration: Überlegungen zu einer Theorie der transnationalen Migration im Haushaltsarbeitssektor in Europa. In: Care und Migration. Die Ent-Sorgung menschlicher

Reproduktion entlang von Geschlechter- und Armutsgrenzen. Hg. v. Ursula Apitzsch, Marianne Schmidbaur Budrich, Opladen, S. 143–161

Medicus, Elisabeth; van Appeldorn, Ulrike; Wegleitner, Klaus (2012): Integrierte Palliativbetreuung zu Hause und im Pflegeheim – Ein Modellkonzept im Projekt Hospiz- und Palliativversorgung Tirol. In: Zu Hause sterben – Der Tod hält sich nicht an Dienstpläne. Hg. v. Wegleitner, Klaus; Heller, Andreas; Heimerl, Katharina. Hospizverlag. S. 379–386

Nagl-Cupal, Martin; Kolland, Franz; Zartler, Ulrike; Mayer, Hanna; Bittner, Marc; Koller, Martina Maria; Parisot, Viktoria; Stöhr, Doreen (2018): Angehörigenpflege in Österreich. Endbericht. Hg. v. BMASGK, Wien https://broschuerenservice.sozialministerium.at/Home/Download?publicationId=664

Österle, August (2016): 24-Stunden-Betreuung und die Transnationalisierung von Pflege und Betreuung: Aktuelle Dimensionen und wohlfahrtsstaatliche Implikationen. In: Im Ausland zu Hause pflegen – Die Beschäftigung von MigrantInnen in der 24-Stunden-Betreuung. Hg. v. Weicht, Bernhard; Österle, August. LIT Verlag Soziologie: Forschung und Wissenschaft, Wien. S. 247–269

Schlingen, Benjamin; Savcenko, Katja; Bienhaus Albert; Mösko, Mike (2020): Arbeitsplatzbezogene Belastungen und Ressourcen von ausländischen 24-Stunden-Betreuungskräften in deutschen Privathaushalten – eine qualitative Studie. In: Das Gesundheitswesen 82/02:196–201

Shekelle, Paul G. (2013): Nurse-Patient Ratios as a Patient Safety Strategy. A Systematic Review. In: Annals of Internal Medicine, 158/:404–410

Staflinger, Heidemarie; Seubert, Christian; Glaser, Jürgen (2019): Arbeitswissenschaftliche Analyse und Bewertung von Tätigkeiten in der Langzeitpflege – zentrale Ergebnisse. In: Österreichische Zeitschrift für Pflegerecht – Zeitschrift für Heim- und Pflegepraxis und Krankenanstalten 2/2019:60

Steiner, Jennifer; Prieler, Veronka; Leiblfinger, Michael; Benazha, Aranka (2019): Völlig legal!? Rechtliche Rahmung und Legalitätsnarrative in der 24h-Betreuung in Deutschland, Österreich und der Schweiz. In: Österreichische Zeitschrift für Soziologie 44/:1–19

Trukeschitz, Birgit; Hajji, Assma; Litschauer, Judith; Kieninger, Judith; Linnosmaa, Ismo (2018): Wie wirken sich Pflegedienste auf die Lebensqualität aus? In: Trendreport 1/2018/:15–17

5

Das Pflegeheim als Wohn- und Arbeitsplatz

Elisabeth Rappold

Ziel der stationären Langzeitpflege ist es, jenen Menschen, die – vorwiegend bedingt durch ihr fortgeschrittenes Alter – aufgrund ihres körperlichen und/oder geistig-seelischen Zustands nicht imstande sind, ein selbstständiges, unabhängiges Leben zuhause zu führen, eine Rund-um-die-Uhr-Betreuung zur Verfügung zu stellen. Menschen, die in ein Pflegeheim ziehen, leben und wohnen dort. Da Pflegeheime Wohngemeinschaften sind, die so organisiert sind, dass die Versorgung mit Essen, Trinken, Bettwäsche usw. in der Regel bereitgestellt wird und dass an diesem Ort Menschen zusammenleben, die sonst nicht zusammenleben würden, entstehen zwei Besonderheiten: Erstens arbeiten am Wohnort fremde Menschen und zweitens braucht es verbindliche Regeln.

In den Pflegeheimgesetzen der Länder[1] werden die Grundrechte festgeschrieben, wie die Wahrung der Menschenwürde, der Schutz der persönlichen Freiheit, die Wahrung und Förderung der Selbstständigkeit, Selbstbestimmung und Selbstverantwortung der Bewohner/innen und die Sicherung der Pflegequalität. In den Leitbildern der Pflegeheime wird beschrieben und

---

[1] Vgl. z. B. Wiener Wohn- und Pflegeheimgesetz; NÖ Pflegeheim-Verordnung; Pflegeheimgesetz Vorarlberg.

E. Rappold (✉)
Wien, Österreich
E-Mail: elisabeth.rappold@chello.at

93

erklärt, was sich die Bewohner/innen erwarten können. Das ist auch deshalb wichtig, weil zwei völlig verschiedene Perspektiven und damit Erwartungen aufeinander treffen: Für die Menschen, die dort leben, ist es der Wohnort, für die Menschen, die dort ihren Beruf ausüben, ist es ein Arbeitsort, – die Arbeitenden dringen in die Wohnorte der dort Lebenden ein. Als Konsequenz haben die Wohnenden oft das Gefühl, den Arbeitenden im Wege zu stehen, oder nehmen das Pflegeheim nicht als wirklichen Wohnort an.

In ganz Österreich wohnen etwas mehr als 75.000 Menschen in einem Pflegeheim (im Vergleich dazu: Klagenfurt hat 87.000 Einwohner/innen). Knapp 45.000 Pflege- und Betreuungspersonen arbeiten in Österreichs Pflegeheimen (Pflegedienstleistungsstatistik 2019), davon sind 84 Prozent österreichische Staatsbürger/innen, 16 Prozent haben eine andere Staatsbürgerschaft (Gesundheitsberuferegister 2019). Sechs von zehn Pflegeheimbewohner/inne/n sind Frauen, sieben von zehn Bewohner/inne/n haben Pflegestufe 4 oder höher (Statistik Austria 2018). Bei Pflegegeldstufe 4 sind mindestens 160 Stunden Pflege und Betreuung pro Monat notwendig, mit jeder Stufe wird der Pflegeaufwand höher und erfordert z. B. dauerhafte Bereitschaft oder unplanbare Betreuungsmaßnahmen (PVA 2020).

Aus der *Österreichischen interdisziplinären Hochaltrigenstudie* (ÖIHS) geht hervor, dass hochaltrige Frauen häufiger an mehreren chronischen Erkrankungen leiden, höhere Prävalenzen von Autoimmunerkrankungen aufweisen sowie häufiger an rheumatischen Erkrankungen, Schmerzsyndromen, Osteoporose und Demenz erkrankt sind als gleichaltrige Männer (BMASGK 2018; ÖPIA 2015). Mehr als 50 Prozent der Bewohner/innen von Alten- und Pflegeheimen sind älter als 85 Jahre, 30 Prozent sind zwischen 75 und 84 Jahre, 15 Prozent zwischen 60 und 74 Jahre alt, nur fünf Prozent sind jünger als 60 Jahre (Rappold und Juraszovich 2019).

Ältere Menschen sind hauptsächlich deshalb im Alten- und Pflegeheim, weil sie aufgrund chronischer Erkrankungen oder altersbedingter Einschränkungen in der Bewältigung des Alltags oder der Krankheit Unterstützung benötigen, die zuhause nicht mehr gewährleistet werden kann. Im Vordergrund der Arbeiten in diesen Einrichtungen steht daher auch Unterstützung in der Bewältigung der veränderten Lebenssituation und in den Aktivitäten des täglichen Lebens, Verhinderung von Komplikationen und Förderung der Lebensqualität bis zuletzt. Auch Maßnahmen aus dem Bereich medizinische Therapie und Diagnostik (wie Wundversorgung, Dauerkatheter-Pflege, Medikamentenmanagement) fallen an und müssen fach- und sachgerecht durchgeführt werden, damit Komplikationen oder Spitaleinweisungen vermieden werden, sie stehen aber nicht im Vordergrund.

Stationäre Angebote im Langzeitpflegebereich bieten verschiedene Wohnmöglichkeiten – die von Bundesland zu Bundesland unterschiedlich bezeichnet werden: Es gibt die Seniorenwohnhäuser oder Betreutes Wohnen, darin leben insbesondere selbstständige Menschen in kleinen Ein- bis Zweizimmerwohnungen. In Einrichtungen, die betreutes Wohnen anbieten, leben Menschen, die schon etwas Unterstützung in der Lebensführung benötigen, aber im Wesentlichen noch selbstständig zurechtkommen. Alten-/Pflegeheime sind für Menschen gedacht, die in den täglichen Verrichtungen pflegerische Unterstützung benötigen. Altenpflegeheime gibt es mit und ohne ärztliche Rund-um-die-Uhr-Betreuung. Häufig werden an einem Standort mehrere Wohnformen angeboten. Darüber hinaus bieten Pflegeheime auch Tagesbetreuung in den sogenannten Tageszentren an.

Moderne Pflegeheime haben sich geöffnet und sind nun Teil der lokalen gesellschaftlichen Aktivitäten. Die Entwicklung weg von den großen, unpersönlichen und de-individualisierten Einrichtungen der sechziger und siebziger Jahre, die tatsächlich Züge von „totalen Institutionen" nach Goffman bzw. von „gemäßigt totalen Institutionen" nach Koch-Straube aufwiesen, ist beachtlich, daher ist die Übertragung dieser Konzepte „auf die gegenwärtigen Einrichtungen […] nicht statthaft" (Heinzelmann 2004, S. 245). Insbesondere um die Rechte von Bewohner/inne/n zu stärken, gibt es heute die Bewohnervertretung und Bewohnerversammlungen. Die Bewohnervertretung arbeitet im Auftrag des Justizministeriums und berät kostenlos zu Fragen des Heimaufenthaltsgesetzes. Ihre Aufgabe ist es, das Grundrecht auf persönliche Freiheit von Menschen entsprechend dem Heimaufenthaltsgesetz zu schützen. Bewohnerversammlungen oder Bewohnerparlamente sind für die Beratung der Pflege-Einrichtungen in allen bewohnerbezogenen Angelegenheiten eingerichtet worden. Sie werden aus dem Kreis der Bewohner/innen gewählt und dienen als ständiges Organ zur Information und Beratung. Aber auch andere Aufsichtsorgane des Landes oder Bundes, wie die OPCAT-Kommission (Optional Protocol to the Convention against Torture and other Cruel, Inhuman or Degrading Treatment or Punishment), dienen dazu, Rechte und Sicherheit der Bewohner/innen zu schützen.

5.1 Wohnort Pflegeheim (mit Beiträgen von Bewohner/inne/n)

Durch die Gänge des Erdgeschosses des Pflegeheims hallt die Melodie von „La Paloma" und viele Stimmen singen beim Refrain laut mit. Es ist Musiknachmittag im Pflegeheim. Einige Bewohner/innen tanzen gemeinsam zur

Melodie längst vergangener Tage, andere schunkeln, auf Stühlen oder Rollstühlen sitzend, mit. Es scheint, als hätten alle Freude und genössen den Nachmittag. Viele der hier anwesenden Menschen sind hochbetagt, multimorbid und von Demenz betroffen. Sich gut zu fühlen, Lebensfreude zu verspüren und mit Freunden und Bekannten in Erinnerungen zu schwelgen, ist für Menschen, egal welchen Alters und mit welchen Erkrankungen, wichtig. Das Besondere an diesem Musiknachmittag ist, dass Personen zusammentreffen, die nur deshalb zusammen wohnen, weil sie zuhause nicht mehr allein zurechtkommen und die Hilfe anderer benötigen. Diese anderen sind die Angestellten des Pflegeheimes. Ein Pflegeheim ist also beides: der Wohnort für die Bewohner/innen und der Arbeitsort für die Angestellten. Während es für die Bewohner/innen darum geht, möglichst gut zu leben, ist es die Aufgabe der Pflegepersonen, dafür zu sorgen, dass die Bedarfe der Bewohner/innen erfüllt werden.

Allein oder gemeinsam?

Anders als beim Leben zuhause lebt man in einer Gemeinschaft, die man sich in der Regel nicht ausgesucht hat. Bewohner/innen sind mit Situationen konfrontiert, die sie zuhause nicht erleben würden. Und obwohl Gemeinschaft ein wichtiges Gut ist, kann sie nicht erzwungen werden. Damit das Zusammenleben im Pflegeheim gut gelingt, ist aktive Beziehungsgestaltung notwendig. Diese hat zweierlei Konsequenzen: Sie unterstützt den personzentrierten Zugang zu jedem einzelnen, und indem dieser gelingt, kann auch das Gefühl von Gemeinschaft, Dazugehören und Daheimsein leichter möglich werden. Für die Lebenszufriedenheit der Bewohner/innen im Pflegeheim ist es wichtig, dass sie selbst Entscheidungen treffen können (z. B. mit wem sie am Tisch sitzen, was sie selbst tun möchten und wo sie gerne Unterstützung hätten, ob angeklopft werden soll usw.) und dass sie die Möglichkeit haben, am Leben außerhalb des Pflegeheims teilzunehmen. (Riernößl 2010; Seidl et al. 2000; Seidl und Walter 2002)

Mehrwert des Pflegeheims

In einer Einrichtung zu leben bedeutet auch, sich an die dort geltenden Regeln und Übereinkommen zu halten. Dazu gibt es einen Heimvertrag. Die zwingenden Mindestinhalte dieses zivilrechtlichen Vertrags sind im Heimvertragsgesetz geregelt. Dies umfasst Unterkunft, Verpflegung, Betreuung und Pflege, die sonstigen medizinischen und therapeutischen Leistungen, die soziale Betreuung und das Entgelt (Heimvertragsgesetz idgF.). Darüber hinaus bieten Pflegeheime ganz unterschiedliche Freizeitangebote, an welchen

Bewohner/innen teilnehmen können. Allerdings besteht dazu keine Verpflichtung, ebenso wenig wie seitens der Einrichtung die Verpflichtung besteht, ständig für Unterhaltung zu sorgen. Die Angebote werden auch individuell unterschiedlich erlebt; während es den einen Spaß bereitet, sehen es andere, wie Frau Steiner, eher kritisch: *„Es gibt das Bingo, das sehe ich immer, wenn ich vorbeifahre, wenn ich zum Friseur gehe. Da sehe ich sie dann und dann machen sie auch verschiedenes anderes auch. Aber ich muss ihnen ehrlich sagen, wenn ich da vorbeifahre und ich höre da drinnen, wie die singen, dann habe ich das Gefühl, das ist ein Kindergarten und das ist, ist für mich so irgendwie ein bisserl entwürdigend, weil ich möchte sagen, ist das notwendig?"*[2]

5.1.1 Motivation und Erfolgsfaktoren für einen Wohnortwechsel

Die Entscheidung, in ein Pflegeheim zu übersiedeln, trifft niemand einfach; oft dauert es lange, bis sich der Gedanke formt. Im vorherigen Kapitel wurde deutlich, dass für viele Menschen das Zuhause-Leben über allem steht, allerdings lässt sich dieser Wunsch nicht immer erfüllen. Um herauszufinden, was der richtige Lebensort ist, wenn das Leben zuhause schwierig wird, gibt es Indizien, die man prüfen sollte. Einen Wohnortwechsel in Betracht zu ziehen empfiehlt sich beispielsweise dann, wenn selbstständiges Leben in den eigenen vier Wänden nur durch große Umbauten und Anschaffung zahlreicher Hilfsmitteln möglich wäre, wenn Angehörige, Freunde oder andere durch die Übernahme der Pflege und Betreuung überfordert wären, wenn die Beziehung zu den pflegenden An- und Zugehörigen zunehmend angespannt und belastet ist, wenn Arzt-, Frisörbesuche, Bankgeschäfte oder Einkauf nicht mehr erledigt werden können und Gefühle von Einsamkeit und Alleinsein entstehen. Auch wenn der Pflegebedarf viele Stunden täglich übersteigt und durch Komplexität gekennzeichnet ist, ist es vielleicht Zeit, an einen Wohnortwechsel zu denken.

Ein Wohnortwechsel ist aufregend und oft anstrengend. Das gilt auch für den Einzug in ein Pflegeheim, der professionell begleitet werden muss (Koppitz 2009). Menschen, die sich bewusst entscheiden, in ein Pflegeheim zu ziehen, fühlen sich wohler und sind zufriedener als jene, die dazu gezwungen wurden (Thiele-Sauer 2000). Besonders gut gelingt der Wohnortwechsel, wenn Gewohntes beibehalten und Geliebtes mitgenommen werden kann (Koppitz 2009). Die Gestaltung des Zimmers mit wichtigen Erinnerungs-

---

[2] Frau Steiner (Pseudonym): Interview im Rahmen eines Forschungsprojekts zur Lebensqualität, 2016.

stücken, Einrichtungsgegenständen oder Bildern ist wichtig, um sich in der neuen Umgebung wohlzufühlen. Auch die Begleitung durch An- und Zugehörige oder Freunde trägt zum Gelingen des Wohnortwechsels bei. Bereits im Vorfeld können einfache Maßnahmen getroffen werden, damit der Einzug gut gelingt. Wird ein Umzug geplant, kann das Heim besichtigt werden, um sich ein Bild vom Angebot und der Einrichtung zu machen.

Doch auch ein ungeplanter Heimeinzug kann zu einem positiven Ergebnis führen, wie das Interview mit Frau Huber zeigt: *„Ich bin in das Spital gegangen, [...] dann habe ich einen Lungeninfarkt bekommen und ich habe in das Heim müssen. Da war es so schön und es hat mir so gut g'fallen, dass ich gesagt hab, da bleib ich. Ich habe meine Wohnung dann verkaufen müssen und bin im Heim geblieben, dafür bin ich 11 Jahre dort".*[3] Frau Huber lebt nun seit 11 Jahren im Alten- und Pflegeheim und gehört damit einer Minderheit an. Mittlerweile leben Männer durchschnittlich 18 Monate und Frauen rund 35 Monate in einem Pflegeheim (Techtmann 2015).

5.1.2   Die Rolle von An- und Zugehörigen im Pflegeheim

Im ersten Halbjahr 2020 zeigte sich deutlich, wie wesentlich Empathie und Menschlichkeit für Bewohner/innen von Alten- und Pflegeheimen sind. Bedingt durch die Besuchseinschränkungen aufgrund der Covid-19-Pandemie versuchten Pflegepersonen, den Kontakt der Bewohner/innen zu ihren Angehörigen und Freunden aufrecht zu erhalten, entweder klassisch durch Telefonate oder aber mittels moderner Telekommunikationsmethoden. Dennoch war die Situation extrem belastend, sowohl für die Angestellten als auch für die Bewohner/innen.

Zum Schutz der Bewohner/innen trug das Pflegepersonal Schutzkleidung, Schutzmasken und Handschuhe, viele Heimbewohner/innen konnten ihre Pflegepersonen nicht mehr erkennen, sie sahen nicht nur fremd aus, sie klangen auch fremd – und das ist befremdlich. Wenn der Alltag durcheinander gerät, wenn nichts mehr Routine ist und auch die Gesellschaft von Mitbewohner/inne/n beschränkt wird, verunsichert das, insbesondere Menschen mit demenziellen Beeinträchtigungen, die die Bedeutung dieser Maßnahmen nicht nachvollziehen können.

Umso wichtiger ist es unter solchen Bedingungen, dass Pflegepersonen empathisch und verständnisvoll sind. Aus der Studie *Covid-19 in Alten- und Pflegeheimen* (BMSGPK 2020) sowie der S1-Leitlinie *Soziale Teilhabe und*

---

[3] Frau Huber (Pseudonym): Interview im Rahmen eines Forschungsprojekts zur Lebensqualität, 2016.

Lebensqualität in der stationären Altenhilfe unter den Bedingungen der CO-VID-19-Pandemie (DGP 2020) wissen wir, dass die Lebensqualität von Bewohner/inne/n maßgeblich von der Beziehung zu pflegenden Angehörigen und Freunden beeinflusst wird. Die COVID-19-Pandemie hat die Rolle von An- und Zugehörigen in Alten- und Pflegeheimen deutlich und die Komplexität der Situation sichtbar gemacht. Angehörige hören nicht auf, Angehörige zu sein, wenn der zu pflegende Angehörige in ein Pflegeheim zieht (Nagl-Cupal et al. 2018). Sie wollen sich, aufgrund der familiären Beziehung vor Pflegeheim-Eintritt oder auch aufgrund der gesellschaftlichen Erwartungen, weiterhin an der Pflege beteiligen, insbesondere im Sinne der rechtlichen Vertretung der Bewohner/innen.

Daher sieht sich das Pflegepersonal zwei Kundengruppen gegenüber, deren Erwartungen es gerecht zu werden gilt: den Bewohner/inne/n und den Angehörigen – wobei es pro Bewohner/in meist mehr als nur eine/n Angehörige/n gibt und diese nicht zwingend die gleiche Perspektive einnehmen und dieselben Erwartungen haben. Aktive Angehörigenarbeit und gemeinsames Arbeiten mit Angehörigen gehört mittlerweile zu den Aufgaben von Pflegeheimen, aufgrund der knappen Ressourcen bleibt dazu aber häufig zu wenig Zeit, was Missverständnisse fördert. Eine gemeinsame Sorge der Angehörigen und des Pflegepersonals tragen aber dazu bei, dass die Integration der Bewohner/innen in ein Pflegeheim gelingt. Dazu braucht es ein gegenseitiges Verständnis für die jeweiligen Möglichkeiten und Aufgaben und von allen Seiten die Bereitschaft, sich aufeinander einzulassen. Dass diese nicht von Haus aus vorhanden ist, bestätigen Engel et al. (2012), denn sowohl Angehörige als auch Mitarbeiter/innen scheinen davon auszugehen, *„dass den jeweils anderen eine wichtige Voraussetzung für den angemessenen Umgang mit dem jeweiligen demenzkranken Bewohner fehlt: Für Angehörige besteht diese zentrale Voraussetzung in dem biografischen Wissen der individuellen Lebensgeschichte des Demenzkranken, das professionelle Pflegekräfte nicht in dem Umfang haben können wie sie selbst. Und aus der Sicht der Mitarbeiter ist das professionelle medizinische, pflegerische Wissen um Demenzerkrankungen zentrale Voraussetzung für einen angemessenen Umgang mit Demenzkranken, über das Angehörige nicht in dem Ausmaß verfügen wie sie"* (Engel et al. 2012, S. 92). Insbesondere Menschen mit demenziellen Beeinträchtigungen brauchen aber ein Umfeld, welches durch „vertrauensvolle und von emotionaler Wärme geprägte Beziehung zu anderen Personen, also zu Angehörigen, Betreuenden und professionell Pflegenden," geprägt ist (Rappold und Pfabigan 2019).

5.1.3 Ein guter Wohnort braucht viele Professionen

Immer wieder muss betont werden, dass Pflegeheime trotz komplexer medizinischer und pflegerischer Ausstattung nicht die kleinen Brüder oder Schwestern des Spitals sind. In einem Pflegeheim leben Menschen, die pflegerische und/oder medizinisch-therapeutische Unterstützung brauchen, in der Regel sind keine Ärzte oder Ärztinnen in den Häusern anwesend. Das heißt, diplomierte Gesundheits- und Krankenpfleger/innen müssen laufend einschätzen, wie es den Bewohner/inne/n geht, müssen erkennen, ob und in welcher Weise sich ihr Gesundheitszustand verändert – und das in Bezug auf viele Krankheitsbilder bzw. Zustände, von der Beatmung über chronische Wunden bis hin zu psychiatrischen oder gerontopsychiatrischen Erkrankungen, – ob Gefahr in Verzug ist oder jemand stirbt. Das setzte umfangreiches pflegerisches, aber auch medizinisch-therapeutisches Wissen und insbesondere Kompetenzen in der ethischen Entscheidungsfindung voraus. Von ihrer Entscheidung ist alles weitere Vorgehen abhängig. Während der Besuchseinschränkungen in der Covid-19-Pandemie wurden deutlich mehr Kompetenzen aus dem § 15 GuKG an das Pflegepersonal übertragen, dies hat sich bewährt und soll weiterhin beibehalten werden (BMSGPK 2020).

Das Zusammenwirken der verschiedenen Berufe in Pflegeheimen wird von diplomierten Gesundheits- und Krankenpflegepersonen organisiert. Ist eine individuelle Pflegesituation besonders komplex oder neu, so wird sie von diplomierten Pflegepersonen übernommen. Pflege ist Interaktionsarbeit (vgl. 1.5). In Pflegeheimen ist es von besonderer Bedeutung, dass für diese Interaktionsarbeit ausreichend Zeit vorgesehen wird. Zwar sind viele Aufgaben und Tätigkeiten sehr standardisiert und können über viele Wochen und Monate ohne große Veränderungen durchgeführt werden. Tritt aber eine Veränderung ein, ist rasches Handeln geboten, um negative Folgen abzuwenden.

Auf diese Veränderungen können diplomierte Pflegepersonen nur reagieren, wenn sie regelmäßig mit den Bewohner/inne/n in Kontakt sind. Obwohl viele Tätigkeiten von Pflegefachassistent/inn/en, Pflegeassistent/inn/en und Fachsozialbetreuer/inne/n übernommen werden können, darf der Blick der diplomierten Pflegeperson nicht verloren gehen. Eine wesentliche Aufgabe der Pflege ist es, anwaltschaftlich zu handeln, was auch bedeutet, sich für einen angemessen Personalschlüssel und eine zielführende Berufsgruppenzusammensetzung stark zu machen, weil auch das wesentlich dazu beiträgt, dass pflegebedürftige Menschen gut betreut werden können.

Wohnen und Leben bedeutet auch, dass der Wohnraum sauber sein soll, dass Kaffee und Tee angeboten oder Beschäftigung organisiert wird. Das heißt, dass viele Professionen zusammenwirken müssen, um einen Heimbetrieb aufrecht zu erhalten. Neben Pflege-, Küchen-, Reinigungs- und Verwaltungspersonal, Techniker/inne/n, Hausmeister/inne/n braucht es auch Seniorenanimateure/-animateurinnen oder ehrenamtliche Mitarbeiter/innen, die sich um die Bewohner/innen kümmern.

Bei alledem geht es darum, den Bewohner/inne/n trotz der Einschränkungen ein angenehmes Leben zu ermöglichen, sie in ihrer Selbstbestimmtheit zu unterstützen und dafür zu sorgen, dass sie sich wohlfühlen. Oft sind es die einfachen Dinge im Leben, die dazu beitragen, wie uns Frau Jamnig wissen lässt: *„Ich hab' a Zimmer mit an großen Fenster. Ich seh die ganze Gegend, ich seh die ganze Natur, den weiten Himmel. [...]. Ich hab' jetzt Zeit genug, dass ich mi selber kennenlern. Da kommt ma auf so viel drauf was, früher wichtig war und was total unwichtig ist. I muss sag'n, in die 15 Jahr hab ich sehr viel g'lernt. Und ich bin immer noch da.* "[4]

5.2 Arbeitsplatz Pflegeheim

„Es gibt nix Schöneres, als im Pflegeheim zu arbeiten! Ich kann mich immer entscheiden, ob ich eher sozialbetreuerische Aufgaben machen möchte oder doch lieber (grund)pflegerische – und das jeden Tag. Und obwohl ich schon so lange – 30 Jahre – im Beruf bin, staune ich immer, was es alles gibt. Ich bin so lange dabei und lerne jeden Tag was Neues – in welchem Beruf gibt es bitte so was?"[5]

Üblicherweise sind Arbeitsstätten jene baulichen Anlagen, zu welchen die Arbeitenden im Rahmen ihrer Arbeit Zugang haben: z. B. Arbeitsräume, Gänge, Stiegenhäuser, Lager, Maschinenräume, Sanitärräume und Räume zum Aufenthalt während der Arbeitspausen (Arbeitsinspektion.gv.at 2020). Aber im Fall des Pflege- oder therapeutischen Personals oder auch von Putzkräften im Pflegeheim sind auch die Privaträume der Bewohner/innen Arbeitsstätten. Üblicherweise sind Häuser und Wohnungen von Menschen tabu, Gäste werden explizit eingeladen, kein Fremder hat ohne Aufforderung Zugang. Im Pflegeheim hingegen ist das Absperren des Zimmers oder die Einladung von Gästen in den persönlichen Wohnraum eher die Ausnahme als die Regel. Daher muss es für die im Pflegeheim Arbeitenden selbstverständlich sein, an der Zimmertür zu klopfen und den Anspruch der Bewohner/innen auf Privatsphäre zu respektieren.

---

[4] Frau Jamnig (Pseudonym), leidet an multipler Sklerose: Interview im Rahmen eines Forschungsprojekts zur Lebensqualität, 2016.
[5] DGKP, seit 30 Jahren in der Altenpflege tätig: Persönliches Gespräch, 2020.

Aber nicht nur das persönliche Territorium kann, beabsichtigt oder unbeabsichtigt, verletzt werden. Auch durch pflegerische Handlungen können sowohl die Autonomie als auch die Privatheit und der persönliche Raum verletzt werden. Das zu vermeiden ist wesentlich komplexer als „nur" an der Zimmertür zu klopfen. Pflegerisches Handeln bewegt sich häufig an der Kippe zur Grenzüberschreitung, wo Privatsphäre, Würde oder Schamgefühle verletzt werden. In den Gesetzen und Verordnungen der Länder werden diese Aspekte zwar geregelt (Rechnungshof 2020), aber sie im Alltag umzusetzen erfordert eine tägliche Auseinandersetzung mit eigenen Werten und den Werten der Bewohner/innen. Dies wiederum erfordert ein permanentes Arbeiten an Werten und Wertvorstellungen und gelingt nur dann systematisch, wenn es als Aufgabe der Führungskräfte verstanden wird. Die Pflegenden müssen befähigt werden, ethische Dimensionen im täglichen Handeln zu erkennen und sich bewusst zu machen, dass ihr zentraler Arbeitsplatz der intimste Lebensbereich des betreuten Menschen (Schlafzimmer und Bad) ist. Diese Herausforderung ist täglich zu bewältigen.

Neben der Besonderheit, dort zu arbeiten, wo andere wohnen, ist auch die Arbeitsbelastung hoch. In den letzten Jahren setzten sich Forschungseinrichtungen mit der Arbeitssituation in österreichischen Pflegeheimen auseinander. Dabei zeigte sich, dass die personelle Situation eher angespannt ist. Insbesondere psychische und physische Belastungen spielen dabei eine Rolle. So berichten 68 Prozent der Befragten in der Nordcare-Studie von permanenter körperlicher Erschöpfung. 21 Prozent geben an, regelmäßig (mindestens einmal pro Woche) körperlicher Gewalt ausgesetzt zu sein, rund ein Drittel berichtet davon, von Pflegebedürftigen bzw. deren Angehörigen beschimpft zu werden. Knapp die Hälfte der Befragten gibt an, dass sich die Situation in den letzten Jahren verschlechtert hat. Sie führen dies auf fehlendes Personal, mangelnde Zeitressourcen bei gleichzeitig gestiegenen Anforderungen zurück (Bauer et al. 2018, S. 17). Löffler und Steininger kommen zum Schluss, dass aufgrund zu knapper Ressourcenausstattung in den Alten- und Pflegeheimen in vielen Fällen eine qualitativ hochwertige Pflege nicht sichergestellt werden kann, insbesondere das „Arbeitstempo, Zeitdruck, die Personalsituation und der vorgegebene Arbeitsrhythmus sowie das nicht immer leistungsorientierte Entlohnungssystem werden daher auch von allen Mitarbeiter/inne/n als zentrale Belastungsfaktoren gesehen" (Löffler and Steininger 2013, S. 149). Für Oberösterreich werden die belastenden Faktoren in der Studie von Staflinger (2019) umfassend beschrieben. Es gibt wohl ein Bündel an Faktoren, die als belastend wahrgenommen werden: Das sind einerseits Faktoren, die aus der Art der Erkrankung der Bewohner/innen resultieren (z. B. Demenz), andererseits solche, die von der Organisation beeinflusst werden (wie Arbeits-

umgebung, Personalausstattung, Teamstruktur, Führungsstil, Entwicklungsmöglichkeiten) oder auch personale Faktoren, die für jeden Mitarbeiter/jede
Mitarbeiterin individuell verschieden sein können (Junk 2007).

Auch diplomierte Gesundheits- und Krankenpflegepersonen sehen Möglichkeiten, im Beruf alt zu werden, wie dieses Zitat einer diplomierten Pflegerin ausdrückt, die seit 30 Jahren im Beruf ist: *„Außerdem kann ich, wenn ich
alt bin, genauso arbeiten wie bisher. Was Jüngere mit der Kraft machen, mache ich
dann halt mit den Hilfsmitteln – jetzt werden sie halt nicht richtig genutzt".*[6]

5.2.1 Demenz als besondere Herausforderung

Pflegeheimbewohner/innen leiden in der Regel an einem „fortgeschrittenen
und die Selbsthilfefähigkeit massiv beeinträchtigenden Funktionsverlust"
(ÖPIA 2015, S. 36), ihre psychischen, physischen und sozialen Fähigkeiten
nehmen also gemeinhin weiter ab. Etwa acht von zehn Pflegeheimbewohner/
inne/n haben irgendeine Form kognitiver Beeinträchtigung (Auer et al. 2018),
am häufigsten eine Form von Demenz. Es versteht sich von selbst, dass adäquate Pflege von Menschen mit demenziellen Beeinträchtigungen nur mit
ausreichendem und gut qualifiziertem Personal möglich ist. Die derzeit an-
gespannte personelle Situation in der Langzeitpflege steht diesem Ziel oft
im Wege.

Für Menschen mit demenziellen Beeinträchtigungen ist insbesondere personzentrierte Pflege der Zugang der Wahl und wird auch immer häufiger an-
gewendet. Personzentrierte Pflege bedeutet, das Person-Sein zu erhalten und
zu stärken, dies gelingt in erster Linie über eine positive Beziehungsgestaltung
und wertschätzende Haltung (Kitwood et al. 2016; Rappold und Pfabigan 2019).

Die Herausforderung in der Pflege von Menschen mit Demenz liegt darin,
dass Beziehungen nicht standardisierbar sind, sondern sich in jedem Moment
neu gestalten. Das bedeutet, dass sich Mitarbeiter/innen einer Einrichtung
jeden Tag neu auf individuelle Situationen einlassen müssen. Menschen mit
Demenz können an einem Tag orientiert und zu einem Gespräch bereit sein,
am nächsten verwirrt und ängstlich. Ein Verstehensprozess muss also voraus-
gehen, um eine vertrauensvolle Beziehung herzustellen. So wird den Gepflegten Selbstbestimmtheit und Würde ermöglicht und erst auf dieser Basis
können funktionale Anteile professionellen Handelns (z. B. Verbandwechsel)
umgesetzt werden.

---

[6] DGKP, seit 30 Jahren in der Altenpflege tätig: Persönliches Gespräch, 2020.

Veränderungen von Menschen mit demenziellen Beeinträchtigungen sind schleichend, äußern sich durch Merkschwäche, Antriebsschwäche, Persönlichkeitsveränderungen, Orientierungsabbau, Wahrnehmungs- und Denkstörungen bis hin zu Wahnvorstellungen, verlangsamte oder unpräzise Sprache, Wortfindungsstörung, aber auch durch körperlichen Abbau (z. B. Harn- und/oder Stuhlinkontinenz, Schluckstörungen). Menschen im Pflegeheim befinden sich meist in einem eher fortgeschrittenen Stadium der Erkrankung, das heißt, es liegen schon Wahrnehmungs- oder Denkstörungen vor, oft begleitet von körperlichen Beeinträchtigungen. Die Aufgabe des multiprofessionellen Teams ist, jeden Bewohner/jede Bewohnerin individuell so zu pflegen und zu betreuen, dass Selbstständigkeit und Autonomie möglichst lange erhalten bleiben und Erkrankungen möglichst langsam fortschreiten. Das bedeutet, dass für jeden dementen Menschen ermittelt werden muss, was für diesen die richtigen pflegerischen bzw. therapeutischen Angebote sind. Dafür stehen den Pflegepersonen Assessment-Instrumente zur Verfügung, mit deren Hilfe sie herausfinden können, was die Besonderheiten und der Bedarf einer Person sind, wo sie Unterstützung benötigt, über welche Ressourcen sie verfügt und was ihre Wünsche für die verbleibende Lebenszeit sind.

5.2.2   Spezielle Instrumente und Methoden

Wie wichtig die richtigen Pflegemethoden oder -konzepte sind, beschreibt Frau Jamnig: *„Also bei mir war es so arg, die haben mich nicht richtig vom Bett herausbekommen. Dann haben sie es mit Kinästhetik gemacht und seither ist es kein Problem. Aber vorher haben sie mich quer gelegt und dann in die Höhe zogen und ich habe mir gedacht, das Kreuz bricht mir ab. Aber dann ist eine Schwester von der unteren Station gekommen und hat gezeigt, wie man das macht: auf die Seite drehen und Kopf in die Höh' und hinter dem Kopf und die Füße mit einer Bewegung vom Bett hinaus und seither geht es. Es ist angenehmer und ohne Schmerzen. Und jetzt haben alle bei uns, die ganzen Schwestern, den Kinästhetikkurs gemacht. Es ist ein großer Unterschied und ich bin zufrieden".*[7]

Gerade die Covid-19-Pandemie hat gezeigt, dass es einen Informationsmangel über die Wünsche zur verbleibenden Lebenszeit gibt. Deshalb sollte das Instrument „Vorsorgedialog" stärker genützt werden. Denn in Zeiten einer Epidemie oder Pandemie läuft die „Entscheidungsfindung für den Notfall oftmals nach akutmedizinischen Standards ab, ohne dass das Therapieziel, die medizinische Indikation und die Einwilligung der betroffenen Person in

---

[7] Frau Jamnig (Pseudonym), leidet an multipler Sklerose: Interview im Rahmen eines Forschungsprojekts zur Lebensqualität, 2016.

einem gründlichen Vorausplanungsprozess (z. B. Vorsorgedialog) geklärt wurden" (DGP-Leitfaden, Feddersen et al. 2020).

Biografie-Arbeit

Für Krisenzeiten – aber nicht nur für diese – ist es wichtig, biografisch Bedeutsames herauszufinden und zu wissen, was einem Menschen für seine verbleibende Lebenszeit wichtig ist. Kennen Pflegepersonen die Lebensgeschichte von Menschen mit demenziellen Beeinträchtigungen, können Signale im Verhalten erkannt werden und in die Pflege einfließen.

Erst durch Biografie-Arbeit kann es gelingen, die noch vorhandenen Fähigkeiten, Selbstvertrauen oder Sicherheit zu fördern, zu erhalten und Erinnerungsinseln zu festigen. Herausfordernd wird Biografie-Arbeit dann, wenn Menschen unterschiedlicher Kulturen aufeinandertreffen, denn eine Biografie kann immer nur vor dem Hintergrund der kulturellen Eigenheiten verstanden werden. Treffen Personen unterschiedlicher Kulturen aufeinander (sowohl im Personal als auch unter den Bewohnerinnen und Bewohnern), wird das Einordnen biografischer Besonderheiten eine komplexe Aufgabe und erfordert große Achtsamkeit darauf, dass das Ergebnis nicht durch kulturelle Vorurteile verfärbt wird. Im Zuge dieser Arbeit ist es wichtig herauszufinden, welche Bedeutung z. B. körperliche Zuwendung im Leben der Betroffenen spielte – insbesondere deshalb, weil Menschen bei fortschreitender Erkrankung ihren Körper weniger bewusst wahrnehmen und sich zunehmend in sich selbst zurückziehen. Dann wird das biografische Wissen der Pflegenden umso bedeutsamer.

Alle Sinne stimulieren

Den Pflegepersonen stehen zahlreiche Möglichkeiten zur Verfügung, um die Situation der pflegebedürftigen Menschen zu verbessern; eine davon ist Basale Stimulation. Basale Stimulation nutzt Berührung als pflegerische Handlung im Rahmen der Körperpflege, im Rahmen der Lagerung oder durch gutsitzende Kleidung, um den Körper wieder bewusster wahrzunehmen (Bienstein und Fröhlich 2016). Mit dem Fortschreiten einer Erkrankung nimmt die Fähigkeit ab, Bewegungen selbstständig auszuführen. Zunächst hilft es noch, wenn Pflegende verbale Anleitungen geben. Wenn das nicht mehr wirkt, hilft es, die Bewegungen zu führen. Zunächst reicht noch einfache Unterstützung, aber es kann sich so entwickeln, dass die Intensität des Führens zunehmen muss, bis die Pflegeperson das Ausführen der Bewegungen vollständig übernimmt. (Rappold und Pfabigan 2019)

Eine wesentliche Aufgabe von Pflegepersonen ist es, gesundheitsfördernde Maßnahmen zu setzen und die Sinneswahrnehmungen zu stimulieren, wenn diese zunehmend schwächer werden. So kann der Tastsinn gefördert werden, indem Pflegepersonen positiv besetzte Materialien (Blumen, Stoffe, Holz usw.) in das Leben und den Tagesablauf integrieren.

Auch der Gleichgewichtssinn kann in Mitleidenschaft gezogen sein und gefördert werden. Tanzen, Wiegen, Schaukeln und andere rhythmische Bewegungen fördern den Gleichgewichtssinn. Ob die eingesetzten Methoden passen oder nicht, Freude bereiten oder nicht, wird stark von der Geschichte eines Menschen bestimmt.

Mit Veränderungen im Geschmackssinn nimmt auch der Wunsch nach Nahrungsaufnahme ab. Durch geschickte Kombination von olfaktorischer Stimulierung mit attraktiv angerichtetem Essen, einer angenehmen Atmosphäre zu den Mahlzeiten sowie den Schluckfähigkeiten angepasster Konsistenz kann die selbstständige Nahrungsaufnahme gefördert werden. Verlieren Bewohner/innen die Kompetenz, selbstständig zu essen, können anfänglich verbale Hilfestellungen hilfreich sein. Die Kompetenz der Pflegenden liegt darin, erstens gesundheitsfördernde und lebensqualitätserhaltende Elemente in den Alltag einzubauen und zweitens im Krankheitsverlauf zu erkennen, wann die Betroffenen welche Unterstützungsleistung benötigen und ab wann Risiken, z. B. für Verschlucken, vorliegen, die präventive Maßnahmen erfordern (z. B. Veränderung der Nahrungskonsistenz).

5.3   Krisenherd Pflegeheim

Noch nie war das Berufsbild der Gesundheits- und Krankenpflege medial so präsent wie in den letzten Monaten. Die weltweite COVID-19-Pandemie ist an Österreich nicht spurlos vorübergegangen, eine Krise, die die ganze Welt nach wie vor in einen Ausnahmezustand versetzt und stark beeinträchtigt. in dieser Phase werden alle wirtschaftlichen Ziele der Gesundheit der Bevölkerung und der Bekämpfung der Pandemie untergeordnet. Stärken und Schwächen der Gesundheitssysteme – weltweit bis hin zum Kollaps einzelner – werden erbarmungslos sichtbar. Noch nie haben Gesundheitsberufe, allen voran die Pflege, so viel Aufmerksamkeit und Wertschätzung weltweit und in der österreichischen Bevölkerung bekommen.

Während der ersten Phase der Covid-19-Pandemie war eines der zentralen Ziele diverser Erlässe und Empfehlungen, die Bevölkerung vor möglicher Infektion zu schützen, damit das Gesundheitssystem nicht „überlastet" wird. Damit ist gemeint, dass für Menschen mit einem sehr schweren

Erkrankungs-verlauf ein Intensivbett zur Verfügung stehen soll und gleichzeitig auch jenen Menschen, die an anderen schwerwiegenden Gesundheitsproblemen leiden, die entsprechende intensivmedizinische Behandlung
ermöglicht werden kann.

Wie auch in allen anderen gesellschaftlichen Bereichen ist das Leben in
Pflegeheimen in Zeiten der Covid-19-Pandemie von Unsicherheit gekennzeichnet. Gerade in der ersten Phase im Frühjahr 2020 fehlte es an gesichertem
Wissen. Insbesondere Pflegeheime sind seit dem Ausbruch der Pandemie in
besonderem Maße mit neuen, risikoreichen Situationen konfrontiert, weil die
meist alten Bewohner/innen besonders gefährdet sind, an Covid-19 zu erkranken, einen schweren Verlauf zu erleiden und auch daran zu versterben
(Comas-Herrera et al. 2020; De Leo & Trabucchi in DGP 2020). Dazu
kommt die Dichte des Wohnens, während eigentlich Distanzhalten angesagt
wäre: Im Pflegeheim, dem Zuhause der Bewohner/innen, werden Aufent-
halts- und Speiseräume geteilt und finden gemeinsame Aktivitäten statt, die
den Bewohneralltag strukturieren und soziale Teilhabe ermöglichen.

Als Reaktion auf die besondere Gefährdungslage alter Menschen wurden
Bewohner/innen von Pflegeheimen mit wesentlich rigoroseren Schutzmaßnahmen konfrontiert als beispielsweise Menschen, die zu Hause gepflegt werden, oder auch der Rest der Gesellschaft (DGP 2020). Die Einrichtungen
verhängten, teilweise auf Basis behördlicher Empfehlungen, aber auch aus
eigenem Antrieb, konsequente Besuchs- und Betretungsverbote, auch für therapeutische und soziale Dienste, mobile Dienste der Palliativversorgung sowie
für ehrenamtliche Helfer/innen. Noch dramatischer war jedoch das er-
zwungene Wegbleiben pflegender Angehöriger. Diese übernehmen auch in
Pflegeheimen eine wichtige Rolle, sei es durch Unterstützung bei der Essens-
eingabe, durch Spazierengehen mit den Angehörigen, geistige Stimulation
oder Mobilisation. Ihr Wegbleiben reduzierte nicht nur die körperliche
Aktivität der Bewohner/innen, sondern auch die soziale, kognitive und senso-
motorische Stimulation, was sich wiederum nachteilig auf das psychosoziale
Wohlbefinden auswirkte (Plagg et al. 2020). Auch ärztliche Visiten wurden
eingeschränkt. Anders als privat wohnende Menschen, denen erlaubt war,
Einkäufe und Arztbesuche zu erledigen oder Spaziergänge zu machen, wurde
für Bewohner/innen von Pflegeheimen oftmals eine De-facto-Ausgangssperre
verhängt (Dingens 2020). Die Besuchsverbote galten für alle gleichermaßen,
also auch für gesunde Bewohnerinnen und Bewohner.

Am Beginn der Pandemie im Frühling 2020 gab es kaum Diskussion oder
Reflexion über die Verhältnismäßigkeit der Maßnahmen in Hinblick auf die
individuellen Bedürfnisse und den Schutz des Gemeinwohls, über die Ausgewogenheit zwischen Gemein- und Eigenwohl, zwischen Fremd- und Selbst-

schutz oder über die Angemessenheit der Maßnahmen in Abwägung zwischen körperlicher Gesundheit und psychosozialem Wohlbefinden.

Zu den zentralen Aufgaben von Einrichtungen der Langzeitpflege gehört es, für das Wohlergehen der Bewohner/innen zu sorgen und dabei – wie im österreichischen Heimaufenthaltsgesetz festgehalten ist – die persönliche Freiheit dieser Menschen und ihre Menschenwürde unter allen Umständen zu achten und zu wahren. Darüber hinaus sind „Freiheitsbeschränkungen nur dann zulässig, soweit sie im Verfassungsrecht, in diesem Bundesgesetz oder in anderen gesetzlichen Vorschriften ausdrücklich vorgesehen sind" (HeimAufG idgF).

Schutz oder Schaden?

Grundrechte gehen nicht verloren, nur weil man alt und gebrechlich ist und im Pflegeheim wohnt. Sie dürfen nur dann eingeschränkt werden, wenn keine alternativen Möglichkeiten zur Verhütung und Behandlung von Infektionen bestehen. Gerade was Bewohner/innen betrifft, die ganz offensichtlich weder infiziert waren noch als „Verdachtsfall" galten, stellt sich die Frage nach der Rechtsgrundlage für die verhängten Bewegungseinschränkung bzw. die Besuchs- und Begleitungsverbote für Angehörige sowie therapeutische und psychosoziale Dienste.

Die Quarantänemaßnahmen, die in den Pflegeheimen zum Schutz der Menschen umgesetzt wurden, bergen allerdings nicht nur die Gefahr von Menschenrechtsverletzungen, sondern auch das Risiko negativer Folgen für die Gesundheit und das Wohlergehen gerade jener Menschen, die geschützt werden sollten. Als wissenschaftlich belegt gilt, dass für ältere Menschen als negative Folgen der Schutzmaßnahmen ein hohes Risiko körperlicher und sozialer Distanzierung bis hin zu höherer Sterblichkeit besteht (DGP 2020).

Eine Pflegedienstleiterin schildert dazu ihre Erfahrungen aus der ersten Phase des Lockdowns im Frühjahr 2020: *„Man kann direkt zusehen, wie diese Menschen depressiv werden und ‚verfallen'. Unsere Bewohner/innen sind zwar – anders als in Privathaushalten – niemals ganz allein. Es ist bei uns ja immer jemand da. Aber wir können niemals die Beziehungen und die Menschen, die sie lieben, ersetzen. Das ist das große Problem. Dazu kommt noch die große Langeweile, die mindestens gleich schlimm wie eine Isolierung ist. Bei manchen Bewohner/inne/n war bereits nach drei Tagen deutlich ein massiver ‚Abbau' wahrnehmbar. Viele haben auch gesagt: ‚Ich will lieber sterben, als dass ich Meine nicht mehr sehe'."* (Platzer 2020, S. 438).

Seitens der Einrichtungen wurde viel unternommen, um Einsamkeit und Isolation vorzubeugen, aber selbst ein flächendeckender Einsatz von Smartphones oder Tablets kann den persönlichen Kontakt, der meist mehr ist als nur das Austauschen von Informationen, nicht ersetzen. Auch die Gruppenaktivitäten in den Einrichtungen wurden von manchen Bewohner/inne/n schmerzlich vermisst. Allerdings zeigte die Krise auch, dass elektronische Medien verstärkt in den Alltag integriert werden können und dass die Berührungsängste nicht so hoch sind, wie zunächst vermutet. Es hat sich auch gezeigt, dass durch weniger Außenkontakte die Innenkontakte neue Bedeutung bekamen und sich Bewohner/innen miteinander unterhielten, die vor der Krise kaum Kontakt hatten.

Dass in der ersten Phase der Pandemie über Pflegeheimbewohner/innen wesentlich strengere Schutzmaßnahmen verhängt worden sind als über den Rest der Gesellschaft und dabei Grundrechtsverletzungen sowie evidente negative Auswirkungen von Isolation und Einsamkeit in Kauf genommen wurden, macht sichtbar, wie ungleich die öffentliche und politische Aufmerksamkeit zwischen geriatrischer Langzeitpflege und Akutbereich verteilt ist. Stefan Dingens bringt dieses Problem pointiert auf den Punkt: *„In der öffentlichen Wahrnehmung sind die Pflegeheime das Problem und die Krankenhäuser die Lösungsanbieter?!"* (Dingens 2020, S. 78).

Diese „chronifizierte strukturelle Ungerechtigkeit", die auch altersdiskriminierend ist, trifft Bewohner/innen und Mitarbeitende der geriatrischen Langzeitpflege gleichermaßen. In Langzeitpflege-Einrichtungen sind Angehörige der Pflegeassistenz in der Überzahl, häufig Personen mit Migrationshintergrund und mäßigen Kenntnissen der Landessprache. Personal ist nur schwer zu finden. Ob als Folge oder Ursache – das lässt sich nicht so einfach sagen – sind die Bezahlung und das Image der Altenpflege schlecht. Die strukturelle Ungerechtigkeit zeigte sich auch darin, dass es in der geriatrischen Langzeitpflege längere Zeit eklatant an Schutzmaterial fehlte. Schutzbekleidung zu beschaffen blieb zunächst den einzelnen Trägern beinahe ausschließlich selbst überlassen. Eine Umfrage des Vereins *Lebenswelt Heim* ergab, dass noch in der sechsten Pandemiewoche lediglich 48 Prozent der Pflegeheime über ausreichende Schutzausrüstung verfügten (Hartinger und Wild 2020).

Cooperation in Wrongdoing

Die Personalsituation in den Pflegeheimen hat sich in der ersten Covid-19-Welle zugespitzt. Schon vorher war die Personaldecke äußerst dünn, nun wurde die Situation durch erkranktes Personal oder solches in Quarantäne noch verschärft. Hinzu kam, dass die Pflege durch viele neue Aspekte verdichtet wurde. So mussten alle körpernahen Tätigkeiten mit Mund-Nasen-Schutz erbracht werden, was gerade bei Menschen mit kognitiven Beeinträchtigungen die Verwirrung erhöhte. Die so wichtige körperliche Nähe wurde auf ein Mindestmaß reduziert.

Nicht zuletzt aufgrund des seit langem bestehenden chronischen Personalmangels sind Pflegende unter den Bedingungen der Pandemie verstärkt damit konfrontiert, dass sie den Anforderungen an eine professionelle Pflege- und Beziehungsgestaltung nicht entsprechen können. Die in der ersten Phase des Lockdowns verhängten Schutzmaßnahmen stehen zum Teil den Werten der Pflege diametral entgegen. Gerade Pflegeheime haben sich in den letzten Jahrzehnten um einen Kulturwandel von der gemäßigt „totalen Institution" hin zu einer Öffnung der Heime bemüht, um ein letztes Zuhause für Bewohner/innen zu schaffen, und Elemente der Hospiz- und Palliativbetreuung integriert. In der ersten Lockdown-Phase aber mussten sie daran mitwirken, die angeordneten Schutzmaßnahmen und Freiheitsbeschränkungen mitunter gegen den Willen der Bewohner/innen umzusetzen.

Insbesondere wenn transparente Kommunikations- und Entscheidungsprozesse fehlten, erlebten Pflegende diese Situation als „cooperation in wrongdoing" (gemeinsames Fehlverhalten). Im Diskussionspapier der *Akademie für Ethik in der Medizin*, an dessen Erstellung Wissenschaftlerinnen aus der Pflege mitgewirkt haben, wird darauf hingewiesen, dass das eine Situation ist, in der Pflegende zusätzlichem moralischen Stress ausgesetzt sind (AEM 2020). Anhaltender moralischer Stress geht nicht nur mit vorübergehenden emotionalen Belastungen einher, sondern kann zu chronischen psychischen Erkrankungen bis hin zur Arbeitsunfähigkeit führen (siehe Abschn. 3.3).

In der Zeit der Krise wird die seit langem prekäre Personalsituation sichtbar: Ausfälle des Pflegepersonals durch eine verhängte Quarantäne oder eine Erkrankung führten dazu, dass Kolleg/inn/en vermehrt einspringen mussten und rechtlich vorgeschriebene Pausen und Ruhezeiten nicht eingehalten werden konnten (AEM 2020; Hartinger und Wild 2020). Auch (Wieder-)Aufnahmen in Alten- und Pflegeheime warfen Fragen auf. Um mehr Rechtssicherheit zu geben, wurden für die zweite Pandemie-Welle im November 2020 mit der COVID-19-Schutzmaßnahmenverordnung (COVID-19-SchuMaV 2020) und der COVID-19-Notmaßnahmenverordnung (COVID-19-NotMV 2020) entsprechende Vorkehrungen getroffen. Darin sind Besuche, (Wieder-)Aufnahmen usw. gesetzlich geregelt. Unter anderem ist festgehalten, unter welchen Bedingungen Angehörige von Bewohner/inne/n oder Angehörige von therapeutischen Berufen die im Pflegeheim wohnenden Menschen besuchen dürfen. Von Fachgesellschaften wurden Leitlinien erstellt, die auf die Förderung der Selbstbestimmung, der sinnvollen Beschäftigung und gesellschaftlichen Teilhabe fokussieren. Sie sollen Handlungssicherheit für Einrichtungen und Mitarbeitende in Pandemiezeiten schaffen.

Das alles ist wichtig und begrüßenswert. Was aber noch aussteht, ist die Reflexion des altersdiskriminierenden Umgangs mit alten Menschen während der ersten Phase der Pandemie. Diese Auseinandersetzung muss auf verschiedenen Ebenen geführt werden: auf der Ebene der Gesundheitsberufe, der Organisationen, aber auch auf gesellschaftspolitischer Ebene. Solidarität, wie sie angesichts der Krise eingefordert wird, wird auch weiterhin gefragt sein, um gegen die chronifizierte strukturelle Ungerechtigkeit in der Verteilung von finanziellen Ressourcen, Ausstattung mit qualifiziertem Personal, Zeitbudgets, gesellschaftlicher Aufmerksamkeit und Mitverantwortung anzugehen. Der Mangel an Personal, Material und Kenntnissen verursachte während der Covid-19-Pandemie viel Leid und kostete in vielen europäischen Ländern zahlreichen Pflegeheimbewohner/inne/n das Leben (Dingens 2020).

Literatur und Quellen

AEM (2020): Diskussionspapier der Akademie für Ethik in der Medizin: Pflegeethische Reflexion der Maßnahmen zur Eindämmung von Covid-19. Hg. v. Akademie für Ethik in der Medizin. https://www.aem-online.de/fileadmin/user_upload/2020_05_12_Pflegeethische_Reflexion_Papier.pdf

Arbeitsinspektion.gv.at (2020): Arbeitsstätten [Online]. Bundesministerium für Arbeit, Familie und Jugend, Sektion Arbeitsrecht und Zentral-Arbeitsinspektorat. https://www.arbeitsinspektion.gv.at/Arbeitsstaetten-_Arbeitsplaetze/Arbeitsstaetten-_Arbeitsplaetze_1/Arbeitsstaetten_Uebersicht.html [Zugriff am 16. August 2020]

Auer, Stefanie R.; Höfler, Margit; Linsmayer, Elisabeth; Beránková, Anna; Prieschl, Doris; Ratajczak, Paulina; Šteffl, Michal; Holmerová, Iva (2018): Cross-sectional study of prevalence of dementia, behavioural symptoms, mobility, pain and other health parameters in nursing homes in Austria and the Czech Republic: results from the DEMDATA project. In: BMC Geriatrics 18/1:178–191

Bauer, Gudrun; Rodrigues, Ricardo; Leichsenring, Kai (2018): Arbeitsbedingungen in der Langzeitpflege aus Sicht der Beschäftigten in Österreich. Eine Untersuchung auf Basis der internationalen NORDCARE-Befragung. Europäisches Zentrum für Wohlfahrtspolitik und Sozialforschung im Auftrag der Arbeiterkammer Wien, Wien

Bienstein, Christel; Fröhlich, Andreas (2016): Basale Stimulation® in der Pflege: Die Grundlagen. hogrefe

BMASGK (2018): Aktionsplan Frauengesundheit. 40 Maßnahmen für die Gesundheit von Frauen in Österreich. Bundesministerium für Arbeit, Soziales, Gesundheit und Konsumentenschutz, Wien. https://www.sozialministerium.at/Themen/Gesundheit/Frauen%2D%2Dund-Gendergesundheit/Aktionsplan-Frauengesundheit.html

BMSGPK (2020): COVID-19 in Alten- und Pflegeheimen. Endbericht. Hg. v. Bundesministerium für Soziales, Gesundheit, Pflege und Konsumentenschutz, Wien

Comas-Herrera, Adelina; Zalakaín, Joseba; Litwin, Charles; Hsu, Amy T.; Lemmon, Elizabeth; Henderson, David; Fernández, Jose-Luis (2020): Mortality associated with COVID-19 outbreaks in care homes: early international evidence. LTCcovid.org, International Long-Term Care Policy Network.

COVID-19-NotMV (2020): 479. Verordnung des Bundesministers für Soziales, Gesundheit, Pflege und Konsumentenschutz, mit der besondere Schutzmaßnahmen zur Verhinderung einer Notsituation auf Grund von COVID-19 getroffen werden (COVID-19-Notmaßnahmenverordnung – COVID-19-NotMV), 15. November 2020

COVID-19-SchuMaV (2020): 463. Verordnung des Bundesministers für Soziales, Gesundheit, Pflege und Konsumentenschutz, mit der besondere Schutzmaßnahmen gegen die Verbreitung von COVID-19 getroffen werden (COVID-19-Schutzmaßnahmenverordnung – COVID-19-SchuMaV), BGBl. II Nr. 463/2020, 1. November 2020

DGP (2020): S1 Leitlinie – Soziale Teilhabe und Lebensqualität in der stationären Altenhilfe unter den Bedingungen der COVID-19-Pandemie. Langfassung. AWMF Registernummer 184 – 001. https://www.awmf.org/leitlinien/aktuelle-leitlinien.html

Dingens, Stefan (2020): Corona und die Alten – um wen sorgen wir uns wirklich? In: Die Corona-Pandemie – Ethische, gesellschaftliche und theologische Reflexionen einer Krise. Hg. v. Kröl, Wolfgang; Platzer, Johann; Ruckenbauer, Hans-Walter; Schaupp, Walter. Bioethik in Wissenschaft und Gesellschaft, Band 10, Nomos

Engel, Sabine; Heyder, Martha; Brijoux, Thomas; Vogel, J; Friedrich, M (2012): EduKationPFLEGEHEIM – Qualitätsverbesserung und Entlastung im Pflegeheim durch Förderung der trialogischen Kommunikation. Abschlussbericht im Auftrag des Bayerischen Staatsministeriums für Arbeit und Sozialordnung, Familie und Frauen. Hg. v. Institut für Psychogerontologie Universität Erlangen-Nürnberg. www.geronto.fau.de, Erlangen. https://www.ipg.phil.fau.de/archiv_pdfs/ipg_research_notes_2012-07.pdf

Feddersen, Berend; Marckmann, Georg; Petri, Sabine; in der Schmitten, Jürgen (2020): Ambulante patientenzentrierte Vorausplanung für den Notfall – Ein Leitfaden aus Anlass der Covid-19-Pandemie. Hg. v. Deutsche Gesellschaft für Allgemeinmedizin (DEGAM), Deutsche interprofessionelle Vereinigung – Behandlung im Voraus Planen (DiV-BVP) et al. https://www.div-bvp.de/wp-content/

uploads/2020/04/Ambulante_patientenzentrierte_Vorausplanung_fuer_den_
Notfall_LEITFADEN_20200409_final.pdf

Hartinger, Gerd; Wild, Monika (2020): Pflege. In: Wir denken Gesundheit neu!
Corona als Chance für eine Zeitenwende im Gesundheitswesen. Hg. v. Rümmele,
Martin; Sprenger, Martin. Ampuls Verlag, Unteraichwald. S. 53–66

HeimAufG (idgF): Bundesgesetz über den Schutz der persönlichen Freiheit während des
Aufenthalts in Heimen und anderen Pflege- und Betreuungseinrichtungen (Heimaufenthaltsgesetz), BGBI. I Nr. 11/2004, in der geltenden Fassung. http://www.
ris.bka.gv.at/Dokument.wxe?Abfrage=BgblAuth&Dokumentnum-
mer=BGBLA_2004_I_11

Heimvertragsgesetz (idgF): Bundesgesetz, mit dem im Konsumentenschutzgesetz Be-
stimmungen über den Heimvertrag eingeführt werden (Heimvertragsgesetz –
HVerG), 202 der Beilagen XXII. GP – Regierungsvorlage – Materialien. https://
www.parlament.gv.at/PAKT/VHG/XXII/I/I_00202/fname_007567.pdf

Heinzelmann, Martina (2004): Das Altenheim – immer noch eine „Totale Institution"? Eine Untersuchung des Binnenlebens zweier Altenheime. Doktorarbeit in
Sozialwissenschaften: Göttingen

Junk, Annett (2007): Organisation der Pflegearbeit – Arbeitsbedingungen, Belastungsfaktoren und Reformbedarf in der stationären Altenpflege. Dissertation.
Erziehungswissenschaftliche Fakultät, Erfurt: Universität Erfurt

Kitwood, Tom; Müller-Hergl, Christian; Güther, Helen (2016): Demenz. Der
person-zentrierte Ansatz im Umgang mit verwirrten Menschen. Deutschsprachige
Ausgabe herausgegeben von Christian Müller-Hergl und Helen Güther; 7., über-
arbeitete und ergänzte Auflage. Hogrefe Verlag, Bern

Koppitz, Andrea (2009): Erfahrungen von betagten alten Menschen beim Einzug in
ein Alten- oder Pflegeheim. »Pflegebedürftig« in der »Gesundheitsgesellschaft«.
Halle/Saale

Löffler, Roland; Steininger, Andreas (2013): Arbeitsbedingungen in Pflege- und
Sozialbetreuungsberufen in Tirol. Qualitative Folgestudie „Verweildauer in Pflegeberufen". Zusammenfassender Endbericht

Nagl-Cupal, Martin; Kolland, Franz; Zartler, Ulrike; Mayer, Hanna; Bittner, Marc;
Koller, Martina Maria; Parisot, Viktoria; Stöhr, Doreen (2018): Angehörigenpflege in Österreich. Endbericht. Hg. v. BMASGK, Wien. https://broschuerenser-
vice.sozialministerium.at/Home/Download?publicationId=664

ÖPIA (2015): Österreichische Interdisziplinäre Hochaltrigenstudie. Zusammenwirken von Gesundheit, Lebensgestaltung und Betreuung. 1. Erhebung 2013/2014
Wien und Steiermark. Österreichische Plattform für Interdisziplinäre Alterns-
fragen, Wien

Pflegedienstleistungsstatistik (2019): Betreuungs- und Pflegepersonen (Vollzeitäqui-
valente) nach Geschlecht Ende 2018 [Online]. STATISTIK AUSTRIA. http://
www.statistik.at/web_de/statistiken/menschen_und_gesellschaft/soziales/sozial-
leistungen_auf_landesebene/betreuungs_und_pflegedienste/080309.html [Zu-
griff am 20. 3. 2020]

Plagg, Barbara; Engl, Adolf; Piccoliori, Giuliano; Eisendle, Klaus (2020): Prolonged social isolation of the elderly during COVID-19: Between benefit and damage. In: Archives of Gerontology and Geriatrics 89:86–104

Platzer, Johann (2020): Corona im Pflegeheim. Ein Erfahrungsbericht aus der Praxis (Interview mit Barbara Derler und Brigitte Pichler). In: Die Corona-Pandemie – Ethische, gesellschaftliche und theologische Reflexionen einer Krise. Hg. v. Kröl, Wolfgang; Platzer, Johann; Ruckenbauer, Hans-Walter; Schaupp, Walter. Bioethik in Wissenschaft und Gesellschaft, Band 10, Nomos. S. 423–443

PVA (2020): Pflegegeld. Pensionsversicherungsanstalt, Wien [Online]. https://www.sozialversicherung.at/cdscontent/load?contentid=10008.636402&version=1576576932 [Zugriff am 12. September 2020]

Rappold, Elisabeth; Juraszovich, Brigitte (2019): Pflegepersonal-Bedarfsprognose für Österreich. Bundesministerium für Arbeit, Soziales, Gesundheit und Konsumentenschutz, Wien

Rappold, Elisabeth; Pfabigan, Doris (2019): Demenzkompetenz im Pflegeheim. Eine Orientierungshilfe. Gesundheit Österreich GmbH. Unveröffentlicht

Rechnungshof (2020): Pflege in Österreich. Bericht des Rechnungshofes, Wien. https://www.rechnungshof.gv.at/rh/home/home/004.682_Pflege_Oesterreich.pdf

Riernößl, Julia Maria (2010): Lebenszufriedenheit im Altenpflegeheim. Eine quantitative Studie zu Wohnbedürfnissen und Lebenszufriedenheit. Diplomarbeit Soziologie, Wien: Universität Wien

Seidl, Elisabeth; Staňková, Marta; Walter, Ilsemarie (2000): Autonomie im Alter. Studien zur Verbesserung der Lebensqualität durch professionelle Pflege. Maudrich, Wien

Seidl, Elisabeth; Walter, Ilsemarie (2002): Daheim im Pflegeheim, eine qualitative Studie mit HeimbewohnerInnen. In: Pflegeforschung aktuell. Studien, Kommentare, Berichte. Hg. v. Seidl, Elisabeth; Walter, Ilsemarie. Maudrich, Wien. S. 13–90

Staflinger, Heidemarie (2019): Personalbedarf und -einsatz in den OÖ. Krankenhäusern. Grundlagen – Herausforderungen – Entwicklungsbedarf. Hg. v. Arbeiterkammer Oberösterreich, Linz

Statistik Austria (2018): Pflegedienstleistungsstatistik 2018 [Online]. Statistik Austria, Wien http://www.statistik.at/web_de/statistiken/menschen_und_gesellschaft/soziales/sozialleistungen_auf_landesebene/betreuungs_und_pflegedienste/index.html [Zugriff am 12. 10. 2020]

Techtmann, Gero (2015): Die Verweildauern sinken. Statistische Analysen zur zeitlichen Entwicklung der Verweildauer in stationären Pflegeeinrichtungen. Hg. v. Alters-Institut, Bielefeld

Thiele-Sauer, Claudia (2000): Ausgewählte gerontopsychologische Modelle zum Übergang ins Seniorenheim. In: Salzburger Beiträge zur Erziehungswissenschaft 4/2:56–67

6

Arbeitsplatz Krankenhaus

Gerda Sailer

Österreich hat knapp 65.000 Betten in 271 Spitälern, davon rund 45.600 Betten in 121 Akutspitälern. In Österreich werden überdurchschnittlich viele Leistungen in Spitälern[1] erbracht. Österreich zählt damit zu den EU-Staaten mit den meisten Spitalsbetten und den meisten stationären Krankenhausaufenthalten im Vergleich zur Bevölkerung (Bachner et al. 2019).

Akutspitäler sind klassische Krankenhäuser im Sinne von stationären, akuttherapeutischen Einrichtungen, in denen Krankheiten, Leiden oder Verletzungen festgestellt und durch eine Behandlung geheilt oder gelindert werden. Akutspitäler halten auch eine Notfallambulanz sowie meist eine ambulante Betreuung vor. Ihre zentralen Aufgaben sind, den Gesundheitszustand von Patientinnen und Patienten zu überwachen und zu beurteilen, Operationen vorzunehmen, Menschen mit akuten Krankheiten und Verletzungen zu behandeln und Menschen mit chronischen Krankheiten zu betreuen.

In den österreichischen Spitälern waren im Jahr 2017 etwa 24.600 Ärztinnen und Ärzte sowie etwa 93.300 Personen in nichtärztlichen Gesundheits-

Ergänzende Information Die elektronische Version dieses Kapitels enthält Zusatzmaterial, das berechtigten Benutzern zur Verfügung steht https://doi.org/10.1007/978-3-662-62456-2_6.

[1] Die Begriffe „Spital" und „Krankenhaus" werden in diesem Text, wie in Österreich üblich, synonym verwendet.

G. Sailer (✉)
Gablitz, Österreich

G. Sailer (Hrsg.), *Pflege im Fokus*, https://doi.org/10.1007/978-3-662-62456-2_6

berufen (ohne Verwaltungspersonal) beschäftigt. Den Schwerpunkt bildet die Gesundheits- und Krankenpflege mit rund 62.000 Beschäftigten (Bachner et al. 2019).

6.1 Die Aufgabe der Gesundheits- und Krankenpflege

Entsprechend dem Auftrag der Krankenanstalten liegt der Fokus der Pflegeberufe in Spitälern auf der Unterstützung der Krankenbehandlung und des Heilungsprozesses. Eine wesentliche Aufgabe stellt die Unterstützung der medizinischen Behandlung dar. Darüber hinaus sind Pflege-Interventionen notwendig, die der Aufrechterhaltung, der Verbesserung und der Wiederherstellung des Gesundheitszustands oder der Aktivitäten des täglichen Lebens dienen oder zur Linderung von Symptomen beitragen. Pflegekräfte achten darauf, dass sich gesunde Bereiche des Körpers durch die Erkrankung nicht verschlechtern (z. B. durch Verhindern von Druckgeschwüren). Insbesondere bei Menschen mit demenziellen Beeinträchtigungen gilt es, durch präventive Maßnahmen negative Effekte oder eine Verschlechterung des Zustands zu verringern. Chronisch kranke Menschen werden durch diplomierte Gesundheits- und Krankenpflegepersonen im Umgang mit der Erkrankung beraten.

Der Alltag an den Stationen der Akutspitäler war schon vor der COVID-19-Pandemie geprägt von hohem Arbeitsaufkommen und starker Leistungsverdichtung. Zunehmend müssen mehr Leistungen in kürzerer Zeit – ablesbar an der stetigen Verkürzung der Verweildauer der Patient/inn/en im Spital – erbracht werden, und das bei oft fehlenden Pflegepersonalressourcen.

Dass auf österreichischen Pflegekräften eine im internationalen Vergleich besonders hohe Arbeitslast liegt zeigt eine aktuelle OECD-Studie: 35 Prozent der Befragten berichten von gesundheitlichen Problemen im Zusammenhang mit ihrer Arbeit. Im OECD-Schnitt sind es nur 15 Prozent. Österreich belegt auch einen Spitzenwert bezüglich Risikofaktoren am Arbeitsplatz: Rund 90 Prozent der befragten Pflegekräfte geben an, dass sie bei ihrer Arbeit solchen ausgesetzt sind. Der OECD-Durchschnitt liegt hier bei 60 Prozent. Aufgrund der alternden (und damit kränkeren) Bevölkerung werden in den OECD-Staaten in den kommenden 20 Jahren etwa 60 Prozent mehr Pflegekräfte benötigt, damit der bisherige Versorgungsstand gehalten werden kann. Wie wichtig der Pflegebereich ist, tritt angesichts der COVID-19-Pandemie deutlich zutage (OECD 2020b).

6.1.1 Intensivpflege – „Sie haben immer gewusst, was ich brauche"

Intensivstationen sind Stationen im Krankenhaus, in denen Patient/inn/en mit schweren bis lebensbedrohlichen Erkrankungen oder Verletzungen behandelt werden. Sie unterscheiden sich von anderen Einheiten im Krankenhaus durch die Verwendung verschiedenster medizin-technischer Apparate und länger dauernden Beatmungstherapien. In der COVID-19-Pandemie waren und sind Intensivstationen (insbesondere in der zweiten Welle im Herbst 2020) von zentraler Bedeutung.

Die Intensivpflege ist eine komplexe Spezialisierung der diplomierten Gesundheits- und Krankenpflege. Für die anspruchsvollen Tätigkeiten in der Betreuung und Versorgung von akut und kritisch kranken Menschen bedarf es umfassender Kenntnisse in Beatmungsmanagement, Weaning (Entwöhnung von einem Beatmungsgerät) und Monitoring instabiler Kreislaufsituationen. Für all das braucht das Pflegepersonal neben der Ausbildung zur Intensivpflegekraft auch viel Erfahrung. Dieses umfangreiche Wissen kann nicht in Kurzfortbildungen vermittelt werden. Der Einsatz von Pflegekräften, die nicht ausreichend qualifiziert und nicht intensiverfahren sind, birgt das Risiko, Patient/inn/en zu gefährden (Rosenberg 2020).

Aufgrund der Komplexität und des Schweregrades der Erkrankungen ist an Intensivstationen überwiegend eine 1:1 Betreuung üblich. Das heißt, die jeweilige Intensivpflegekraft wird in ihrer Schicht einer Patientin/einem Patienten zugeteilt, für die/den sie dann in ihrem Bereich in vollem Umfang zuständig und verantwortlich ist. Diese Form der Betreuung trägt zu einer sehr individualisierten und persönlichen Pflege bei. Das Herstellen von Integrität steht im Vordergrund.

Das Arbeiten an Intensivstationen ist geprägt von enorm hoher Verantwortung. Neben einer sehr hohen Fach- und Technikkompetenz bedarf es der Kompetenz im Umgang mit lebensbedrohlichen und kritischen Zuständen. Eine besondere Rolle spielt dabei auch die Kommunikation mit den Angehörigen der Intensivpatient/inn/en.

Der tägliche Ablauf an Intensivstationen, wie Pflege erlebt wird, wie wichtig Interaktions- und Beziehungsarbeit sind und wie sehr scheinbare Kleinigkeiten von Bedeutung sind, wird in dem nachfolgenden Interview eindrucksvoll geschildert. Damit wird einer Patientin, die Pflege und Betreuung an einer Intensivstation hautnah erlebt hat, eine Stimme gegeben.

Im Rahmen eines Pflegekongresses hielt Frau Kira Grünberg (siehe Abb. 6.1) einen Vortrag. Sie erzählte über ihr Leben, über ihren schweren Trainingsunfall und ihre Erfahrungen im Krankenhaus als Patientin. Zum Zeitpunkt ihres Unfalls war sie erst 22 Jahre alt. Beeindruckt von ihren Schilderungen der Ereignisse und vor allem von ihren Erlebnissen und Erfahrungen mit Pflegekräften während ihres Krankenhausaufenthalts war es mir ein Bedürfnis, Frau Grünberg für dieses Buch zu interviewen.

Interview: Kira Grünberg – Erfahrungen mit Intensivpflege

Am Tag des Gesprächs ließ es sich Frau Grünberg nicht nehmen uns persönlich am Eingang abzuholen. Mir gegenüber sitzt eine junge, gut gelaunte und selbstbewusste Frau im Rollstuhl.

Für alle, die Kira Grünberg nicht kennen: Sie war eine der erfolgreichsten österreichischen Stabhochspringerinnen und Leichtathletinnen. Zu ihren Erfolgen zählten unter anderem der 5. Platz bei den olympischen Jugendspielen 2010, der 4. Platz in der U20-Weltmeisterschaft 2012, ein Finalplatz in der Europameisterschaft 2014 und der 4. Platz in der U23-Europameisterschaft 2015. Und sie hält bis heute den österreichischen Hallen- und Freiluftrekord im Stabhochsprung.

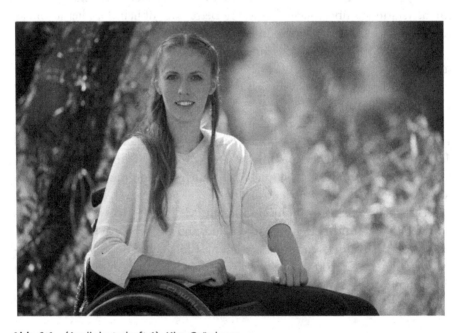

Abb. 6.1 (Audiobotschaft 1). Kira Grünberg

Dann kam der 30.07.2015 – der Tag, der Ihr Leben veränderte. Können Sie schildern, was da passiert ist?
Der Tag begann wie jeder andere auch. Business as usual. Meine Eltern waren dabei. Mein Vater coachte, meine Mutter filmte. Ich habe mich so wie bei jedem Training aufgewärmt und meine Muskeln gedehnt. Im Gegensatz zu einem Wettkampf verkürzt man im Training oft die Anlauf-Distanz mit dem Ziel, dass man mehr Sprünge machen und gegebenenfalls die Technik verändern kann.

An diesem Tag habe ich nur acht Schritte Anlauf genommen, das ist die Hälfte im Vergleich zu einem Wettkampf. Das Loslaufen war wie immer. Beim Absprung selbst merkte ich, dass er mir nicht so gut gelungen ist, aber das ist durchaus normal. Beim Hochstrecken der Beine Richtung Decke wurde mir erst richtig bewusst, dass der Sprung nicht wirklich gut war. Als ich dann mit meinem Körper über der Schnur (im Training statt der Latte) war, ist mir erst das Ausmaß richtig bewusst geworden. Ich merkte bereits in der Luft, dass ich nicht auf der Matte landen würde, sondern Richtung Anlaufbahn zurückfalle. Da war ich aber schon vom Stab getrennt. Ich habe dann versucht, die Arme und Beine auszustrecken, um doch noch ein Stück der Matte zu erreichen. Leider erfolglos.

Ich bin dann zielgenau mit dem Nacken auf der Metallumrandung im Einstichkasten gelandet. Habe mir dabei den 5 Halswirbel gebrochen und das Rückenmark schwer geschädigt – Querschnittslähmung! Ich war die ganze Zeit bei vollem Bewusstsein und habe alles mitbekommen. Zum Glück hatte ich keine Schmerzen und die Rettung kam sofort.

Sie haben in Ihrem Vortrag geschildert, dass Sie auf der Intensivstation wach geworden sind und nichts mehr tun, spüren, fühlen konnten. Können Sie sich an den ersten Kontakt mit den Pflegekräften erinnern?
An die ersten Tage kann ich mich kaum erinnern. Ich habe da auch Medikamente bekommen. Als ich dann wieder bei vollem Bewusstsein war, habe ich bemerkt, dass ich einen sehr trockenen Mund und Durst hatte. Die Pflegekräfte waren immer um mich, ich hatte mehr oder weniger eine 1:1 Betreuung. Sie merkten sofort wenn ich etwas brauchte. Ich konnte zu Beginn auch nur ganz leise sprechen. Die Mundpflege war eigentlich mein erster Kontakt. Mit der Zeit, Woche für Woche auf der Intensivstation, merkte ich erst, was die Pflegekräfte leisten. Sie arbeiten in 12-Stunden-Schichten, sind rund um die Uhr da, müssen viel entscheiden, achtsam sein und haben eine hohe Verantwortung. Ich war zwischendurch auch „verwirrt", stellte immer wieder die gleichen, meist einfachen Fragen. Weniger die Frage, was mit meinem Körper los ist, sondern mehr Fragen nach beispielsweise den Besuchen. Mir war mehr

oder weniger gleich bewusst, dass ich querschnittsgelähmt bin. Mir wurde auch vor der Operation von den Ärzten gesagt, dass man vom Schlimmsten ausgehen muss.

Was wäre gewesen, wenn es keine Pflege gegeben hätte, was wäre Ihnen da abgegangen?

Was mich an der Pflege fasziniert hat, war der intensive Kontakt mit uns Patienten. Dadurch hatten sie oft mehr Informationen über uns als die Ärzte.

Haben Sie ein spezielles Erlebnis, das für Sie einen Unterschied gemacht hat?

Beispielsweise hatte ich einen venösen Zugang, dieser tat weh und war mir unangenehm. Der Arzt hat ein paarmal versucht ihn neu zu legen, ohne Erfolg. Die Pflegekraft hat es schlussendlich geschafft. Ich vermute, weil die Pflege in diesem Bereich spezialisiert ist und vielleicht auch mehr Routine hat. Hut ab vor der Pflege, stelle mir das auch psychisch sehr belastend vor, wenn ein Mensch, den man wochenlang betreut hat, verstirbt.

Pflege hat viel mit Empathie zu tun, Gefühlsarbeit ist ein wesentlicher Bestandteil der professionellen Pflege. Konnten Sie diese wahrnehmen?

Ja total! Jeder Wunsch wurde mir von den Lippen abgelesen. Sie haben immer sofort gewusst, was ich brauche. Ich habe mich an der Intensivstation sehr wohl gefühlt, das mag komisch klingen, aber das war für mich keine schlechte Zeit. Da gab es einige schöne und auch heitere Momente. Im Vergleich zu den anderen Patient/inn/en an der Intensivstation war mein Zustand viel besser. Ich habe selbstständig geatmet und mit mir konnte man kommunizieren. An eine lustige Situation erinnere ich mich. Mir wurden die Haare gewaschen, was auf einer Intensivstation im Bett liegend gar nicht so einfach ist. Die Pflegekraft hat mehr oder weniger improvisiert. Dabei kam es dann zu einer kleinen Überschwemmung – Intensivstation unter Wasser. Beeindruckt hat mich auch, dass die Pflegekräfte immer mit den bewusstlosen Patienten gesprochen haben. Sie haben sie immer über das, was sie tun, informiert. Das war für mich sehr wichtig, da man ja nie weiß, was der Mensch mitbekommt. Der Umgang war sehr respektvoll. Nach der Intensivstation ist mir in Erinnerung geblieben, dass ich gefragt wurde, ob ich duschen gehen möchte. Das klingt einfach, aber ist es nicht mit den vielen Schläuchen. Ich selbst hatte Sorge, ob denn das gehe, hatte auch Angst, ob sich da etwas entzünden könnte. Diese Sorge wurde mir genommen. Dieses Erlebnis der Dusche war wunderschön, einfach wieder das Wasser auf der Haut zu spüren. Der Aufwand war enorm, das hat fast zwei Stunden gedauert. Aber es war herrlich.

Hat Sie während des Krankenhausaufenthalts etwas gestört?

Ja, das Medikamentenmanagement war für mich nicht immer gut. Oft waren andere Medikamente im Dispenser als am Vortag und da hätte ich mir mehr Information gewünscht. Erst auf meine Nachfrage wurde mir dann alles erklärt. Ich wollte immer, dass man mich vorab informiert. Wollte auch den Beipackzettel lesen. Aber ich merkte auch, dass an der Normalstation die Zeit ein Problem war. Ich habe mitbekommen, dass in der Nacht zwei Pflegekräfte für 20 bis 30 Patienten zuständig waren. Die Pflegekräfte hatten für stark pflegeabhängige Patienten (so wie ich es war) nicht immer ausreichend Zeit. Eine umfangreiche Betreuung war aus meiner Sicht nicht immer möglich. Zum Glück hatte ich meine Familie und Freunde, die mich dann zusätzlich unterstützten. Die Unterstützung der Familie und Freunde wurde von den Pflegenden unterschiedlich aufgenommen, von dankbar bis hin zu weniger gern gesehen. Die Pflege eines Menschen mit Querschnittslähmung ist auch sehr speziell und erfordert sehr viel Fachwissen. Hier sieht man auch, wie umfassend Pflege ist.

Der Unfall ist schon fünf Jahre her. Sie haben mit nahezu allen Berufsgruppen im Gesundheitswesen zu tun gehabt, was ist für Sie das Besondere an der Pflege?

Was ich bewundert habe: Obwohl sie im Stress waren, alles hektisch war, haben sie immer probiert, sich Zeit zu nehmen und anwesend zu sein. Es war beeindruckend, dass sie trotz der vielen Arbeit präsent waren. Es wäre sicher hilfreich, wenn mehr Personal da wäre. Gerade ältere Menschen brauchen oft mehr Zeit für Gespräche, da merkt man, dass es oft an der Zeit fehlt. Gespräche können wahrscheinlich oft mehr zur Heilung beitragen als Medikamente und Therapien. Besonders war für mich auch, dass sehr intime Arbeiten wie Körperpflege von den Pflegekräften als selbstverständlich gesehen wurden. Das hat es für mich erleichtert damit zurechtzukommen. Das habe ich von der Pflege gelernt und übernommen, gebe es jetzt auch an meine Assistentin weiter. Was mir nicht unangenehm ist, braucht ihr auch nicht unangenehm sein. Das erleichtert vieles.

Welchen Stellenwert hat die Pflege für Sie als ehemalige Patientin?

Einen sehr hohen Stellenwert. Ich würde sagen, ein Arzt hat mein Leben gerettet, aber ohne Pflege wäre das nicht möglich gewesen. Wenn es keine Pflege gegeben hätte, hätte ich wahrscheinlich nicht überlebt. Die haben alles für mich gemacht und haben gleich bemerkt, wenn es mir schlechter ging. Auch in der Rehabilitation haben sie mich aufgeklärt, worauf ich achten muss. Da waren alle auf Querschnittslähmung spezialisiert und hatten auch jahrelange Erfahrung damit. Auch meine Mutter wurde auf die ganzen Transfertechniken eingeschult. Sie hat die Pflegekräfte ein paar Tage lang begleitet, um zu lernen, wie sie mich dann zuhause bei der Mobilisation unterstützen kann.

Was würden Sie sich von und für die Pflege wünschen?
Für die Pflege würde ich mir wünschen, dass der Beruf mehr Anerkennung und Wertschätzung bekommt. Vieles ist so selbstverständlich, die sind halt da und kümmern sich um uns. Früher oder später trifft es jeden, jeder muss mal ins Krankenhaus, sei es für eine Operation, oder später vielleicht in ein Pflegeheim. Man kann nicht früh genug anfangen, auch als junger Mensch, Pflege zu schätzen. Auch zu wissen, dass es kein leichter Beruf ist und es sehr viel Empathie braucht diesen Beruf auszuüben. Für die Pflegekräfte wünsche ich mir, dass sie den Beruf gerne ausüben, man merkt sofort, ob jemand das gerne macht oder nicht. Es gibt sicher harte Phasen in diesem Beruf, da wünsche ich mir dann von der Pflegekraft, dass sie nicht vergisst, warum sie sich für diesen Beruf entschieden hat.

Diese Kurzzusammenfassung des Interviews erfolgte durch die Autorin. Das gesamte Interview wurde aufgezeichnet und kann in vollem Umfang heruntergeladen werden.

6.1.2   Neue Herausforderungen im Krankenhaus

Das Gesundheits- und Pflegewesen muss sich auf neue Herausforderungen einstellen: Einerseits treten – nicht zuletzt aufgrund der steigenden Lebenserwartung und des damit wachsenden Anteils hochaltriger Menschen – mehr chronische Krankheiten sowie demenzielle und gerontopsychiatrische Erkrankungen auf und führen zu Multimorbidität und komplexen Betreuungssituationen. Andererseits wirken sich demografische Veränderungen auf die Personalsituation in Pflegeberufen aus: Im Gesundheitssystem steht eine Pensionierungswelle der sogenannten „Babyboomer-Generation" bevor, gleichzeitig nimmt der Nachwuchs aus jüngeren Bevölkerungsgruppen ab. Diese Herausforderungen sind tagtäglich im Krankenhaus zu beobachten.

Ältere Patient/inn/en, andere Krankheiten
Verändert haben sich insbesondere die Patient/inn/en, die immer älter bis hochaltrig (über 85 Jahre) sind, was ja grundsätzlich eine begrüßenswerte Entwicklung ist. Damit nehmen oft auch demenzielle Erkrankungen, Multi-

morbidität, komplexere Krankheitsgeschehen und Pflegebedürftigkeit zu. Ergebnisse einer epidemiologischen Feldstudie zeigten, dass kognitive Störungen im Krankenhaus sehr häufig sind. Zum Zeitpunkt der Untersuchung wiesen 40 Prozent aller Patient/inn/en über 65 Jahre in den untersuchten deutschen Krankenhäusern leichte bis schwere kognitive Beeinträchtigungen auf. Zwei von fünf älteren Patient/inn/en waren von kognitiven Störungen betroffen (Bickel et al. 2018). Somit gehören in den Krankenhäusern Patientinnen und Patienten mit kognitiven Beeinträchtigungen mittlerweile zum klinischen Alltag.

Niemand liegt gern im Krankenhaus. Für Menschen mit Demenz sind Krankenhäuser jedoch besonders ungünstige Orte. Demenzkranke Menschen können sich nicht mehr so gut anpassen, nicht mehr so gut lernen und sich weniger merken. Jeder Aufenthalt im Krankenhaus stellt für sie eine zusätzliche Belastung durch fremde Umgebung, fremde Menschen, neue Abläufe, einen anderen Lärmpegel, das teilweise Fehlen von Bezugspersonen und vieles mehr dar (Juraszovich und Rappold 2017).

Patient/inn/en mit Demenz können übergroße Anforderungen an das Pflegepersonal stellen. Sie benötigen eine besondere Herangehensweise und mehr Betreuungszeit, was angesichts der angespannten Pflegepersonalsituation in den Krankenhäusern oft schwer umzusetzen ist. Herausforderndes Verhalten der Patient/inn/en – oft als Konsequenz einer nicht optimal angepassten Betreuung – kann zu anstrengenden und überfordernden Situationen führen. Dies illustrieren Beispiele aus der Praxis: Desorientierung, Herumwandern in den Gängen, andauernd lautes Rufen tagsüber und nachts, herausgezogene Katheter, Abwehren der Pflegehandlungen durch Zwicken, Spucken, Kratzen, an den Haaren ziehen und/oder verbale Aggression in Form von Beschimpfungen sind zusätzliche Belastungen sowohl für die Pflegekräfte als auch für andere Patient/inn/en (Bickel et al. 2019).

Eine Studie im Auftrag der Hans-Böckler-Stiftung ergab, dass 82 Prozent der Pflegekräfte in Krankenhäusern immer häufiger mit demenzkranken Patient/inn/en zu tun haben. Aber nur 30 Prozent dieser Befragten fühlen sich dafür ausreichend qualifiziert. Auch andere Studien machen erhebliche Wissenslücken beim pflegerischen und ärztlichen Personal deutlich (Kirchen-Peters und Krupp 2019). Angesichts der Vulnerabilität von Menschen mit Demenz ist ihre angemessene Versorgung im Krankenhaus aber von hoher Relevanz und wird zukünftig noch mehr an Bedeutung gewinnen (Bickel et al. 2019).

Teschauer bringt es auf den Punkt: *„Demenzsensibilität erreicht man nur mit einer grundsätzlichen Haltungsänderung des gesamten Personals. Voraussetzung* *hierfür sind grundlegende Kenntnisse über die Erkrankung. Die Haltung des Personals lässt sich nicht mit einer zweitätigen Demenzfortbildung oder mit einer Checkliste zum Abarbeiten verändern. Individuelles Fallverstehen und eine verstehende Diagnostik werden gebraucht und der Umgang mit diesen Menschen muss erlernt und immer wieder geübt werden"* (Kirchen-Peters und Krupp 2019, S. 12).

Dementsprechend bedarf es laufender Qualifizierung der Pflegekräfte in Bezug auf den Umgang mit demenziell erkrankten Patient/inn/en. Aber es bedarf auch einer Anpassung des Pflegepersonalschlüssels, um diesen enormen Anforderungen gerecht zu werden.

Da Krankenhäuser von baulichen Sachzwängen und strukturellen Grenzen geprägt sind, sind sie für ältere Menschen mit demenziellen Erkrankungen häufig nicht geeignet. Ein demenzfreundliches Krankenhaus braucht Orientierungshilfen wie Bilder, Handläufe, Nischen zum Ausruhen, Uhren, Symbole, übersichtliche Stationen, gute Beleuchtung, ausreichend große Schriftgrößen auf Beschilderungen, Minimierung der Geräuschkulisse bis hin zu „Rooming in", das heißt, Angehörige sollen bei demenzkranken Menschen im Krankenhaus bleiben können. Bei Neu- oder Umbauten sollte das unbedingt bedacht werden.

Zunahme von Aggression und Gewalt

Aktuelle Daten einer Mitarbeiterbefragung aus dem Jahr 2019 in Wiens Spitälern zum Thema „Gewalt am Arbeitsplatz" zeigen ein hohes Aggressionspotenzial der Patient/inn/en. Die Ergebnisse sind alarmierend, rund 85 Prozent des Gesundheitspersonals haben sich schon einmal durch aggressives Verhalten von Patient/inn/en bedroht gefühlt. Bereiche besonderer Gefährdung sind die Notfall-Ambulanzen und die psychiatrischen Abteilungen. Der Bogen der Bedrohungen reicht von verbaler Gewalt in Form von Beschimpfungen bis hin zu körperlichen Angriffen. Insbesondere Mitarbeiter/innen mit permanentem Patientenkontakt erleben Aggression. Laut der Studienautorin liegen die Werte im internationalen Durchschnitt (Hahn et al. 2019, unveröffentlicht).

Auch internationale Organisationen wie der International Council of Nurses (ICN) und die Weltgesundheitsorganisation (WHO) weisen darauf hin, dass psychische Gewalt gegenüber Gesundheitspersonen ein großes, weltweites Problem darstellt (Hahn 2012). Eine Studie beschreibt, dass Pflegekräfte bei der Ausübung ihres Berufs so häufig mit verbalen und tatsächlichen Aggressionsformen konfrontiert sind, dass sie diese Übergriffe bereits als „Bestandteil ihres Berufes" sehen (Pich et al. 2010).

Diese Veränderung erfordert ein gezieltes Gegensteuern durch De-Eskalationstraining als unmittelbare Schutzmaßnahme für die betroffenen Gesundheitspersonen. Zusätzlich ist in exponierten Bereichen eine personelle Verstärkung durch professionelle Sicherheitsdienste notwendig.

Migration
Die zunehmende sozioökonomische, ethnische, kulturelle und religiöse Vielfalt in der Bevölkerung stellt Gesundheitseinrichtungen und somit auch Pflegekräfte vor neue Herausforderungen. Krankenhäuser übernehmen einen wichtigen Versorgungsauftrag und sind oft die erste Anlaufstelle, insbesondere für Personen, die mit dem österreichischen Gesundheitssystem wenig vertraut sind. Dabei treten häufig kulturelle Unterschiede und Herausforderungen in der Betreuung und Behandlung zutage. Es müssen vermehrt Menschen gepflegt werden, deren Lebenssituation und Alltagskultur sich deutlich von jener der heimischen Patient/inn/en unterscheidet. Die zunehmende sprachliche und kulturelle Diversität der Patientenklientel stellt das Gesundheitspersonal vor Anforderungen, denen es oft nur teilweise gewachsen ist (Binder-Fritz 2011).

Gesundheit wird durch verschiedene Faktoren beeinflusst, zu denen insbesondere sozioökonomische, aber auch soziokulturelle Merkmale zählen. Zu diesem Ergebnis kommt eine Literaturstudie aus dem Jahr 2015. Personen mit Migrationshintergrund fühlen sich – je nach Herkunft – im Durchschnitt gesundheitlich schlechter als Personen ohne Migrationshintergrund. Migrant/inn/en berichten beispielsweise häufiger über erhebliche Schmerzen und beurteilen ihre Lebensqualität schlechter als Personen ohne Migrationshintergrund. Dies trifft auch auf das psychische Wohlbefinden zu. Die Kommunikation zwischen Gesundheitspersonal und Personen mit Migrationshintergrund kann durch inter- und transkulturelle Kompetenz des medizinischen Personals verbessert werden. Sprachbarrieren können durch den Einsatz von Dolmetscher/inne/n und mehrsprachigem Informationsmaterial verringert werden (Anzenberger et al. 2015).

Die Pflegekräfte stellen sich darauf ein, indem sie vermehrt Fort- und Weiterbildungen für transkulturelle Pflege besuchen. Mit dem erworbenen Wissen können sie die kulturellen Wertvorstellungen, Glaubenssätze und Praktiken, die die Menschen aus ihren Abstammungskulturen mitbringen, in der Pflegehaltung besser berücksichtigen.

Neue Methoden und Digitalisierung
Veränderungen haben sich auch durch die medizinisch-technologischen Entwicklungen und die Digitalisierung ergeben. Viele Operationen, die früher

klassisch durch „Schnitt" erfolgten, werden heute minimal-invasiv durchgeführt. Das bringt in der Regel viele Vorteile für die Patient/inn/en, vor allem eine raschere Rekonvaleszenz. Bettruhe, Blasenverweilkatheter über viele Tage hinweg und lange Nahrungskarenz nach Operationen gehören weitgehend der Vergangenheit an. Durch das Konzept „Fast-Track Chirurgie" will man Stress auslösende postoperative Faktoren reduzieren. Gleichzeitig achtet man auf optimale Schmerztherapie, rasche Mobilisation und adäquate Ernährung.

Damit ist eine kürzere Verweildauer im Krankenhaus gegeben, was zu begrüßen ist, aber auch zu einer enormen Leistungsverdichtung führt. Noch mehr Patient/inn/en können in noch kürzerer Zeit operiert und versorgt werden. Die Aufenthalte mit Übernachtungen in Akutspitälern dauerten in Österreich im Jahr 2017 im Durchschnitt nur mehr 4,9 Tage (Bachner et al. 2019).

Mangel an Personal

Wie in Kap. 3 detailliert beschrieben ist, fehlt bereits jetzt Pflegepersonal in Krankenhäusern, Langzeit-Einrichtungen und im extramuralen Bereich. In Österreich werden bis zum Jahr 2030 – einerseits aufgrund von Pensionierungen und andererseits aufgrund der Bevölkerungsentwicklung – etwa 75.000 zusätzliche Pflegekräfte benötigt werden (Rappold und Juraszovich 2019). Freie Stellen können daher oft nicht oder nur sehr schwer nachbesetzt werden. Dieser Personalmangel muss von den vorhandenen Pflegekräften kompensiert werden und verschärft deren physische und psychische Belastung.

Neben dem quantitativen Mangel an Pflegekräften ist auch ein qualitativer Mangel zu erkennen. Weil häufig qualifizierte Bewerber/innen fehlen und es notwendig ist, freie Stellen rasch zu besetzen, ist eine Tendenz zur Dequalifizierung zu beobachten. Statt diplomierten Fachkräften werden vermehrt Pflegeassistenzberufe ausgebildet mit dem Ziel, sie rasch am Krankenbett einsetzen zu können. Die Dequalifizierung einer Berufsgruppe kann und sollte aber nicht die Lösung sein, um einem bestehenden Fachkräftemangel entgegenzuwirken.

Der demografische Wandel, verbunden mit einer Zunahme chronisch Erkrankter und einer Abnahme der Angehörigenpflege, verstärkt die Bedeutung von gut geschulten und ausgebildeten Pflegekräften. Zahlreiche Studien weisen auf Zusammenhänge von zu wenigen Pflegekräften und zu niedriger Fachkompetenz mit einem höheren Vorkommen von Komplikationen, Zwischenfällen und Todesfällen bei Patient/inn/en hin (Aiken et al. 2014).

6.2 Bewältigung einer Pandemie: COVID-19 als zusätzliche Herausforderung

Die COVID-19-Viruserkrankung trat in Österreich erstmals im Februar 2020 offiziell in Erscheinung. Im März 2020 hat die Weltgesundheitsorganisation (WHO) die weltweit auftretende Erkrankung, die von der chinesischen Metropole Wuhan ausgegangen ist, zur Pandemie erklärt. Bis November 2020 hat sich das Virus über mehr als 190 Länder ausgebreitet und weltweit über 59,8 Millionen Menschen infiziert. Im Zusammenhang mit dem Virus sind aktuell 1,4 Millionen Menschen verstorben (Statista 2020).

Um mit einer Pandemie wie der aktuellen zurecht zu kommen, sind die verfügbaren Ressourcen eines Gesundheitssystems von enormer Bedeutung. Zu den Ressourcen zählen beispielsweise die verfügbaren Betten, die Anzahl medizinisch-technischer Großgeräte, aber auch die Anzahl der Ärztinnen und Ärzte sowie der Pflegekräfte. Eines der großen Themen im Rahmen der COVID-19-Pandemie war die Frage, wie viele Akut- und Intensivbetten benötigt werden und wie viele tatsächlich verfügbar sind.

Aus der ersten Welle im Frühjahr 2020 sind die medialen Bilder von schwer erkrankten Menschen und die Berichte über hohe Todesfallzahlen in Italien oder anderen Ländern noch sehr präsent. Tief in unser Gedächtnis gegraben haben sich Berichte über Transporte von Intensivpatient/inn/en aus einem Land in ein anderes wegen fehlender Ressourcen auf Intensivstationen, über die Eröffnung von Noteinrichtungen in Fußballstadien oder über die ethisch schwierigen Entscheidungen der Ärztinnen und Ärzte, welche Erkrankten das lebensrettende Beatmungsgerät bekommen sollen.

Akut- und Intensivbetten in Österreich
Es stellte sich die Frage, ob in Österreich genügend Betten, sowohl im Normalbetrieb als auch auf Intensivstationen, vorhanden sein werden. Österreich hat knapp 65.000 Betten in 271 Spitälern, davon rund 45.600 Betten in 121 Akutspitälern. Die Gesundheitsversorgung in Österreich ist somit traditionell krankenhausorientiert, das heißt, viele Leistungen werden stationär erbracht. Österreich verzeichnet auch weit mehr Spitalsaufenthalte als andere europäische Gesundheitssysteme. Mit einer Häufigkeit von insgesamt 322 Krankenhausaufenthalten mit Übernachtung pro 1000 Einwohner/innen und Jahr liegt Österreich im Spitzenfeld der Europäischen Union. Österreich zählt gemeinsam mit Deutschland zu den EU-Staaten mit den meisten Spitalsbetten und den meisten stationären Krankenhausaufenthalten in Relation zur Bevölkerungsgröße (Bachner et al. 2019).

Diese starke Krankenhausorientierung und die damit verbundene Bettendichte wurde von Gesundheitsökonomen häufig kritisiert. Sie forderten, die unverhältnismäßig kostenintensive stationäre Versorgung massiv zu reduzieren. Für die Bewältigung der Pandemie sind jedoch die aktuell vorhandenen Bettenressourcen im österreichischen Gesundheitssystem ein großer Vorteil.

In Zusammenhang mit der ersten Welle der COVID-19-Pandemie im Frühjahr 2020 war in Österreich und anderen Ländern die Sorge enorm, dass die Kapazität der Betten auf Intensivstationen nicht ausreichen würde. Sowohl in China als auch in Europa hatte sich nämlich ein hoher Bedarf abgezeichnet. Mit der relativen Anzahl von 28,9 Intensivbetten pro 100.000 Einwohner/innen liegt Österreich aber im absoluten EU-Spitzenfeld, nur Deutschland (33,9 Betten pro 100.000 Einwohner/innen) hält noch mehr vor (OECD 2020a).

Dazu kommt, dass es in Österreichs Spitälern einen noch nie da gewesen „Shutdown" gegeben hat. Das heißt, alle verfügbaren Kapazitäten wurden der Pandemie untergeordnet. Die meisten planbaren und nicht akuten oder überlebenswichtigen Operationen, Eingriffe und Behandlungen wurden verschoben. Der Spitalsambulanzbetrieb wurde auf ein Notprogramm heruntergefahren. Es wurden Stationen gesperrt und das Personal an COVID-19-Stationen verliehen. Ebenso wurden verfügbare Intensivbetten in COVID-19-Intensivbetten umgewandelt. Das Ziel war, ausreichend Ressourcen wie Akut- und Intensivbetten, vor allem aber Personalressourcen (Pflegekräfte, Ärztinnen und Ärzte) zu haben, um die erwartete und befürchtete Flut an COVID-19-Erkrankten behandeln und gut versorgen zu können.

Personelle Ressourcen

Neben der Anzahl von Betten ist zur Bewältigung einer Pandemie vor allem ausreichend und entsprechend qualifiziertes Personal erforderlich. Denn was nützen Akut- und Intensivbetten, Medizin-Technik und Beatmungsgeräte, wenn es keine oder zu wenig Pflegekräfte gibt, um die Erkrankten zu versorgen? Wer pflegt dann die Patient/inn/en oder bedient die Beatmungsgeräte?

In der Wochenzeitung „Die Zeit" war am 12.11.2020 über das Nachbarland Deutschland zu lesen: *„Intensivstation am Limit – Kann die Regierung Zustände wie in Bergamo verhindern? […] Wird es so eng, dass nur mehr kräftige Patienten an die Beatmungsgeräte angeschlossen werden – und die anderen sterben müssen? Sehr lange schien es, dass uns Szenen wie jene, die sich im Frühjahr in Norditalien abspielten, erspart blieben. Die Zahl der COVID-Patienten steigt rasant an. So viele wie noch nie liegen auf den Intensivstationen. Die Lage sei ‚absolut besorgniserregend', warnen Mediziner. **Der Engpass sind dabei nicht die Intensivbetten, sondern die Pflegekräfte. Nun merkt auch der Rest des***

Landes, dass ein Beatmungsgerät nichts nützt, wenn es niemand gibt, der es bedienen kann [...]" (Lobenstein 2020, S. 53).

Entsprechend den OECD-Daten 2019 verfügt Österreich im internationalen Vergleich über eine hohe Anzahl an Ärzt/inn/en (5,2 Österreich/ OECD 3,5 pro 1000 Einwohner/innen), hat aber zu wenige Pflegekräfte. Die österreichische Ärztekammer relativiert diese Angaben und verweist unter anderem auf die hohe Anzahl teilbeschäftigter Ärztinnen und Ärzte hin. Deutlich im OECD-Vergleich unterversorgt ist Österreich jedenfalls mit Pflegepersonal (6,9 Österreich/OECD 8,8 pro 1000 Einwohner/innen) (OECDiLibrary 2019).

Zudem werden in Österreich pro 100.000 Einwohner/innen im Schnitt jährlich nur 34,5 Pflegekräfte ausgebildet. Das ist deutlich weniger als der OECD-Schnitt (43,6) und wesentlich weniger als in Deutschland (54,5) und der Schweiz (100,9) (OECDiLibrary 2019).

Hofmacher und Singhuber kommen in ihrem Projektbericht zur ambulanten Versorgung in Zeiten von COVID-19 zum Schluss: *„Das Pflegepersonal ist rar, mobile Pflege braucht einen höheren Stellenwert"* (Hofmarcher und Singhuber 2020, S. 14). Bei gleichzeitig hoher Ärztedichte waren im Jahr 2018 in Österreich mit 713 Pflegepersonen pro 100.000 Einwohner/innen deutlich weniger verfügbar als in vergleichbaren europäischen Ländern wie Deutschland (1351 Pflegepersonen) oder Dänemark (1046 Pflegepersonen). Die Personaldichte ist seit 2008 kaum gestiegen und das nicht-medizinische Gesundheitspersonal ist nicht adäquat eingesetzt. Das hat Auswirkungen auf die Versorgung chronisch Kranker und auf die notwendige Verbesserung von Prävention und Gesundheitsförderung am „Best Point of Service". Ganz zu schweigen vom Fehlen professionellen Pflegepersonals im Langzeitbereich, da in Österreich traditionell die damit verbundenen Kosten gescheut werden. In diesem Bereich muss dringend investiert werden (Hofmarcher und Singhuber 2020).

Unabhängig von der ursprünglichen Personaldichte im Gesundheitsbereich versuchten die meisten Länder, die bereits von COVID-19 betroffen waren, das Personalangebot zu erhöhen, um auf den Anstieg von Erkrankten reagieren zu können. Einige Staaten und auch einige österreichische Bundesländer versuchten, inaktive und pensionierte Angehörige der Gesundheitsberufe zu mobilisieren.

6.2.1 Erkenntnisse aus der ersten Welle der COVID-19-Pandemie

Einige Lehren, um sich zukünftig besser auf Pandemien vorzubereiten, können aus der aktuellen COVID-19-Pandemie bereits gezogen werden: Bei der

Personalplanung im Gesundheitswesen müssen immer Szenarien wie Epidemien oder Naturkatastrophen mitbedacht werden. Insbesondere in Ländern mit chronischem Mangel an Ärzt/inn/en, Pflegekräften oder anderem qualifiziertem Gesundheitspersonal wird das Gesundheitsversorgungssystem durch den zusätzlichen Druck, der sich aus einer Epidemie ergibt, an seine Grenzen gebracht. Die bereits überlasteten Menschen sind dann gefordert, noch mehr zu leisten – diesem Druck kann man nicht lange standhalten (OECD 2020b).

Das österreichische Gesundheitssystem macht weiterhin ein tendenziell positives Bild, da es sich durch einen niederschwelligen Zugang, hohe Zufriedenheitswerte und ein umfangreiches Leistungsangebot auszeichnet. Im europäischen Vergleich zeigt sich aber ein überdurchschnittlich hoher Ressourceneinsatz in Österreich, sowohl was die finanziellen Mittel als auch strukturelle Ressourcen wie Bettendichte, Großgeräte und personelle Ressourcen anbelangt – wobei allerdings nur die Anzahl der praktizierenden Ärzt/inn/en, nicht aber jene des Pflegepersonals berücksichtigt wird. Bislang hatte das österreichische Gesundheitssystem einen kurativen Fokus. Eine stärkere Betonung präventiver Aktivitäten könnte die Krankheitslast reduzieren und gleichzeitig Ressourcen schonen (Habimana et al. 2015).

Die Anzahl der Intensivbetten reichte in der ersten COVID-19-Welle aus. Die Akut- und Intensivbetten in österreichischen Spitälern, die durch den umfassenden „Shutdown" freigemacht worden waren, wurden nicht zur Gänze mit COVID-19-Patient/inn/en ausgelastet. Die drastischen Maßnahmen wie Schulschließungen, Ausgangsbeschränkungen, Besuchsverbote in Spitälern und Pflegeeinrichtungen, Einreisestopps und vieles mehr zeigten – ungeachtet aller Kollateralschäden, die wir teilweise noch gar nicht kennen – offensichtlich Wirkung. Im April 2020 wurden weniger COVID-19-Neuinfizierte als Genesene gezählt.

Im OECD-Vergleich war die COVID-19-Infektionsbekämpfung in Österreich gut. Die umfangreichen Maßnahmen, die nahezu vollständige Sperrpolitik, hat die Ausbreitung der Pandemie wirksam eingedämmt. So verzeichnete Österreich im Frühjahr 2020 im Vergleich zu anderen Ländern einen Bruchteil an Todesfällen durch COVID-19 im Verhältnis zur Bevölkerung. In der Vorbereitung auf die Bedrohung der öffentlichen Gesundheit dagegen war Österreichs Performance im internationalen Vergleich schwach. Das zeigte sich vor allem in der fehlenden Regulierung der Koordination zwischen den öffentlichen Gesundheits- und Sicherheitsbehörden, aber auch in Bezug auf die Notfallkommunikation mit Mitarbeiter/inne/n des Gesundheitswesens (Hofmarcher und Singhuber 2020).

6.2.2   Die zweite Welle im Herbst – Gesundheitswesen am Limit

Im Herbst 2020 breitete sich das Virus in Österreich viel schneller aus als im Frühling. Diverse Maßnahmen wie Maskenpflicht, Social Distancing, Händehygiene, Kontakt-Tracing, Appelle an die Eigenverantwortung und ein „Lockdown light" konnten diesen Trend nicht stoppen. Anfang Oktober 2020 hat sich die Zahl der bekanntermaßen Infizierten von rund 8400 Fällen in nur zweieinhalb Wochen auf 18.601 Personen fast mehr als verdoppelt. Am 19. November kannte Österreich über 117.000 Infektionsfälle.

Das bedeutete, dass die Auslastung der Normalbetten in Österreich mit COVID-19-Erkrankten, die am 23. August noch bei 1,1 Prozent lag, am 24. Oktober bereits 11,7 Prozent und am 20. November 54,3 Prozent betrug. Dieser rapide Anstieg der hospitalisierten COVID-19-Erkrankten wirkte sich auch drastisch auf die Intensivstationen aus, da viele der an COVID-19 erkrankten Menschen eine Intensivbehandlung benötigen (AGES/EMS).

Intensivmedizinische Fachgesellschaften in Österreich warnen in einer gemeinsamen Stellungnahme vor einer Fehleinschätzung, was die intensivmedizinische Versorgung und die vorhandenen Ressourcen betrifft. Da die Ausbreitung des Virus nach wie vor besorgniserregend ist, gibt es aus intensivmedizinscher Sicht keinen Grund für eine Entwarnung. Beispiele aus anderen Ländern haben mehrfach gezeigt, dass „ungebremste Wellen" von vielen COVID-19-Erkrankten zu erheblichen Belastungen von Spitälern und vor allem Intensivstationen führen, mit negativen Folgen auch für die Versorgung von Patient/inn/en mit anderen Erkrankungen. Ziel von gut funktionierenden Gesundheitssystemen ist es, stationäre Kapazitäten nicht zu überlasten. Auch ohne Pandemie sind insbesondere die anspruchsvollen Intensivressourcen bis zu 90 Prozent ausgelastet. Werden viele COVID-19-Erkrankte dort aufgenommen, führt das unabdingbar zu Versorgungsengpässen, da die Verweildauer dieser Patient/inn/en durchschnittlich mehr als doppelt so lange wie eine normale Behandlungsdauer ist (Medizinische Universität Wien 2020).

Laut Agentur für Gesundheit und Ernährungssicherheit (AGES) waren Anfang Dezember 2020 insgesamt 55 Prozent der für COVID-19 bereitgestellten Intensivbetten belegt. Die Auslastungszahlen variieren aber je nach Bundesland sehr stark. Anders als in der ersten Welle war nun auch ein deutlicher und dramatischer Anstieg der Todesfälle zu verzeichnen (AGES 2020).

Der chronische Pflegekräfte-Mangel und die enormen Belastungen durch die Pandemie wirken sich jetzt nicht nur international, sondern auch in den österreichischen Spitälern drastisch aus. Sowohl Fachleute als auch die Medien und die breite Öffentlichkeit nehmen die Brisanz des Themas wahr: *„Ärzte und Pfleger rufen laut um Hilfe"*, lautete die Schlagzeile einer österreichischen Tageszeitung am 14. November 2020, *„Keine Entspannung in den Spitälern, seit acht Monaten arbeitet das Gesundheitspersonal an seinen Grenzen.* " Dieses Problem ist vielen Verantwortlichen in Österreich bewusst. Josef Zellhofer vom Österreichischen Gewerkschaftsbund, Gesundheits- und Sozialberufe, spricht es aus: *„Intensivstationen sind eine andere Welt. Da geht es um Leben und Tod, die Arbeit macht etwas mit Menschen. Das muss man erst verarbeiten. Alleine deshalb halte ich es für schwierig, Pflegepersonal aus Normalin Intensivstationen zu stecken"* (Spari 2020).

Angesichts dieser dramatischen Zahlen und Entwicklungen, und um die Spitäler und Intensivstationen zu entlasten, bekam Österreich einen erneuten strengen Lockdown verordnet.

Der britische Streetart-Künstler Banksy hat der Pflege ein Werk gewidmet. Es zeigt einen Jungen, der anstatt mit seinen Superman-Figuren mit einer Pflegeperson-Puppe als Superheldin spielt. Auch im realen Leben hat Pflege während der COVID-19-Pandemie so viel Aufmerksamkeit wie noch nie bekommen, von Applaus auf den Balkonen bis zu Bildern, die Menschen in Schutzanzügen zeigen. Endlich werden die Leistungen der Pflege gesehen und wertgeschätzt. Das war nicht immer so. Aber wichtiger als die mediale Präsenz sind die realen Bedingungen unter denen gearbeitet wird. Jene, die den Pflegeberuf ausüben, brauchen keine Superkräfte, sondern vielmehr Arbeitsbedingungen, die nicht in die Erschöpfung bis hin zum Burn-out führen. Wenn wir erkranken oder in einer Pflegeeinrichtung sind, möchten wir nicht auf die „Superheldinnen und Superhelden" hoffen, sondern auf Pflegekräfte mit hoher Fachkompetenz, Empathie und ausreichend Zeit.

6.3 Pflege im Kontext der COVID-19-Pandemie – ein Blick in den Pflegealltag

Das Jahr 2020 wurde von der WHO zum Jahr der Pflegenden und Hebammen erklärt. Zu diesem Zeitpunkt konnte noch niemand die weltweite Pandemie und die hohe Relevanz der Pflege in diesem Kontext erahnen. Die COVID-19-Pandemie hat die Unverzichtbarkeit professioneller Pflege auf dramatische Weise deutlich gemacht. Pflegekräfte und Ärzt/inn/en sind die zentralen Berufsgruppen in der gesundheitlichen Versorgung dieser Erkrankten. Den intensivsten und dichtesten Kontakt hat dabei die professionelle Pflege angesichts der Körpernähe vieler pflegerischer Handlungen und der 24-Stunden-Zuständigkeit. Pflegende sind derzeit in allen Settings hoch belastet, trotz allem wissen sie um ihre gesellschaftliche Verantwortung und stellen sich der Situation in beeindruckender Weise (Rosenberg 2020).

In der öffentlichen Diskussion über die COVID-19-Pandemie wird oft übersehen, dass Pflegende, die an vorderster Front gegen das Virus ankämpfen, einem hohen persönlichen Risiko ausgesetzt sind.

Laut dem International Council of Nurses (ICN) sollen sich weltweit mindestens 90.000 Pflegekräfte mit COVID-19 angesteckt haben: *„Weltweit sterben mehr als 600 Pflegekräfte an COVID-19"* – so lautet die Schlagzeile auf der ICN-Homepage. Der ICN fordert daher, die Anzahl der Infektionen und Todesfälle, die das Gesundheitspersonal betreffen, zu erfassen und alle erforderlichen Maßnahmen zum Schutz der Pflegekräfte vor COVID-19 zu ergreifen. Es gibt weltweit keine standardisierte und systematische Dokumentation der erkrankten Pflegepersonen.

„Die Krankenpflege scheint derzeit eine der gefährlichsten Aufgaben der Welt zu sein. Wir müssen diese Daten für jedes Land abrufen und herausfinden, was genau vor sich geht, um die Abweichungen zu erklären, die selbst bei einem flüchtigen Blick auf die Zahlen erkennbar sind. Nur dann können wir lernen, wie wir die Pflegekräfte am besten schützen und verhindern können, dass sich diese schrecklichen Statistiken in Zukunft wiederholen" (Howard Catton, Chief Executive Officer von ICN, zitiert nach ICN 2020b, übersetzt durch die Autorin).

Annette Kennedy, ICN-Präsidentin: *„Diese globale COVID-19-Pandemie hat der Welt gezeigt, welche wichtige Rolle Pflegekräfte spielen, wenn es darum geht, Menschen über die gesamte Lebensdauer gesund zu halten."*

Howard Catton ergänzt: *„Die Pandemie hat die Schwächen in unseren Gesundheitssystemen und den enormen Druck, unter dem unsere Pflegekräfte arbeiten, aufgedeckt und ein Licht auf ihr unglaubliches Engagement und ihren Mut geworfen. Die Pandemie gibt uns die Möglichkeit einen Neustart zu fordern und neue Modelle der Pflege zu erkunden, in denen Pflegekräfte im Mittelpunkt unseres Gesundheitssystems stehen"* (ICN 2020a, übersetzt durch die Autorin).

6.3.1 Erfahrungsbericht erste Welle – „Kein Stein blieb auf dem anderen"

Über die öffentliche Wahrnehmung des Berufs

Als diplomierte Gesundheits- und Krankenpflegeperson, ausgebildete Intensivpflegefachkraft, Pflegewissenschaftlerin und Führungskraft erlebe ich seit Jahrzehnten tagtäglich, was Pflege tut, was sie kann und was sie leistet. So hat es mich schon lange verwundert, dass die gesellschaftliche Anerkennung und Wertschätzung für diese Berufsgruppe bisher kaum vorhanden waren. Obwohl Pflegekräfte die größte Gruppe der Gesundheitsberufe darstellen, haben bis vor dem Ausbruch der Pandemie nur sehr wenige die Systemrelevanz der Pflege, also die Unerlässlichkeit für das Funktionieren unserer Gesellschaft, erkannt.

Das liegt möglicherweise daran, dass Pflegekräfte im alten Krankenpflegegesetz bis 1997 als „Hilfskraft des Arztes" bezeichnet wurden. Das hat sich in Österreich erst Ende des 20. Jahrhunderts mit dem neuen Gesundheits- und Krankenpflegegesetz (GuKG) 1997 und mit der GuKG-Novelle 2016 geändert. Es liegt vielleicht auch daran, dass die für die Gesundheitspolitik Verantwortlichen bisher kaum die Professionalisierung und Aufwertung der Pflegeberufe forciert haben. Denn wie sonst wäre es möglich, dass ein hoch entwickeltes Land wie Österreich eines der letzten Länder der Europäischen Union war, in dem die Ausbildung zum gehobenen Dienst für Gesundheits- und Krankenpflege in den tertiären Bildungssektor aufgenommen wurde.

Pflegekräfte betreuen die ihnen anvertrauten Patient/inn/en 24 Stunden am Tag und sieben Tage die Woche. Keine andere Berufsgruppe im Gesundheitssystem verbringt dermaßen viel Zeit mit ihnen. Pflegekräfte sind einer der Drehscheiben in der Behandlung und Betreuung erkrankter Menschen. Ihre Krankenbeobachtung, ihre Fachkompetenz, ihre Information an die anderen Berufsgruppen sind essenziell und tragen wesentlich zu Genesung und Wohlbefinden der Patient/inn/en bei. Aber das ist nicht alles: Sie sind unter anderem für das gesamte „Rund-um-Management", die organisatorischen Abläufe an den Abteilungen, Stationen, Ambulanzen, Operationssälen usw. zuständig. Sie sorgen dafür, dass alles funktioniert und dass alle notwendigen Pflegeprodukte, Arzneimittel, Instrumente, Güter des täglichen Gebrauchs, Lebensmittel, Inventar und vieles mehr bestellt werden und an Ort und Stelle verfügbar sind. Es ist an der Zeit, dass auch das ins Bewusstsein der Menschen dringt.

Die Pandemie erreicht Wien

Mitte März 2020 wurden wir eines der „COVID-19-Spitäler" in Österreich. Die Pandemie hat alle im Krankenhaus tätigen Berufsgruppen massiv gefordert. Wir mussten sämtliche Strukturen und Arbeitsprozesse unter sehr großem Zeitdruck anpassen. Um den enormen Bettenbedarf gerecht zu werden wurden einige interne Abteilungen zu COVID-19-Abteilungen umgewandelt. Das heißt, ab diesem Zeitpunkt wurden nur noch Patient/inn/en, die positiv auf SARS-CoV-2 getestet bzw. hochgradig SARS-CoV-2 verdächtig waren, an diesen Abteilungen aufgenommen.

Dadurch entsprachen einige der umgewandelten Stationen nicht zu 100 Prozent den baulichen und räumlichen Notwendigkeiten einer Infektionsabteilung. Beispielsweise erschwerten Mehrbettzimmer die Arbeit. Klassische Zugangsschleusen zu den Patientenzimmern gab es nicht immer. Viele notwendige Materialien wie Schürzen, Schutzmäntel, Schutzbrillen, Mund-Nasen-Schutz und Desinfektionsmittel mussten oftmals notdürftig auf Transportwägen oder Stühlen im Gangbereich gelagert werden.

Kurz vor dem Eintreffen der ersten COVID-19-Patient/inn/en wurden alle Führungskräfte von der Krankenhausleitung auf die neuen Gegebenheiten und den „Shutdown" vorbereitet. Sie wurden beauftragt gemeinsam mit den verantwortlichen Ärzt/inn/en, sämtliche Patient/inn/en, die entlassen werden konnten, nach Hause zu entlassen und die anderen zu transferieren, um die notwendige Bettenkapazität frei zu bekommen. Auch alle elektiven Operationen und sonstige nicht lebensnotwendige Behandlungen wurden nach sorgfältiger Abwägung verschoben. Der normale Spitalsbetrieb wurde mehr oder weniger „heruntergefahren". Stationen wurden gesperrt und das frei gewordene Personal wurde an COVID-19-Stationen ausgeliehen. Irgendwie war das für alle Beteiligten surreal. Wir hätten uns das so nie vorstellen können. Auch in der Kommunikation untereinander prallten, so wie auch in der öffentlich geführten Diskussion, verschiedene Meinungen aufeinander – von „Das ist ja alles übertrieben, nicht schlimmer als die jährlichen Grippewellen" bis zu „Die Zeit wird nicht reichen, es werden Zustände wie in Italien eintreten."

Vorbereitungen und Maßnahmen für den Betrieb einer COVID-19 Station
Wir schulten nahezu militärisch das gesamte Team der Stationen – und zwar wirklich alle Berufsgruppen, vom Reinigungspersonal bis zu den Abteilungsleitungen – auf die notwendigen persönlichen Hygiene- und Schutzmaßnahmen ein. Die Schutzmaßnahmen, die im Umgang mit COVID-19-Erkrankten eingehalten werden müssen, sind weit umfangreicher als normale Hygienevorgaben. Die Kolleg/inn/en der Stabstelle Hygiene waren vor Ort, Schulungsvideos wurden gezeigt, das richtige An- und Auskleiden der Schutzausrüstung wurde intensiv geübt und trainiert. Zu den alltäglichen Anforderungen kamen nun auch Aufgaben des Infektionsschutzes sowie Aufklärung über präventive Maßnahmen wie Abstandhalten hinzu. Führungsboards wurden eingerichtet, tägliche Briefings und Meetings zwischen Pflege- und Ärzteteam abgehalten. Nahezu rund um die Uhr (oft auch in der Freizeit) wurde kommuniziert, recherchiert und Informationen ausgetauscht.

Alle Patientenzimmer mussten aufgerüstet werden, da aus den kontaminierten Zimmern nichts herausgebracht werden durfte. Da die Erfahrungen aus China und Italien zeigten, dass zur Überwachung der Vitalparameter der COVID-19-Erkrankten mehr medizinische Geräte wie Sauerstoff-Sättigungsmessgeräte oder Monitore benötigt werden, konsultierten wir die Medizin-Technik. Es mussten weitere Pflegekräfte und Ärzt/inn/en auf diese Geräte neu geschult werden. Nicht-invasive Beatmungsgeräte (Medizingeräte zur Atemunterstützung mittels Maske) wurden ebenfalls aufgestockt.

Persönliche Schutzausrüstungen

Das Beschaffen der notwendigen Schutzausrüstungen für das Gesundheitspersonal war während der ersten Welle eine der herausforderndsten Aufgaben der leitenden Pflegekräfte und der für die Materialbeschaffung zuständigen Personen. Es gab nicht nur in Österreich, sondern EU-weit enorme Lieferengpässe. Manchmal wurden Materialien geliefert die nicht entsprachen. Mund-Nasen-Schutzmasken waren oft von schlechter Qualität und undicht. Brillenträger/innen konnten mit den Schutzbrillen kaum arbeiten. Einmal kamen nur Schutzmäntel in Größe XXL, darin kann ein kleiner Mensch nicht arbeiten. Ständig musste auf sämtlichen Ebenen improvisiert werden. Wir hatten eine Art Hotline zur Abteilung Wirtschaft. Das Unternehmen setzte alle Hebel in Bewegung, um den notwendigen Bedarf zu decken und das Personal entsprechend zu schützen.

Herausforderungen, Mut und Zusammenhalt

Täglich mussten in kürzester Zeit Entscheidungen getroffen werden, noch viel mehr und unter weit größerem Druck als im Normalbetrieb. Führungskräfte waren mit den sehr nachvollziehbaren Sorgen und Ängsten der Kolleginnen und Kollegen konfrontiert. Deren Angst vor persönlicher Ansteckung, vor allem aber die Sorge um ihre Familien nahm zu. Viele haben pflegebedürftige Eltern oder Verwandte, die zur Risikogruppe zählen, haben kleine Kinder oder sind selbst nicht gesund. Um hier Hilfestellungen und Entlastungsgespräche anzubieten, wurden unter anderem telefonische Beratungsstellen eingerichtet und bestehende psychologische Servicestellen erweitert.

Gleichzeitig habe ich noch nie so viel Mut und Zusammenhalt in den unterschiedlichen Berufsgruppen und weit über die Abteilungen und Hierarchien hinaus erlebt. Überstunden wurden wie selbstverständlich geleistet, Urlaube zurückgestellt. Selbst die widrigsten Umstände haben die Kolleg/inn/en oft mit Galgenhumor gemeistert. Selbst dann, als Kolleg/inn/en an COVID-19 erkrankten, haben die Verbleibenden durchgehalten und weitergearbeitet. Nicht immer konnte lückenlos geklärt werden, wo die Krankenhaus-Mitarbeiter/innen sich infiziert haben, ob bei der Arbeit oder im Privatbereich.

Noch nie in unser aller Berufspraxis haben wir eine Infektionskrankheit erlebt, mit der sich so viele Pflegekräfte infiziert haben. Es wäre von höchstem Interesse und würde uns im zukünftigen Umgang mit Epidemien und Pandemien helfen, zu wissen, wie viele Mitarbeiter/innen der Gesundheitsberufe sich im Rahmen ihrer Berufstätigkeit infiziert haben.

Besonderheiten in der Pflege von COVID-19 Patient/inn/en

Der Pflegeaufwand für die an COVID-19-Erkrankten ist ähnlich hoch wie bei anderen Erkrankungen. Erschwerend kommt aber hinzu, dass ihr Gesundheitszustand mitunter wesentlich instabiler ist. Daher kam es während der Pandemie zu mehr Verlegungen an Überwachungs- und Intensivstationen. Das rasche Erkennen von Symptomen einer Verschlechterung ist oft für das Überleben dieser Patient/inn/en entscheidend. Dafür ist hohe Fachkompetenz und intensive Krankenbeobachtung von Seiten der Pflegekräfte notwendig. Auch ein rascher Informationsaustausch zwischen Pflege und Ärzteschaft ist unumgänglich.

Das Einhalten der Schutzmaßnahmen, das An- und Auskleiden sind sehr zeitintensiv. Um die notwendigen Personalressourcen zu schaffen, wurden aus vielen unterschiedlichen Fachbereichen, meist von gesperrten Stationen und Ambulanzen, Kolleginnen und Kollegen zusammengezogen. Diese mussten von heute auf morgen ihren gewohnten Arbeitsbereich verlassen, sich in ein neues Team integrieren und völlig andere Arbeitsabläufe und neue, ungewohnte Tätigkeiten übernehmen. Ohne deren Unterstützung wäre der enorme Betreuungs- und Arbeitsaufwand nicht zu bewältigen gewesen.

COVID-19 aus Sicht der Patient/inn/en

Anders als in „normalen" Zeiten mussten Patientenkontakte aufgrund der strengen Schutzmaßnahmen zeitlich deutlich reduziert werden. Somit hatten die Patient/inn/en viel weniger Zuspruch durch das Pflegepersonal als normalerweise üblich. Allein das Tragen von Schutzkleidung, Maske, Haube und Brille beeinträchtigte jede normale Kommunikation, die ja wesentlich durch Mimik und Körpersprache geprägt ist. Viele der Patient/inn/en waren dadurch irritiert; insbesondere ältere und/oder demente Menschen waren verängstigt, wenn sich ihnen vermummtes Personal in „Raumanzügen" näherte. Die im Behandlungs- und Betreuungsprozess so wesentliche Beziehungsarbeit zwischen Patient/in und Pflegekraft war durch die Schutzmaßnahmen deutlich eingeschränkt. Eine krankheitsbedingte Isolation war oft die Folge. Pflegekräfte registrierten oft große Sorgen, Ängste, Vereinsamung und extreme Verunsicherung der Patient/inn/en und ihrer Angehörigen als Folge der

Maßnahmen – nicht zuletzt dadurch, dass ein striktes Besuchsverbot für Angehörige, Betreuungspersonen und Freunde verordnet war.

Die Kolleg/inn/en aus der Pflege fanden aber viele kreative Lösungen, um
den Kontakt der Erkrankten zu ihren Familien und Freunden aufrecht zu erhalten. Beispielsweise wurden Briefe oder Zeichnungen der Enkelkinder pos-
talisch oder per E-Mail übermittelt und von den Pflegekräften übergeben
oder vorgelesen. Mobiltelefone waren der überwiegende Kontaktweg nach
außen. Dass schwerkranke oder sterbende Menschen, bedingt durch das ver-
ordnete Besuchsverbot in den Krankenhäusern, ihre Familienmitglieder nicht
bzw. nur in Ausnahmefällen und unter strengsten Schutz- und Hygienevorgaben um sich haben durften, war einer der belastendsten Faktoren für alle.
Daher hat sich das gesamte Personal dieser Menschen besonders angenommen
und versucht, so viel Zeit wie möglich mit ihnen zu verbringen.

Neue physische und psychische Belastung für die Pflege
Mittlerweile weiß die Bevölkerung in Österreich, wie es sich anfühlt, beim
Einkaufen oder in öffentlichen Verkehrsmitteln usw. eine Mund-Nasen-
Schutzmaske zu tragen. Es ist nicht angenehm. Wirklich enorm belastend
ist es aber den ganzen Tag mit der gesamten persönlichen Schutzkleidung
arbeiten zu müssen und damit Mobilisation, Körperpflege, Verbandwechsel,
Kontrolle der Vitalparameter, Blutabnahmen, Infusionstherapie usw.
durchzuführen – und das in 12-Stunden-Schichten. Mund-Nasen-Schutz
muss überall an den Stationen, auch außerhalb der Patientenzimmer, getragen werden.

Oft behielten Pflegekräfte auch weit über ihre körperlichen und psychischen Grenzen hinaus die Schutzkleidung an, um Material zu sparen.
Kurzfristig wurden als „Notmaßnahme" sogar gebrauchte Mund-Nasen-
Schutzmasken gesammelt, um sie durch Sterilisation „wiederaufzubereiten".
Immer wieder kamen Pflegekräfte extrem erschöpft und dehydriert aus den
Patientenzimmern. Sie hatten ihre Schutzmasken sehr lange nicht abgenommen, ihre Gesichter waren geschwollen, Druckstellen von Schutzbrillen oder Pickel am Körper durch vermehrtes Schwitzen waren häufig
die Folgen.

Gemeinsame Pausen der Pflegekräfte, wichtig für die persönliche Psycho-
hygiene, waren aufgrund gestaffelter Pausen und des notwendigen Abstand-
haltens kaum möglich. Die Kolleg/inn/en verbrachten ihre Pausen in
verschiedenen Räumlichkeiten. Somit war der emotionale Austausch untereinander, der gerade in dieser belastenden Zeit so wichtig wäre, nur sehr eingeschränkt möglich.

Zusätzlich kam es zu weiteren emotional schwierigen Situationen. Zum Beispiel wurden auch im Gesundheitspersonal Risikogruppen definiert, die dann zum eigenen Schutz nicht an COVID-19-Abteilungen arbeiten durften. Sie mussten daher an Nicht-COVID-Abteilungen wechseln, sich in neue Fachgebiete einarbeiten und in neue Teams integrieren.

Um diese enormen physischen und psychischen Belastungen abzufedern wurde viel unternommen: Umfangreiche Informationsangebote wurden geschaffen, Plattformen eingerichtet, über die man sich über die COVID-19-Erkrankung informieren konnte, die Kommunikation in den Teams wurde intensiviert, Entlastungsgespräche wurden angeboten, Psycholog/inn/en und Kolleg/inn/en, die zur kollegialen Hilfestellung ausgebildet sind, wurden eingebunden, um den Belastungen gegenzusteuern.

6.3.2 Erfolgsfaktoren für die Pandemiebewältigung – Frühjahr 2020

Es hat sich gezeigt, wie wesentlich eine gute interdisziplinäre Zusammenarbeit, gutes Management und Organisation auf allen Ebenen ist. Die Zusammenarbeit mit der Ärzteschaft und allen anderen Berufsgruppen hat sich während der Pandemie weiter verbessert. Die Pflege- und Ärzteteams sind gemeinsam mit den neuen Herausforderungen gewachsen. Ebenso wichtig war die Unterstützung durch die Mitarbeiter/innen der medizinisch-technischen Dienste. Sie haben ihre Dienstzeiten den Erfordernissen angepasst und auch Wochenenddienste gemacht, ebenso wie Servicekräfte und der klinisch-administrative Dienst.

Ohne den „Shutdown" und die dadurch frei gewordenen und zugeteilten Personalressourcen hätten wir die Anforderungen nicht bewältigen können. Es hat sich gezeigt, wie wichtig nicht nur die Anzahl der Pflegekräfte, sondern vor allem deren Qualifikation ist. Für die erfolgreiche Bewältigung einer Pandemie bedarf es nicht nur ausreichender, sondern vor allem gut qualifizierter Pflegekräfte.

Die vergangenen Monate waren und sind mit Sicherheit für die Pflegeberufe, alle anderen Gesundheitsberufe und im Spital tätigen Personen eine extrem herausfordernde und belastende Zeit. Noch nie mussten so schnell neue Vorgaben umgesetzt, Arbeitsprozesse und bestehende Strukturen anpasst werden. Noch nie mussten so viele Entscheidungen in so kurzer Zeit und unter so großem Druck getroffen werden. Noch nie war man mit so vielen Sorgen und Ängsten von Patient/inn/en, Angehörigen und auch Kolleg/inn/en konfrontiert. Noch nie wurde dem Pflegepersonal und allen anderen Berufsgruppen so viel an Einsatz, Improvisation und Flexibilität abverlangt. Aber auch noch nie haben wir so viel Zusammenhalt, Kollegialität, Professionalität und Mut über alle Berufsgruppen, Hierarchien und Fachbereiche hinweg erlebt und so viel – wenn auch unter widrigsten Umständen – gelernt.

Die COVID-19-Pandemie ist zum Zeitpunkt der Veröffentlichung dieses Buches Mitte 2021 leider noch nicht zu Ende. Aber sie zeigt jetzt schon die Unverzichtbarkeit professioneller Pflege. Wenn im Pflegeberuf ein Fachkräftemangel besteht, kann das für Patient/inn/en und Heimbewohner/innen beträchtliche Folgen haben. Denn es ist die professionelle Pflege die sie pflegt, mobilisiert, mit Essen und Trinken versorgt, ihnen Medikamente verabreicht, ihre Vitalparameter kontrolliert und auf ihre Sorgen und Ängste adäquat reagiert. Daher müssen rasch Lehren aus dieser Pandemie gezogen werden und die dringend notwendige Pflegereform, die Verbesserung der realen Arbeitsbedingungen für die Pflegekräfte, die Steigerung der Attraktivität des Berufs und vieles mehr zügig eingeleitet und umgesetzt werden.

Abschließend zu diesem Kapitel können Sie die letzte Audiobotschaft (April 2020) von Schwester Liliane Juchli: „Ihr seid die Leuchttürme in dieser schweren Zeit" hören. Sie nimmt in ihrer Botschaft Bezug auf die Pandemie (Abb. 6.2).

Am 30. November 2020, im Jahr der Pflegkräfte, ist Schwester Liliane Juchli, die große Pflege-Pionierin für die professionelle Pflege, 87-jährig im Haus für Pflege in Bern gestorben.

Mit ihr verlieren die Schweizer Pflegewelt und die Pflege generell ein prägendes Vorbild und eine unermüdliche Kämpferin für eine menschenwürdige und professionelle Pflege, sie hat Generationen von Pflegepersonen im deutschsprachigen Raum geprägt und inspiriert. Liliane Juchli hat sich, bereits geschwächt durch eine Infektion, mit COVID-19 angesteckt. Den Kampf gegen das Virus hat sie nun nicht mehr gewinnen können (SBK 2020).

Bekannt wurde ihr Name durch das umfassende Fachbuch „Krankenpflege", 1973 vom Thieme Verlag das erste Mal herausgegeben. Es wurde laufend weiterentwickelt und gilt bis heute als Standardwerk. Die enormen Leistungen von Liliane Juchli dürfen aber nicht nur auf das Krankenpflegebuch reduziert werden. Sie hat viele andere Bibliografien veröffentlicht, war über Jahrzehnte eine internationale Vortragsreisende und Dozentin und hat bis vor wenigen Monaten noch Stellung zu gesellschaftlichen und berufspolitischen Fragen genommen.

(*Audiobotschaft aufgezeichnet von Anett Günzel und Renate Hilbig – Zentrum für Kompetenz und Entwicklung)

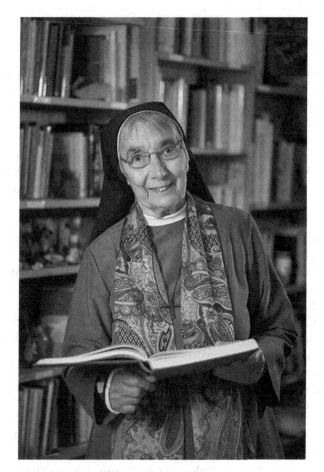

Abb. 6.2   (Audiobotschaft 2). Schwester Liliane Juchli

Literatur

AGES (2020): Coronavirus [Online]. https://www.ages.at/themen/krankheits-erreger/coronavirus/ [Zugriff am 23. 11.2020]

Aiken, Linda H.; Sloane, Douglas; Bruyneel, Luk; Van den Heede, Koen; Griffiths, Peter; Busse, Reinhard; Diomidous, Marianna; Kinnunen, Juha; Kozka, Maria; Lesaffre, Emmanuel; McHugh, Matthew; Moreno-Casbas, Maria; Rafferty, Anne Marie; Schwendimann, Rene; Scott, Anne; Tishelman, Carol; van Achterberg, Theo; Sermeus, Walter (2014): Nurse staffing and education and hospital mortality in nine European countries: a retrospective observational study. In: The Lancet 383/9931:1824–1830

Anzenberger, Judith; Bodenwinkler, Andrea; Breyer, Elisabeth (2015): Migration und Gesundheit. Literaturbericht zur Situation in Österreich. Gesundheit Österreich GmbH, Wien

Bachner, Florian; Bobek, Julia; Habimana, Katharina; Ladurner, Joy; Lepuschütz, Lena; Ostermann, Herwig; Rainer, Lukas; Schmidt, Andrea E; Zuba, Martin; Quentin, Wilm; Winkelmann, Juliane (2019): Das österreichische Gesundheitssystem. Akteure, Daten, Analysen. Gesundheitssysteme im Wandel, 20 (3). WHO Regional Office for Europe, Copenhagen

Bickel, Horst; Hendlmeier, Ingrid; Hessler, Johannes B; Junge, Magdalena Nora; Leonhardt-Achilles, Sarah; Weber, Joshua; Schäufele, Martina (2018): The Prevalence of Dementia and Cognitive Impairment in Hospitals. In: Deutsches Ärzteblatt International 115/44:733–740

Bickel, Horst; Schäufele, Martina; Hendlmeier, Ingrid; Heßler-Kaufmann, Johannes B. (2019): Demenz im Allgemeinkrankenhaus. Ergebnisse einer epidemiologischen Feldstudie, General Hospital Study (GHoST) https://www.bosch-stiftung.de/sites/default/files/publications/pdf/2020-07/Demenz_im_Allgemeinkrankenhaus_Ergebnisse_einer_epidemiologischen_Studie_GHoSt.pdf [Zugriff am 8. 12. 2020]

Binder-Fritz, Christine (2011): Migration und Diversity im Gesundheitssystem. In: Mallich, Katharina; Gutiérrez-Lobes, Karin (Hg.) (2019): Mehr Chancen durch Vielfalt! Diversity in der Personalentwicklung. Facultas, Wien

Habimana, Katherina; Bachner, Florian; Ostermann, Herwig; Bobek, Julia; Ladurner, Joy (2015): Das österreichische Gesundheitswesen im internationalen Vergleich. Gesundheit Österreich GmbH, Wien

Hahn, Sabine (2012): Aggression im Akutspital. In: Walter, Gernot; Nau, Johannes; Oud, Nico (Hg): Aggression und Aggressionsmanagement – Praxishandbuch für Gesundheit- und Sozialberufe, Verlag Hans Huber, Bern

Hahn, Sabine; Stefan, Harald; Richter, Dirk; Martin, Edgar (2019): Aggressionsereignisse am Wiener Gesundheitsverbund, eine Studie der Berner Fachhochschule im Auftrag der Personalvertretung der Bediensteten der Stadt Wien, Hauptgruppe II. Erhoben durch das Department Gesundheit, Fachbereich Pflege der Fachhochschule Bern, unveröffentlicht

Hofmarcher, Maria M; Singhuber, Christopher (2020): Factbook: Leistungskraft regionaler Gesundheitssysteme in Zeiten von COVID-19. Ambulante Versorgung im Bundesländervergleich. Projektbericht. Mit Unterstützung von Philipps Österreich, Wien

ICN (2020a): International Council of Nurses announces International Nurses Day theme for 2021 [Online]. International Council of Nurses. https://www.icn.ch/news/international-council-nurses-announces-international-nurses-day-theme-2021 [Zugriff am 20. 10. 2020]

ICN (2020b): More than 600 nurses die from COVID-19 worldwide [Online]. International Council of Nurses. https://www.icn.ch/news/more-600-nurses-die-covid-19-worldwide [Zugriff am 30. 9. 2020]

Juraszovich, Brigitte; Rappold, Elisabeth (2017): Demenzkompetenz im Spital. Eine Orientierungshilfe. Gesundheit Österreich GmbH, Wien

Kirchen-Peters, Sabine; Krupp, Elisabeth (2019): Praxisleitfaden zum Aufbau demenzsensibler Krankenhäuser https://www.bosch-stiftung.de/de/publikation/praxisleitfaden-zum-aufbau-demenzsensibler-krankenhaeuser [Zugriff 18. 12. 2020]

Lobenstein, Caterina (2020): Intensivstation am Limit – Kann die Regierung Zustände wie in Bergamo verhindern? ZEIT ONLINE vom 12. November 2020. https://www.zeit.de/2020/47/corona-intensivpatienten-bundesregierung-gesundheitssystem-bergamo

Medizinische Universität Wien (2020): COVID-19 in Österreich: Gemeinsame Stellungnahme zur aktuellen Situation. Auf Initiative der MedUni Wien nehmen MedizinerInnen aus Österreich zur aktuellen COVID-19-Situation Stellung. 20. 10. 2020. https://www.meduniwien.ac.at/web/ueber-uns/news/detailseite/2020/news-im-oktober-2020/covid-19-in-oesterreich-gemeinsame-stellungnahme-zur-aktuellen-situation [Zugriff am 23. 11. 2020]

OECD (2020a): Beyond Containment: Health systems responses to COVID-19 in the OECD.

OECD (2020b): Who Cares? Attracting and Retaining CARE Workers für the Elderly. OECD Health Policy Studies. OECD-Publishing, Paris

OECDiLibrary (2019): Health at a glance [Online] http://www.oecd.org/health/health-systems/health-at-a-glance-19991312.htm [Zugriff 18. 11. 2020]

Pich, Jacqueline; Hazelton, Michael; Sundin, Deborah; Kable, Ashley (2010): Patient-related violence against emergency department nurses. Nursing Health Science, 2010 Jun;12(2):268–274

Rappold, Elisabeth; Juraszovich, Brigitte (2019): Pflegepersonal-Bedarfsprognose für Österreich. Bundesministerium für Arbeit, Soziales, Gesundheit und Konsumentenschutz, Wien

Rosenberg, Regina (2020): COVID-19 und die Rolle der Pflege(wissenschaft). Website der Deutschen Gesellschaft für Pflegewissenschaft e. V. https://dg-pflegewissenschaft.de/aktuelles/covid-19-und-die-rolle-der-pflegewissenschaft/ [Zugriff am 10. 12. 2020]

SBK (2020): Wir trauern um Sr. Liliane Juchli https://www.sbk.ch/verband/liliane-juchli. Schweizer Berufsverband der Pflegefachfrauen und Pflegefachmänner [Zugriff am 30. 11. 2020]

Spari, Teresa (2020): Ärzte und Pfleger rufen laut um Hilfe. Kronen Zeitung 14. 11. 2020

Statista (2020): Statistiken und Zahlen zur Corona-Pandemie 2019/20 [Online]. https://de.statista.com/themen/6018/corona/ [Zugriff am 24. 11. 2020]

7

Versorgungsstrategien mit erweiterten Pflegerollen – Beispiele aus anderen Ländern

Berta Schrems

Erweiterte Pflegerollen kompensieren nicht nur quantitativ den Mangel an anderen Gesundheitsberufen, sondern leisten auch einen wesentlichen Beitrag zur Qualität der Gesundheitsversorgung.

Großbritannien, Niederlande und einige skandinavische Länder können als Vorreiter einer Rollenerweiterung in der Pflege bezeichnet werden. In diesen Ländern wurde schon sehr früh mit einer Aufwertung des Pflegeberufs durch Akademisierung und Weiterbildung auf Hochschulniveau und durch die Verschiebung von Tätigkeiten zwischen Medizin und Pflege auf einen drohenden Mangel an Pflegekräften sowie Ärzt/inn/en reagiert. Dazu waren auch die gesetzlichen Regelungen der neuen Rollen erforderlich. Österreich ist hingegen, gemeinsam mit Bulgarien, der Tschechischen Republik, Frankreich, Deutschland, Griechenland, Norwegen, Polen, Rumänien, der Slowakei und der Schweiz, in Bezug auf die Rollenerweiterung der Pflege ein Nachzügler. In diesen Ländern gibt es bislang keine wesentlichen Aufgabenverlagerungen. Mitunter findet sich in Österreich sogar eine gegenteilige Entwicklung. So wurden in der Novelle des Gesundheits- und Krankenpflegegesetzes 2016 die Rollen für niedrigqualifizierte Pflegekräfte wesentlich erweitert, jedoch kaum jene des gehobenen Dienstes für Gesundheits- und Krankenpflege.

B. Schrems (✉)
Universität Wien, Wien, Österreich
E-Mail: berta.schrems@univie.ac.at

G. Sailer (Hrsg.), *Pflege im Fokus*, https://doi.org/10.1007/978-3-662-62456-2_7

Dass dies der falsche Weg ist, zeigt nicht nur die Covid-19-Pandemie, sondern auch ein aktueller Bericht der Europäischen Kommission aus dem Jahr 2019. Dieser Bericht stellt auf Basis von wissenschaftlichen Ergebnissen in mehreren Ländern fest, dass der Abbau von qualifiziertem Pflegepersonal und das Delegieren von Aufgaben an kostengünstigere Pflegehilfsdienste mit Qualitätsminderung einhergeht. Verwiesen wird hierbei auf eine in sechs europäischen Ländern durchgeführte Studie, die zeigt, dass der Ersatz einer qualifizierten Pflegeperson durch eine Pflegeassistentin pro 25 Patient/inn/en mit einer 21-prozentigen Erhöhung der Sterbewahrscheinlichkeit assoziiert ist (European Union 2019).

Das Etablieren von neuen Pflegerollen und Aufgabenfeldern ist international sehr unterschiedlich weit und mit verschiedensten Schwerpunkten realisiert. Ausschlaggebend für die jeweilige Form und die Übertragung von medizinischen Aufgaben in die Eigenverantwortung der Pflege ist das hierarchische Gefälle zwischen diesen Berufsgruppen. Großbritannien, Niederlande und Finnland haben langjährige Erfahrung mit einer flachen Hierarchie in der Zusammenarbeit zwischen Ärzteschaft und Pflegepersonen. Dies gilt insbesondere für Länder, in denen die Akademisierung der Pflege etabliert ist, dazu zählen auch asiatische Länder. In Österreich, Deutschland und der Schweiz steckt die formelle Anerkennung von Pflegepersonen in erweiterten Rollen noch in den Kinderschuhen, wenngleich bereits Lehr- und Studiengänge sowie Praxisprojekte existieren und auch gut funktionieren.

Warum sind erweiterte Pflegerollen zweckmäßig?

Ein von der Europäischen Union im Jahr 2019 herausgegebener Bericht zur Aufgabenverschiebung in Gesundheitssystemen verweist darauf, dass es mehr Flexibilität in den beruflichen Rollen einschließlich einer Aufgabenverlagerung zwischen den Gesundheitsberufen geben muss, um den gegenwärtigen und zukünftigen Entwicklungen im Gesundheitsbereich Rechnung zu tragen und einen Zugewinn an Gesundheit zu erreichen (European Union 2019). Darüber hinaus zeigt diese Studie, dass die Aufgabenverlagerung umso reibungsloser funktioniert, je flacher die Hierarchie zwischen den Gesundheitsberufen ist. In diesem Zusammenhang spielt nicht zuletzt das Kräfteverhältnis zwischen den Standesvertretungen (z. B. Ärztekammern und Pflegeverbänden) in den unterschiedlichen Ländern eine bedeutende Rolle.

Können diplomierte Gesundheits- und Krankenpflegepersonen ihr Potenzial zur Gesundheitsförderung und Krankheitsprävention sowie zur Stabilisierung sozialer Netzwerke umfassend nutzen, so trägt dies nachweislich zur Verbesserung von Gesundheitskompetenz und Bevölkerungsgesundheit sowie zur Senkung des Bedarfs an alltagsnaher Fremdhilfe bei, wie internationale

Erfahrungen (Lehmann et al. 2019) zeigen. Das bedeutet, dass eine im tertiären Bildungsbereich vermittelte Kompetenzvertiefung und Kompetenzerweiterung im Rahmen der Spezialisierungen keineswegs nur dann notwendig ist, wenn es um das Übernehmen von vormals der Ärzteschaft vorbehaltenen Tätigkeiten geht.

Studien zeigen, dass der Einsatz von diplomierten Gesundheits- und Krankenpflegepersonen (DGKP) in erweiterten Praxisfeldern und -aufgaben nicht zu Einbußen in der Qualität führt. DGKP erreichen die gleiche Qualität der Versorgung wie Ärztinnen und Ärzte (European Union 2019). Im Gegenteil, durch eine Aufgabenverschiebung von der Medizin in den eigenverantwortlichen Bereich der Pflege wird z. B. der Zugang zu Gesundheitsdienstleistungen verbessert und werden Wartezeiten verkürzt. Dies gilt vor allem für Menschen mit leichten oder chronischen Erkrankungen oder für routinemäßige Nachuntersuchungen. Kennzeichnend für erweiterte Pflegeaufgaben ist weiters eine hohe Patientenzufriedenheit, die darin begründet ist, dass sich diplomierte Pflegepersonen mehr Zeit nehmen und umfassendere Informationen und Beratung bereitstellen. Die Kostenevaluation zeigt, dass der Einsatz von Pflegenden mit erweiterter Praxis entweder kostenreduzierend oder kostenneutral ist. Nur wenn sich neue Aufgaben aus dem Bedarf der Bevölkerung ergeben, kann es zu Kostensteigerungen kommen (Delamaire und Lafortune 2010).

7.1 Pflege und Betreuung zuhause

7.1.1 Ähnliche Probleme, unterschiedliche Lösungen

Das Bild von der Pflege und Betreuung zuhause weist international Unterschiede auf, wenngleich die Herausforderungen sehr ähnlich sind (Spasova et al. 2018). Dies betrifft sowohl das Dienstleistungsangebot als auch die Organisation und Finanzierung. Gängige Leistungen sind z. B. die Lang- und Kurzzeitpflege, aber auch Palliativpflege sowie Soziale Dienste, wobei die Grenzen zwischen den Dienstleistungen nicht immer deutlich sind.

Generelle Unterschiede finden sich zwischen einerseits den ost- und südeuropäischen Ländern, in denen Pflege und Betreuung informeller organisiert ist, und andererseits den skandinavischen Ländern, in denen umfangreiche öffentlich finanzierte und organisierte Pflege und Betreuung zuhause zur Verfügung steht (Genet et al. 2012). Alle an der Studie von Genet et al. beteiligten Länder gaben die Bildungsvoraussetzungen für die diplomierten

Pflegepersonen bekannt: In der Regel dauert ihre Ausbildung drei bis vier Jahre. In einigen Ländern ist eine Spezialisierung (oder postgraduale Ausbildung) möglich, beispielsweise in Zypern, England, Portugal und Schweden für Gemeinde- bzw. Hauskrankenpflege oder in Belgien, Luxemburg und den Niederlanden für Pflegespezialist/inn/en bzw. Nurse Practitioners. In mehreren Ländern sind Sozialarbeiter/innen in der Pflege und Betreuung zuhause tätig, häufig als sogenannte Case Manager. In den meisten Ländern haben diese einen Universitätsabschluss mit umfassender postgradualer Ausbildung. Menschen, die im Haushalt helfen (in Österreich Heimhelfer/innen), müssen in etwa einem Viertel der untersuchten Länder geschult sein. Im Allgemeinen beziehen sich die vorgesehenen Schulungsinhalte aber mehrheitlich auf persönliche Betreuung. In Tschechien, Polen und Rumänien ist nur eine Minderheit der Haushaltshilfen qualifiziert.

Für Personenbetreuer/innen (in Österreich 24-Stunden-Betreuung genannt) hingegen besteht nicht in allen Ländern eine Ausbildungsnotwendigkeit. Ähnlich wie in Österreich leisten z. B. auch in Deutschland, Großbritannien oder Italien ausländische Arbeitskräfte einen großen Teil der Haushaltshilfe und Personenbetreuung. Sie verfügen über sehr unterschiedliche Bildungsniveaus und arbeiten teilweise ohne behördliche Kontrollen.

Ein aktueller Bericht des Europäischen Wirtschafts- und Sozialausschusses (Rogalewski und Florek 2020) untersucht die Situation in diesem auch als Live-In-Care bezeichneten Sektor – entspricht etwa der 24-Stunden-Betreuung – in Großbritannien, Deutschland, Italien und Polen. Diese Länder wurden deshalb ausgewählt, weil sie unterschiedliche Beschäftigungsmodelle für Pflege- und Betreuungskräfte aufweisen. Der Bericht kommt zum Schluss, dass diese Art der Pflege und Betreuung nicht nachhaltig ist, da die Arbeitsbedingungen der tätigen Personen an Ausbeutung grenzen, während es für jene, die Pflege und Betreuung benötigen, schwierig ist, erschwingliche und qualitativ hochwertige Dienstleistung zu finden. Wenngleich Live-In-Care/24-Stunden-Betreuung äußerst wertvolle Arbeit darstellt, wirkt sich diese (vorwiegend Ost-West-)Migration negativ auf die Humanressourcen in den Heimatländern der Pflege- und Betreuungspersonen aus.

Zunehmend kann beobachtet werden, dass reichere Länder Pflegekräfte aus ärmeren Ländern, die selbst einen Mangel an Pflegekräften haben, nutzen. Die Folge ist, dass nun auch in diesen Ländern Pflege- und Betreuungskräfte aus Niedriglohnländern rekrutiert werden. Diese Arbeitnehmer/innen arbeiten oft informell ohne Verträge und leiden häufig unter einem Mangel an geregeltem Migrationsstatus.

7.1.2 Pflege zuhause: Eigenverantwortung als erfolgreiches Konzept

Beispiel Finnland

Laut Gesetz haben pflegebedürftige Menschen in Finnland das Recht auf individuelle Bedarfsermittlung, das Recht, eine Entscheidung oder einen Plan für Pflege und Dienstleistungen auf der Grundlage der Bewertung zu erhalten, und das Recht auf Berufung vor Gericht, falls sie aus der Betreuung entlassen werden oder es zu einem Verfahrensfehler kommt. In Finnland organisieren die Gemeinden die Pflege und Betreuung zuhause für ältere Menschen, die Unterstützung und Pflege benötigen. Die Überweisung dafür stellen Ärztinnen/Ärzte aus. Die Dienstleistungen, die ggf. von der Gemeinde bereitgestellt werden, umfassen Unterstützung bei alltäglichen Aktivitäten wie Waschen, Anziehen und Essen, aber auch zuhause stattfindende Pflege und Rehabilitation. Darüber hinaus stehen unterstützende Leistungen wie Reinigung, Einkauf, Sicherheitsmaßnahmen und Transport zur Verfügung. Diese mobilen Dienste sind kostenpflichtig. Werden sie regelmäßig benötigt, wird das Einkommen als Grundlage der Berechnung herangezogen. Eine vorübergehende häusliche Pflege kostet für alle gleich viel. Die Gemeinde kann auch einen Servicegutschein zur Verfügung stellen, mit dem Dienstleistungen von einem von der Gemeinde zugelassenen Dienstleister in Anspruch genommen werden können.

Finnland zeichnet sich einerseits durch einen hohen Anteil an diplomierten Pflegepersonen mit erweitertem Tätigkeitsbereich und andererseits durch einen sehr hohen Anteil an älteren Menschen aus. Diplomierte Pflegepersonen nehmen in der Grundversorgung und in der Pflege eine wichtige Rolle ein und wirken dem Ärztemangel vor allem im ländlichen Bereich entgegen. Die meisten Dienstleistungen in der Pflege und Betreuung zuhause werden von Public-Health-Pflegepersonen – das sind speziell qualifizierte oder allgemein ausgebildete DGKP – erbracht. Es besteht auch die Möglichkeit der „Krankenhauspflege zuhause", darunter versteht man Pflege mit Krankenhausleistungen bei den betroffenen Personen zuhause. Die „Krankenhauspflege zuhause" ist eine Form der vorübergehenden, intensiven häuslichen Pflege. Ihr Ziel ist, Patient/inn/en dabei zu unterstützen, in ihren eigenen vier Wänden zu leben, vergleichbar mit der medizinischen Hauskrankenpflege in Österreich.

Der Tätigkeitsbereich der Mobilen Pflege in Finnland ist im Vergleich zu Österreich insofern deutlich erweitert, als die dort tätigen diplomierten Pflegepersonen bestimmte Medikamente verschreiben, Überweisungen veranlassen oder Röntgenbilder interpretieren können. Das Spektrum der Medikamente, die sie verschreiben dürfen, ist sowohl für die Erstverschreibung als auch für die fortgesetzte Verschreibung beschränkt. Um verschreiben zu können, muss eine diplomierte Pflegeperson bei einem städtischen Gesundheitszentrum angestellt sein, über mindestens drei Jahre Berufserfahrung und eine postgraduale Qualifikation verfügen. Über die Verschreibung hinaus wurde ihre Rolle in der Pflege chronisch Kranker gestärkt, unter anderem durch Einbeziehung in multiprofessionelle Pflegekoordinationsteams sowie in das Management chronischer Krankheiten und durch die Aufgabe, Patientenberatungen durchzuführen (OECD 2019b). Dabei werden auch neue technische Mittel genutzt (Finnish Nurses Association eHealth expert working group 2015), so dass auch Menschen in entlegenen Gebieten erreicht werden können. Ein Beispiel dafür ist das „virtuelle Mittagessen", bei dem sich eine Pflegeperson gemeinsam mit mehreren Menschen über Essen, Trinken und andere Themen unterhält. Damit erhält sie Einblick in das Alltagsleben dieser Personen und diese wiederum sind beim Essen nicht allein (The Guardian 2020).

Beispiel Niederlande

In den Niederlanden ist das Langzeitpflegesystem fast gleich groß wie der kurative Bereich. Grundlagen dafür sind Dienstleistungen wie das persönliche Budget, die Reinigung zuhause und die Pflege zuhause. Die Gemeinden sind für die soziale Betreuung verantwortlich mit dem Ziel, dass die pflegebedürftigen Gemeindemitglieder in ihrer gewohnten Umgebung bleiben und möglichst uneingeschränkt am gesellschaftlichen Leben teilhaben können (OECD 2019c). Für die Pflege und Betreuung zuhause ist in den Niederlanden keine Überweisung durch die Allgemeinmedizin nötig. Ansprechpartner können das soziale Regionalteam der zuständigen Gemeinde, der Hausarzt/die Hausärztin oder die „Transferpflegeperson", die nach einer Entlassung aus dem Krankenhaus die passende Pflege organisiert, sein. Die regional tätige Pflegeorganisation kann frei gewählt werden, die Gemeinden beraten hierbei. Die Dienstleistungen werden von einer Community Nurse erbracht bzw. koordiniert. Aufbauend darauf, was die unterstützungsbedürftige Person selbst noch tun kann, wird festgestellt, welche Pflege und Betreuung erforderlich ist. Die Dienstleistungen umfassen Hilfe beim Anziehen, Duschen, auf die Toilette gehen, aber auch Wundversorgung und andere medizinische Leistungen wie z. B. Medikamentenvorbereitung und -verabreichung, Stoma- oder Katheter-Pflege. Weitere Aufgaben der diplomierten Pflege sind die Koordination der Pflege, Ermitteln von Veränderungen der

Situation, Coaching (z. B. Unterstützung bei der Selbstversorgung) und Vorsorge zur Vorbeugung von Gesundheitsproblemen. Die Kosten werden von Versicherungen getragen. Community Health Nurses im Sinne einer Schnittstelle zwischen Hauskrankenpflege und gemeindeorientierter Pflege werden in den Niederlanden vermehrt eingesetzt.

Niederländisches Betreuungsmodell Buurtzorg
Eine besondere Organisationsform der Pflege und Betreuung zuhause ist die sogenannte Buurtzorg (ausgesprochen: Bürtsorch), ein niederländisches Modell, das in den letzten Jahren international viel Beachtung erfuhr. Buurtzorg (Leichsenring und Staflinger 2017) ist eine häusliche Pflegeorganisation, die mit kleinen Teams, bestehend aus (Gemeinde-)Pflegepersonen und Gemeinde-Gesundheitsdienstleistern, Pflege und Betreuung zuhause bei Krankheit, bei altersbedingten Einschränkungen oder nach einem Krankenhausaufenthalt anbietet. Die Teams arbeiten selbstständig. Zu ihren Aufgaben gehören auch die Pflegebedarfserhebung, die Einsatzplanung im Team, die Aufnahme neuer Mitarbeiter/innen, Koordination, Aufbau und Pflege von Netzwerken, Fortbildung, innovative Projekte und die Finanzverwaltung. Die routinemäßige Administration wird zentral bzw. mittels IT-Anwendungen geregelt, so dass genügend Zeit für die Pflege und Betreuung bleibt.

Jede Klientin/jeder Klient hat eine persönlich verantwortliche Person, mit der sie/er zusammenarbeitet. Die Buurtzorg-Mitarbeiter/innen ermitteln gemeinsam mit den Betroffenen, welche Leistungen erforderlich sind, und suchen nach Lösungen, die von Dienstleistern der Umgebung erbracht werden können. Im Vordergrund steht das Erhalten der Unabhängigkeit. Die Dienstleistungen umfassen Pflege und persönliche Betreuung, z. B. Unterstützung bei Körperpflege und Essen oder Verabreichung der Medikamente. Auf Anordnung des behandelnden Arztes/der behandelnden Ärztin werden auch Maßnahmen wie Verabreichen von Insulin, Wundversorgung oder Schmerzbekämpfung übernommen. Buurtzorg bietet auch Palliativversorgung in der letzten Lebensphase, auch die Familien und Betreuungspersonen von Sterbenden werden unterstützt. Weiters koordiniert die verantwortliche Person den regelmäßigen Kontakt zu anderen Leistungserbringern (z. B. Hausarzt oder Behandlungsspezialisten). Buurtzorg arbeitet mit Physiotherapeut/inn/en und Ergotherapeut/inn/en zusammen, wenn es um Reaktivierung, Atemtherapie, Hilfsmittelanpassungen usw. geht.

Die Gemeindepflegepersonen verfügen mindestens über ein Bachelorstudium, die Assistenzpersonen über eine mindestens zweijährige Berufsausbildung. (Buurtzorg 2020)

Das Besondere an Buurtzorg ist, dass dieses Modell auf der Grundannahme einer ganzheitlichen Orientierung der Pflege beruht und große Autonomie-Spielräume für die Pflegepersonen bietet. Die taylorisierte Arbeitsteilung, wie sie sich in Österreich auch in der Hauskrankenpflege immer mehr durchsetzt, wird durch ganzheitliche Aufgabenerfüllung ersetzt. Die Beschäftigten organisieren ihre Arbeit im Team selbst, die Führung ist schlank gehalten und unterstützt im Bedarfsfall. Die Teams arbeiten weitgehend autonom mit Zielvereinbarungen, wobei die Klient/inn/en die Zeiten bestimmen können. Der Informationsfluss erfolgt transparent und zeitnah und kann von allen Beschäftigten eingesehen werden. Die Zusammenarbeit mit den in den Niederlanden üblichen Primary-Health-Care-Zentren ist intensiv. Die Buurtzorg-Teams sind verantwortlich für die Personalauswahl und auch strategische Entscheidungen, wie etwa die Erweiterung bzw. Bildung neuer Teams, werden durch die bestehenden autonomen Teams selbst getragen. Nachgewiesenermaßen können mit diesem Modell der häuslichen Pflege und Betreuung bessere Ergebnisse bei geringerem Ressourceneinsatz erreicht werden. Mit Kai Leichsenring lässt sich darauf hinweisen, dass Österreich von Buurtzorg lernen könnte, *„dass gut ausgebildetes Personal mit starken Kompetenzen in der Geriatrie und Betreuung nachweislich qualitativ bessere Leistungen erbringt. Anstatt Aufgaben auf die am wenigsten ausgebildeten und am schlechtesten bezahlten Berufsgruppen abzuwälzen, sind Berufsgruppen wie Community Nurses gefragt, die ihre Aufgaben ganzheitlich erfüllen können – erfahrene Pflegekräfte in der Hauskrankenpflege bzw. DiplomsozialbetreuerInnen mit dem Schwerpunkt Altenarbeit könnten hier ein Ansatzpunkt sein."* (Leichsenring und Staflinger 2017)

Beispiel Dänemark

Alle Bürger/innen in Dänemark haben, unabhängig von ihren wirtschaftlichen Mitteln, Anspruch auf persönliche und praktische Hilfe in ihren eigenen vier Wänden, wenn sie diese in alltäglichen Routinen benötigen. Auf der Grundlage einer individuellen Beurteilung der körperlichen und geistigen Verfassung und der Wohnverhältnisse bestimmt eine speziell ausgebildete Person der Gemeinde von Fall zu Fall, welche Art von Hilfe benötigt wird. Jede Gemeinde legt ihre eigenen transparenten Qualitätsstandards für Rehabilitations- und häusliche Pflegedienste und das Service-Niveau fest, das Bürger/innen erwarten können, wenn sie Hilfe benötigen (Kvist 2018; Vrangbaek 2020).

So wird beispielsweise allen Bürger/inne/n ab dem achtzigsten Lebensjahr einmal pro Jahr ein vorbeugender Hausbesuch angeboten, ebenso Menschen, die das 75. Lebensjahr erreicht haben, und auch Personen zwischen 65 und 75 Jahren mit speziellen Risiken. Den Bürger/inne/n steht es frei, das Angebot anzunehmen. Die Hausbesuche werden von Pflegepersonen durchgeführt, die speziell in vorbeugenden Maßnahmen geschult sind und auch frühe Anzeichen einer Beeinträchtigung erkennen können.

Die Arten der möglichen Unterstützung sind praktische Hilfe (z. B. Reinigen, Einkaufen, Waschen), persönliche Hilfe (z. B. Baden, Rasieren, Anziehen), Essen auf Rädern, Gutscheine, die eingeschränkten Zugang zu Unterstützung nach Wahl bieten (z. B. für Besuche bei Verwandten, von Museum, Friseur), Tagesstätte und Hilfsmaßnahmen für Angehörige oder informelle Pflege. Die Betreuungs- und Pflegedienste können darüber hinaus eine 24-Stunden-Unterstützung durch eine Pflegeperson, die Anpassung des Heims, Kindertagesstätten, finanzielle Unterstützung und Transportleistungen umfassen. Aber auch ein Alarmsystem, die Pflege des Gartens oder das Entfernen von Schnee können darunterfallen. Diese Dienstleistungen werden vom privaten Sektor ergänzt, der verschiedene Aktivitäten anbietet, wie sportliche Aktivitäten, Unterricht, Vorträge oder Gesellschaft für ältere Menschen, die einsam sind. Diese Einrichtungen bieten auch Betreuung für Menschen mit Demenz und bilden Freiwillige für solche Dienstleistungen aus.

Personen, die persönliche oder praktische Dienstleistungen erhalten, haben das Recht, die Anbieter selbst zu wählen sowie die ihnen zugewiesenen Dienstleistungen gegen andere Dienstleistungen zu tauschen. So kann z. B. entschieden werden, ob die persönliche Betreuung und/oder die Hilfe bei praktischen Aufgaben von einer Privatperson, von der örtlichen Behörde oder einem autorisierten Dienstleister bevorzugt wird. Dies bedeutet, dass dafür auch ein Familienmitglied ausgewählt werden kann und von der örtlichen Behörde bezahlt wird.

Diplomierte Gesundheits- und Krankenpflegepersonen in der Betreuung und Pflege zuhause verfügen über eine dreieinhalbjährige Hochschulausbildung. Darüber hinaus gibt es speziell ausgebildete Personen für die Pflege chronisch kranker Menschen außerhalb von Krankenhäusern sowie die Bereitstellung von Akutpflegediensten zuhause für Menschen, die eine intensivere Behandlung nötig haben. An der Erbringung der Dienstleistungen sind verschiedene Gesundheitsberufe beteiligt, z. B. auch Pflegehelfer/innen mit umfassender Erfahrung. Sowohl die allgemeinen häuslichen Pflegedienste als auch diese Akutpflegedienste arbeiten eng mit Allgemeinmedizin und Krankenhaus zusammen. Im Unterschied zu Finnland, den Niederlanden und Großbritannien haben die dänischen Pflegepersonen trotz des erweiterten Tätigkeitsfeldes nur begrenzte Befugnisse, Medikamente zu verschreiben (OECD 2019a).

„Mutter konnte den Ton angeben" – Interview zur Gemeindepflege in Schweden

Herr E., der in Wien lebt und ursprünglich aus Schweden kommt, gibt Einblicke in ein schwedisches Modell der Gemeindepflege. Seitens der Politik besteht – wie in Österreich auch – die Prämisse der ambulanten vor stationärer Pflege und Betreuung. Wenn in Schweden eine Person nicht ins Pflegeheim möchte, dann muss die Gemeinde dafür sorgen, dass ein Verbleib im häuslichen Umfeld möglich ist. Herr E. betont im Gespräch mit der interviewenden Autorin, dass er nur über jene Gemeinde sprechen kann, in der seine Mutter gelebt hat und von der er den Eindruck hat, dass man sich dort um alte Menschen und Kinder besonders gut kümmert.

Können Sie mir die Situation beschreiben, die eine professionelle Hilfe für Ihre Mutter notwendig gemacht hat?
Meine Mutter ist heuer im Mai verstorben, sie ist fast 96 Jahre alt geworden. Sie lebte als Witwe, womit sie gut zurechtkam, in einer Kleinstadt mit ungefähr 12.000 Einwohnern, 20 Kilometer entfernt von einer Stadt mit dem nächsten Krankenhaus. Im Jahr 2008 hatte sie eine kleine Gehirnblutung und seitdem mehr und mehr Hilfe gebraucht. Vom Gesundheitszentrum der Gemeinde, wo unterschiedliche Professionen arbeiten, kam eine Person mit einer Ausbildung zur Sozialarbeit und nahm auf, welche Hilfe meine Mutter brauchte. Als meine Mutter festgestellt hat, dass sie nicht mehr so unabhängig war wie früher, verlor sie allmählich den Mut. Von der Gemeinde ist zu Beginn einmal pro Woche jemand gekommen, um einzukaufen, und einmal im Monat, um die Wohnung zu reinigen. Dafür musste jedes Jahr ein Formular eingereicht und das Einkommen angegeben werden. Das wurde überprüft, denn nach dem Einkommen richtete sich der Beitrag, den man zu zahlen hat.

Wie war das, als sich der Gesundheitszustand verschlechtert hat?
Meine Mutter hat einige Medikamente genommen, wobei man bei der Einnahme genau sein musste. Dann kam die Situation, dass sie nicht mehr wusste, ob sie die Medikamente genommen hatte oder nicht. Da brauchte sie dann mehr Unterstützung. Das erledigten Pflegeassistentinnen der Gemeinde, die Matura hatten, die durften zum Beispiel Blut abnehmen und meiner Mutter nach Verschreibung die Medikamente geben.[1] Als es später schwierig

---

[1] Anmerkung der Autorin: In Schweden gibt es die Möglichkeit, ein Gymnasium zu besuchen, das ein dreijähriges berufsbezogenes Programm im Gesundheits- und Pflegebereich anbietet und zur Pflegeassistenz qualifiziert.

wurde mit den Medikamenten, weil sie die nicht nehmen wollte, musste eine Krankenschwester[2] kommen. In Schweden hat die Krankenschwester – das kann auch ein Mann sein – einen akademischen Abschluss. Diese Person hat dann entschieden, ob meine Mutter die Medikamente nehmen muss oder nicht, diese Entscheidung durften die Pflegekräfte mit Matura nicht treffen.

Anfangs, als sie betreut war, hat sich meine Mutter immer darüber beschwert, dass die Gemeinde-organisierten Betreuerinnen die Wohnung nicht so sauber machten, wie sie es selbst tun würde. Das waren ja auch keine ausgebildeten Raumpflegerinnen, aber sie haben ihr Bestes getan. Aber damit war sie nicht zufrieden. Außerdem war es oft schwierig für sie, wenn die Pflegepersonen gewechselt haben. Zum Schluss war dann eine ältere, sehr erfahrene Krankenschwester bei meiner Mutter, die hat den jungen Kolleginnen sehr gut erklärt, wie sie sich gegenüber alten Menschen verhalten müssen. Also nicht diese gespielte Heiterkeit mit „Grüß dich, wie geht's dir heute, die Sonne scheint", sondern meine Mutter konnte den Ton angeben. Ich habe selbst gelernt: Diese berufsmäßige Heiterkeit ist nicht immer das Richtige.

Wie haben Sie das erlebt, als die gesundheitliche Situation sich verschlechtert hat?
Ich lebe ja in Wien und war schon in Pension und meine Mutter wollte, dass ich zu ihr zurückkomme und dort lebe in ihrer letzten Zeit. Ich war oft zu Besuch und für meine Mutter war es immer schwierig, wenn ich wieder gefahren bin. Ich war zu Weihnachten 2016 dort, da bekam meine Mutter Gürtelrose, das hat sie sehr mitgenommen in den letzten vier Jahren. In dieser schwierigen Situation hat mich eine Pflegekraft gefragt „Wie geht es dir, Erik?", und das war keine so hingesagte Phrase: „Wie geht es dir – mir geht es gut". Das war eine ehrlich gemeinte Frage, sie hat die Situation wahrgenommen und hat mir gesagt, es gäbe da eine Fachkraft in der Gemeinde, die Menschen wie mich berät. Diese Person habe ich ein paarmal getroffen und die hat mir erklärt, dass meine Mutter, die nun schon über 90 Jahre alt war, in ihrer Situation nur sich selbst sieht und eben wie ein egoistisches Kind etwas will, für sie gibt es nur sich. Sie hat mir erklärt, dass sich dieser Egoismus entwickeln kann, wenn man dieses Stadium erreicht. Das hat mich sehr beruhigt und ich habe meiner Mutter gesagt „Du bist eine Egoistin", und sie hat geantwortet „Das stimmt und ich habe das Recht, egoistisch zu sein." „Ich aber auch", habe ich gesagt. Wir waren beide Egoisten und ich bin dann nicht mehr gekommen, weil es immer so furchtbar für meine Mutter war, wenn ich

---

[2]Anmerkung der Autorin: entspricht einer DGKP in Österreich.

gefahren bin. Wir standen weiterhin in telefonischem Kontakt miteinander. Dann nach der Gürtelrose wurde ein Programm erstellt und meine Mutter hatte dann täglich vier bis fünf Pflege-Besuche pro Tag, der letzte Besuch war dann um neun Uhr abends. Nachts hatte sie einen Alarmknopf.

Hat Ihre Mutter auch einmal über einen Umzug in ein Pflegeheim nachgedacht?

Wir haben uns vor drei Jahren schon überlegt, ob meine Mutter nicht ins Pflegeheim gehen sollte. Sie fühlte sich in den letzten Jahren schon recht einsam. Ich habe mit der Leiterin eines Pflegeheims einige Telefonate geführt. Sie hat mich darauf hingewiesen, dass meine Mutter es dort nicht so ruhig haben würde wie zuhause. Die Menschen, die dort leben, sind alt, sind krank, haben Probleme und es geht manchmal auch etwas laut zu. Freundschaften können sich entwickeln, sind aber eher selten, weil die Menschen sehr mit sich selbst beschäftigt sind. Das habe ich meiner Mutter erzählt, weil sie auch manchmal überlegt hat, ob es nicht besser sei, in ein Pflegeheim zu gehen. Aber ich habe ihr geraten, zu Hause zu bleiben, weil sie das gewohnt ist, sie lebte in dieser Wohnung seit 1960 und sie hatte dort ja eine gute Betreuung. Am Ende wurden auch ein Krankenbett und ein Leibstuhl organisiert, weil sie nicht mehr zur Toilette gehen konnte. Gegen den Leibstuhl hat sie sich sehr gewehrt, weil sie großen Wert auf Ästhetik und Sauberkeit gelegt hat. Sie hat sich dann damit abgefunden, dass die Inkontinenzeinlagen gewechselt werden mussten.

Können Sie vielleicht darüber erzählen, wie die Kommunikation zwischen Allgemeinmedizin und Gemeindepflege gelaufen ist?

Besuche zuhause von Hausärzten sind in Schweden äußerst selten. Man geht in Gesundheitszentren, wo mehrere Ärzte und Krankenschwestern sind. Die Hauptrolle übernimmt eine Krankenpflegeperson, der ein gewisses Gebiet in der Gemeinde zugeteilt ist. Sie hat ein größeres Gebiet zu überblicken und hat eine spezialisierte Ausbildung. Sie ist das Bindeglied zwischen Patient und Arzt. Die Pflegeperson bespricht alles mit dem Arzt, sie bespricht auch die Medikation und die Verschreibungen und vieles mehr. Der Krankenschwester, die meine Mutter betreut hat, ist es gelungen, dass der Arzt einmal pro Jahr zu meiner Mutter gekommen ist. So war es auch im März dieses Jahres und sie hatten ein schönes Gespräch über das Leben und das Ende des Lebens. Zwei Monate später ist meine Mutter verstorben, sie war ganz ruhig.

7.2 Primärversorgung: professionelle Pflege leicht zugänglich

7.2.1 Pflege und Medizin: Zusammenarbeit auf Augenhöhe

Die Aufgabenverlagerung von Ärzt/inn/en zu diplomierten Gesundheits- und Krankenpflegepersonen (DGKP) ist in vielen Ländern weltweit üblich geworden. Gesundheitspolitische Reformen und Ausbildungsreformen deuten darauf hin, dass sich die Grenzen zwischen den Berufen Medizin und Pflege in Zukunft weiter verschieben werden. So investieren immer mehr Länder in die Ausbildung von sogenannten Nurse Pracitioners (NP) oder Advanced Practice Nurses (APN) auf dem Mindestniveau eines Master-Abschlusses.

In einer Studie mit 39 Ländern konnte festgestellt werden, dass in den vergangenen Jahren in 27 davon, also mehr als zwei Dritteln der untersuchten Länder (69 %), eine Verlagerung von Aufgaben von der Medizin zur Pflege stattfand. Dabei gibt es große Variationen. In elf Ländern erfolgte eine umfangreiche Aufgabenverlagerungen zu neuen Pflegerollen wie Nurse Practitioners bzw. Advanced Practice Nurses. Ihr Aufgabengebiet umfasst einen vollständigen oder nahezu vollständigen Patientenbesuch, was sich positiv auf die Erweiterung des Zugangs zur Versorgung, die Kontinuität der Versorgung und die Effizienz auswirkt. Länder mit teilweiser Verlagerung von Aufgaben haben z. B. das Praxisprofil von Pflegepersonen innerhalb begrenzter Aufgaben, normalerweise unter Aufsicht von Ärzt/inn/en, erweitert. Beispielsweise dürfen Pflegepersonen für wenige ausgewählte Erkrankungen Diagnosen stellen, Untersuchungen und Medikamente anordnen oder zu Spezialist/inn/en überweisen (Piil et al. 2012).

In den Ländern mit vollständiger oder teilweiser Aufgabenverschiebung fanden diese Reformen auch Niederschlag in der Gesetzgebung. Ein Beispiel ist die Verordnung von Medikamenten. Im Jahr 2015 haben in 14 von 39 Ländern (35,9 % der an der Untersuchung beteiligten Länder) Pflegepersonen mit erweiterter Praxis Medikamente neu bzw. weiter verordnet. Dazu zählen z. B. die Niederlande, England, Wales, Nordirland und Schottland, Finnland, Israel, Australien, USA, Kanada und Neuseeland. Eine teilweise Verlagerung von Aufgaben fand in Schweden, Spanien, Kroatien, Portugal, Litauen, Malta, Estland, Lettland, Luxemburg, Dänemark, Slowenien, Island, Ungarn, Belgien, Italien und Zypern statt. Ungarn erweiterte den Anwendungsbereich um Vorsorgeuntersuchungen auf Gebärmutterhalskrebs. Durchgehend wird berichtet, dass die Reformen langwierig und kontrovers waren und von der Ärzteschaft oder anderen Interessengruppen häufig abgelehnt wurden.

Die dritte Kategorie von Ländern sind solche ohne offizielle Verlagerung von Aufgaben, aber mit Pilotprojekten oder geringen Aufgabenübertragungen. Dazu zählt neben Bulgarien, Griechenland, Rumänien, Slowakei, Türkei, Frankreich, Deutschland, Norwegen, Polen und der Schweiz auch Österreich.

Die Aufgabenverschiebung steht in engem Zusammenhang mit der Organisation der Primärversorgung und mit regionalen Strukturen. So stellen einzelne niedergelassene Einrichtungen und Praxen eine potenzielle Barriere dar, während größere Anbieter, wie z. B. Gesundheitszentren, als förderlich für die Erweiterung des pflegerischen Tätigkeitsfeldes identifiziert wurde. Die Integration erweiterter Pflegerollen hängt auch von einer Reihe weiterer Faktoren ab, wie einer unterstützenden Führung, der Rollenklarheit und der Übergangsplanung als Teil eines insgesamt förderlichen organisatorischen Umfelds. Eine weitere Voraussetzung sind gut ausgebildete Pflegepersonen vergleichbar mit DGKP. Viele Länder in Europa reformierten die Ausbildungen und verlagerten die Ausbildung für diplomierte Gesundheits- und Krankenpflege ganz oder teilweise auf das Bachelor-Niveau, häufig gefolgt von Master-Studiengängen, bei variierenden Lehrplänen. Innerhalb Europas variieren die Niveaus erweiterter Tätigkeitsbereiche und Pflegeausbildungen erheblich, was darauf hindeutet, dass die automatische gegenseitige Anerkennung erweiterter Pflegerollen kurzfristig wahrscheinlich nicht möglich sein wird (Maier und Aiken 2016).

7.2.2 Im Norden viel Neues: von Versorgungszentren bis Pflegekliniken

Sonderformen einer umfassenden selbstständigen Pflege sind sogenannte Nurse-led Care Centers als ergänzendes Angebot in der Primärversorgung. Das sind von diplomierten Gesundheits- und Krankenpflegepersonen geleitete Zentren für verschiedene Gesundheitsthemen, Krankheitsbilder oder Bevölkerungsgruppen. Beispiele sind Zentren für Lebensstilberatung, Diabetes, Primärversorgung (Schweden), Rheuma (Dänemark), Frauengesundheit (Australien), Obdachlose, Hals-, Nasen-, Ohrenerkrankungen (USA) oder allgemeine Themen der primären Gesundheitsversorgung, Raucherentwöhnung, COPD, Erkrankungen des Bewegungsapparates oder Geriatrie (Großbritannien). In einer Literaturübersicht wird festgestellt, dass die Patientenzufriedenheit in diesen pflegegeleiteten Zentren durchwegs hoch ist und die Erfahrungen positiv sind (Randall et al. 2017).

Schweden: Pflegekräfte in ländlichen Versorgungszentren

Die Gründung lokaler Versorgungszentren im ländlichen Bereich in Schweden begann in den 1970er-Jahren und wurde bis in die 1990er-Jahre ausgebaut. Diese Versorgungszentren stellen eine der wichtigsten Säulen der Primärversorgung der Bevölkerung dar. In den Zentren arbeiten praktische Ärztinnen und Ärzte, Pflegende, Physio- und Ergotherapeut/inn/en, Sozialarbeiter/innen und Psycholog/inn/en zusammen. Rund 40 % der primären Gesundheitszentren werden von Pflegepersonen geleitet. Alle Pflegepersonen (vergleichbar mit DGKP) haben ein dreijähriges Bachelorstudium abgeschlossen und ein einjähriges postgraduales Studium als Zusatzqualifikation absolviert, das sie für die Aufgaben in der Primärversorgung, der Gemeindepflege und der Schulgesundheitspflege qualifiziert. Mit weiteren akademischen Fachweiterbildungen können sich Pflegende z. B. auf die Versorgung von Menschen mit Diabetes, von älteren Menschen oder auf psychiatrische Pflege spezialisieren.

Die Rolle dieser Pflegepersonen (vergleichbar mit DGKP) wurde schrittweise erweitert und umfasst nun auch Verschreibungen und die Koordination der Pflege. Auch Pflegekonsultationen anstelle von Hausarztkonsultationen wurden eingerichtet. Die speziell für die ambulante Versorgung qualifizierten Gemeindepflegepersonen spielen in den Versorgungszentren eine tragende Rolle. Sie nehmen die telefonischen Anfragen der Patient/inn/en entgegen und entscheiden, welche Maßnahmen zu ergreifen sind, ob eine telefonische Beratung und Selbstmanagement-Förderung oder ein Termin mit Arzt/Ärztin oder einer anderen Gesundheitsprofession angebracht ist (Triage). Diese Gemeindepflegepersonen (Community Nurses) steuern und regulieren den Zugang zu anderen Gesundheitsberufen, auch zur Ärzteschaft. Zu ihren Aufgaben zählt das Verschreiben von Medikamenten und Hilfsmitteln (OECD 2019d).

In ländlichen Regionen werden vermehrt technische Lösungen erprobt, wie z. B. virtuelle Gesundheitsräume zur Unterstützung des Selbstmanagements, aber auch reale Gesundheitsräume in Schulen, Gemeindehäusern oder Supermärkten, wo Menschen selbst Untersuchungen wie Blutdruck-, Blutzucker- oder Blutgerinnungsmessung durchführen können. Die Gesundheitsräume sind mit dem nächsten Versorgungszentrum verbunden. Zur Kommunikation wird eine allgemein verständliche Videotechnik genutzt, mittels der die Untersuchungsergebnisse direkt mit dem Allgemeinmediziner/der Allgemeinmedizinerin oder der Pflegeperson besprochen werden können (Ewers et al. 2018; Lehmann et al. 2019).

Großbritannien: Nurse Practitioners in der Primary Health Care

In Großbritannien wurden bereits im Jahr 1990 akademisch ausgebildete Pflegepersonen (vergleichbar mit DGKP) mit Spezialwissen des Nurse Practitioners in der primären Gesundheitsversorgung implementiert. Die Ausgangslage war gekennzeichnet von stetig steigenden Gesundheitsausgaben und einem Ärztemangel, vor allem im ländlichen Bereich. Als nächster Entwicklungsschritt folgte die Masterausbildung Advanced Nursing Practice, die diese Pflegepersonen für erweiterte Aufgaben, nämlich das Management leichter Beschwerden und chronischer Erkrankungen wie Asthma, Diabetes und Herz-Kreislauf-Erkrankungen, qualifiziert. Die Nurse Practitioners der britischen primären Gesundheitsversorgung haben ein Verschreibungsrecht für bestimmte Medikamente, ebenso ein Einweisungsrecht in den stationären Bereich. In ihren Verantwortungsbereich fallen der Erstkontakt mit Klient/inn/en und das Management von multidisziplinären Teams. Untersuchungen zeigen eine höhere Zufriedenheit der Klient/inn/en mit Nurse Practitioners als mit Ärzt/inn/en, weil sie von ihnen umfassendere Informationen erhalten. In der Behandlung des Gesundheitszustands zeigen sich keine Unterschiede (Schrems 2011).

Niederlande: Nurse Practitioners im Diabetes Disease-Management-Programm

In den Niederlanden entwickelt sich die Gesundheitsversorgung seit einigen Jahren von einem medizinorientierten Modell zu einem patientenorientierten Modell, das durch De-Institutionalisierung und Verlagerung der Gesundheitsdienste von der Sekundär- zur Primärversorgung gekennzeichnet ist. Das machte auch die Entwicklung neuer Lehrpläne und Berufe erforderlich, um Kompetenzlücken zu schließen und die Kontinuität der Versorgung zu gewährleisten. Nurse Practitioners erhielten bereits im Jahr 2012 die volle Praxisbefugnis, die sie berechtigt, alle Arzneimittel, die in ihren Zuständigkeitsbereich fallen, zu verschreiben und chirurgische Eingriffe mit geringem Risiko durchzuführen (OECD 2019c).

Ausgangspunkt für diese neuen Rollen der Pflege war das im Jahr 2000 initiierte Matador-Programm mit auf Diabetes spezialisierten Pflegepersonen. Ziel des Programms war eine Kostenreduktion im Gesundheitswesen. Das Programm beinhaltet zwei Transfers, vom Krankenhaus zum ambulanten Bereich und von der Medizin zur Pflege. In diesem Programm werden an Diabetes erkrankte Klient/inn/en von speziell ausgebildeten Diabetes-Pflegefachkräften (Nurse Practitioners) in Zusammenarbeit mit Diabetes-Fachärzt/inn/en (Endokrinolog/inn/en) und praktischen Ärzt/inn/en nach festgeschriebenen Standards und definierten Kriterien betreut. Die

Diabetes-Pflegefachkraft übernimmt dabei die Verantwortung für komplexe und instabile Krankheitsgeschehen und berät Ärzt/inn/en in Aspekten der Diabetesversorgung. Der praktische Arzt/die praktische Ärztin wiederum informiert die Diabetes-Pflegefachkraft über gesundheitsrelevante Aspekte der Klient/inn/en. Der Pflegefachkraft obliegt weiters die Schulung, Anleitung und Förderung des Selbstmanagements der Klient/inn/en, ebenso die Kooperation mit anderen Fachärzt/inn/en und Professionen wie Ernährungsberatung oder Hauskrankenpflege. Die Aufgabenteilung basiert auf Erkenntnissen der Forschung, die zeigen, dass sich das Selbstmanagement deutlich verbessert, wenn es von spezialisierten Pflegepersonen angeleitet und begleitet wird. Im Disease-Management-Programm ist für die Klient/inn/en eine vierteljährliche Konsultation der Pflegeperson und einmal jährlich eine Konsultation von Fachärztin/-arzt vorgesehen. Die Besuchsfrequenz der Klient/inn/en bei den medizinischen Spezialist/inn/en wurde damit von vierteljährlich auf einmal jährlich reduziert. Der Erfolg des Nurse Practitioners in der Diabetesversorgung war Ausgangspunkt für die Implementierung des Nurse Practitioners auch in anderen Bereichen.

Der/die niederländische Nurse Practitioner ist eine Pflegeperson mit einer Masterausbildung zur Advanced Nursing Practice. Zu ihren Aufgabenbereichen zählen Erstabklärung, Sprechstunden und Hausbesuche ambulant und im Pflegeheim sowie Diagnose und Behandlung von leichten Beschwerden. Nurse Practitioners haben ein Verschreibungsrecht für bestimmte Medikamente. Ein weiterer Aufgabenbereich ist das Qualitätsmanagement. Im klinischen Bereich liegt die Letztverantwortung bei den Ärzt/inn/en. Untersuchungen zeigen keinen Unterschied zwischen Nurse Practitioners und Ärzt/inn/en in der Effektivität der Leistung, betreffend den Gesundheitszustand und die Zufriedenheit der Klientinnen und Klienten. Die Kostenevaluation hingegen ergibt eine Kostendifferenz zugunsten der Nurse Practitioners. Wenn also durchschnittlich komplexe Konsultationen von Nurse Practitioners übernommen werden, führt dies zu einer Kostenreduktion (Schrems 2011; van der Biezen et al. 2017). Studien bestätigen diesen Effekt auch für andere Bereiche (Laurant et al. 2018).

Schweden: Von Pflegepersonen geleitete Kliniken

In Schweden bestehen schon seit vielen Jahren von diplomierten Pflegepersonen geleitete Kliniken. Die Entscheidung zur Einrichtung einer solchen Klinik wird in der Regel vor Ort in einer Krankenhausabteilung oder in einem primären Gesundheitszentrum getroffen. Meist haben sich diese Kliniken aus der Zusammenarbeit zwischen Ärzt/inn/en und Pflegepersonen zu einer unabhängigen, sogenannten „nurse-led clinic" entwickelt. Eine andere Entstehungsvariante ist die Entwicklung im Rahmen eines Forschungsprojekts – z. B. klinische Studien zu Brustkrebs oder Bluthochdruck –, bei dem eine diplomierte Pflegeperson für bestimmte Aufgaben verantwortlich ist. Die beteiligten Pflegenden haben im Studienverlauf besondere Fähigkeiten erworben und sind mit allen teilnehmenden Patient/inn/en vertraut, so dass die Projekt-Tätigkeiten in eine Routineklinik umgewandelt werden. Diese Pflegepersonen verfügen, ausgehend von der Grundausbildung auf Bachelor-Niveau, über interne und externe Weiterbildungen bzw. Hochschulstudien (Nolte et al. 2008).

Beispiele dafür sind die von Pflegepersonen geführten Herzinsuffizienz-Kliniken, die eine lange Tradition aufweisen. Diese von spezialisierten diplomierten Pflegepersonen geführten Kliniken bieten ein koordiniertes Krankheitsmanagement für Herzinsuffizienz-Patient/inn/en. Die Kliniken ermöglichen eine schnelle Nachsorge nach einem Krankenhausaufenthalt und eine intensive Patientenaufklärung. Die Patient/inn/en und ihre Familien erhalten Informationen über ihren Zustand, gegebenenfalls wird die medikamentöse Behandlung optimiert. Im Falle einer Verschlechterung sucht die Patientin/der Patient die Klinik zur weiteren Behandlung auf. Die diplomierten Pflegepersonen sorgen auch telefonisch für psychosoziale Betreuung. Mittlerweile haben mehr als zwei Drittel der schwedischen Krankenhäuser das Konzept einer spezialisierten Herzinsuffizienz-Klinik übernommen. Eine Studie ergab, dass die Behandlung in diesen Kliniken die Krankenhauseinweisungen, die Sterblichkeit und die im Krankenhaus verbrachten Tage verringert und die Selbstversorgung der Patientinnen und Patienten verbessert (Strömberg et al. 2003). Neuere Studien bestätigen diese Erfolge weitgehend. Fast 40 % der Patient/inn/en wurden nach einem Krankenhausaufenthalt in eine von einer Pflegeperson (vergleichbar mit DGKP) geführte Herzinsuffizienz-Klinik überwiesen. Überweisungen an eine von Pflegenden geleitete Klinik führen zu einem verringerten Mortalitätsrisiko, aber nicht zu einem geringeren Risiko einer neuerlichen Krankenhauseinweisung (Savarese et al. 2019).

7.3 Stationäre Langzeitpflege: oft kritisiert, aber unverzichtbar

7.3.1 Alten- und Pflegeheime: vom Standard- zum Alternativmodell

Pflege und Betreuung in Pflegeheimen ist in fast allen europäischen Ländern ein Standardangebot. Stationäre Langzeitpflege richtet sich allgemein an zwei Zielgruppen: ältere Pflegebedürftige und behinderte Menschen jeden Alters.

Bei den Einrichtungen für ältere Menschen können verschiedene Formen unterschieden werden: das klassische Pflegeheim, Pflegefamilien, in denen gebrechliche ältere Menschen in kleinen Gruppen, in einer Familie oder auf Bauernhöfen untergebracht sind, oder Wohngemeinschaften für ältere Menschen.

Auch wenn sich die stationäre Altenpflege als Standardmodell präsentiert, scheint sie besonders in den innovationsfreudigen Ländern gegenüber anderen Versorgungsmodellen an Bedeutung einzubüßen. So hat in den letzten 25 Jahren die Verfügbarkeit von Pflege-Einrichtungen in mehreren Ländern abgenommen. Dabei zeigen sich erhebliche Unterschiede zwischen Ländern wie den nordischen mit einer langen Tradition für stationäre Langzeitpflege und den süd- und osteuropäischen Ländern, die keine solche Tradition haben. Daten machen deutlich, dass in den nordischen Ländern die Anzahl der Wohnplätze in Pflege-Einrichtungen stark reduziert wurde, auch wenn diese Länder immer noch den höchsten Prozentsatz an Langzeitpflege-Empfänger/inne/n in Wohneinrichtungen haben. In Finnland und Schweden wurden gleichzeitig mit der Reduzierung auch neue Formen des Wohnens im Alter geschaffen, wie das „betreute Wohnen", Wohngemeinschaften sowie Unterkünfte, in denen die Bewohner/innen ihre eigenen Wohneinheiten haben, mit oder ohne Rund-um-die-Uhr- bzw. Nachtbetreuung (Spasova et al. 2018). In Rumänien, der Slowakei und Slowenien – Ländern mit einer wenig ausgeprägten Tradition für Langzeitpflege-Einrichtungen – hat sich die Zahl der privaten Pflegeheime verdoppelt, allerdings von einem sehr niedrigen Ausgangswert aus (Molinuevo und Anderson 2017).

Die Betreuung von älteren Menschen in Pflege-Einrichtungen wird zu einer immer größeren Herausforderung, da ältere Menschen meist mehrere Krankheiten haben und sich, in Kombination mit allgemeinen Aspekten des Alterns wie Gebrechlichkeit, hochkomplexe Pflegesituationen ergeben können. Dennoch sind die Innovationen in Hinblick auf die Erweiterung der Rollen und Tätigkeitsbereiche der Pflege sehr spärlich: Fehlende fachliche Pflegekompetenz führt zur Verschlechterung des Gesundheitszustands und der Lebensqualität. Da in Pflege-Einrichtungen vielfach kein Arzt/keine Ärztin rund um die Uhr anwesend ist, kommt es bei gesundheitlichen Problemen häufig zu Krankenhauseinweisungen, die nicht nur teuer, sondern auch unnötig und für alle Beteiligten belastend sind.

Für alte Menschen und insbesondere für demenzkranke Menschen ist das Krankenhaus mit vielen Risiken behaftet. Eine fremde Umgebung, ein hektischer Klinikalltag, aber auch Infektionsgefahren können zu erheblichen Komplikationen führen. Daher ist es wichtig, ja unerlässlich, dass in den Pflege-Einrichtungen selbst umfassende geriatrische Kompetenz vorhanden ist. Wundversorgung, Schmerzmanagement und Sturzprävention erfordern fundiertes Fachwissen, das mit dem Erkennen von Risiken beginnt. Hinzu kommen Aspekte der Beratung, der Alltagsgestaltung, die Begleitung und Beratung von Angehörigen und die Begleitung in der letzten Lebensphase. Leider sind diese Leistungen auf hohem Niveau nicht überall Realität, wie aus internationalen Studien hervorgeht (Spasova et al. 2018).

Das Arbeitsumfeld ist wichtig für Maßnahmen zur Bindung des Pflegepersonals und bestimmt maßgeblich die Pflegequalität. Aus Krankenhausstudien ist bekannt, dass die Verbesserung des Arbeitsumfelds zur Sicherheit der Patient/inn/en und zur Zufriedenheit der Pflegenden beiträgt. Es kann angenommen werden, dass dies auch für das Pflegeheim gilt. Um Pflegesysteme in Pflegeheimen zu stärken und die Qualität und Sicherheit zu verbessern, muss neben der fachlichen Kompetenz vor allem das Arbeitsumfeld verbessert werden. Dazu gehört, dass Pflegepersonen an organisatorischen Entscheidungen beteiligt und Grundlagen für die Qualität der Versorgung entwickelt werden; dazu gehören weiters Führungskompetenz und Unterstützung der Pflegenden, ausreichende Personalausstattung und Angemessenheit der Ressourcen sowie kollegiale Beziehungen zwischen Pflege und Medizin (White et al. 2019).

7.3.2 Geriatrische Kompetenz statt Deprofessionalisierung

Im Vergleich zur Primärversorgung gibt es für Langzeitpflege-Einrichtungen nur wenige vorbildliche Beispiele. Dennoch konnte in manchen Einrichtungen eine Erweiterung der Pflegerollen die Qualität auf allen Ebenen deutlich verbessern.

Schottland: Advanced Nursing Practitioners in der stationären Langzeitpflege
In Großbritannien hat sich seit den späten 1980er-Jahren eine erweiterte Pflegepraxis entwickelt. Es gibt auch eine wachsende Anzahl von Advanced Nursing Practitioners in verschiedenen Gesundheitseinrichtungen, jedoch bislang noch sehr wenige in Pflegeheimen. Eine Ausnahme ist die schottische Veteranen-Wohltätigkeitsorganisation Erskine, in der seit 2017 ein Advanced Nursing Practitioner (ANP) in zwei Pflegeheimen beschäftigt ist. Ziel ist das rasche Erkennen und Beurteilen einer möglichen Verschlechterung des Gesundheitszustands von Bewohner/inne/n, um eine rechtzeitige Behandlung zu gewährleisten und unnötige Krankenhauseinweisungen zu vermeiden. Der

ANP arbeitet partnerschaftlich mit den Pflegepersonen der Einrichtung und der örtlichen Hausarzt-Praxis zusammen. Die zugrunde liegende Philosophie ist die geteilte Pflege und Betreuung: Der ANP unterstützt die Pflegeteams und bietet, wo immer möglich, Beurteilungen und Interventionen auf struktureller Ebene an. Der/die Allgemeinmediziner/in liefert als Fachgeneralist/in Beiträge zu komplexen Fällen. Der Mehrwert des ANP sind die kontinuierliche Betreuung der Bewohner/innen und die Unterstützung der Mitarbeiter/innen. Der ANP kann die Interventionen überwachen und sicherstellen, dass sie korrekt durchgeführt und Standards eingehalten werden. Für die Verschreibung von Medikamenten wurde ein pragmatischer Ansatz gewählt: Gängige Medikamente können ohne Rücksprache mit einem Arzt/einer Ärztin vom APN verschrieben werden, während andere nur nach Absprache verabreicht werden dürfen.

In der Evaluation wird deutlich, dass ein Advanced Nursing Practitioner den Bewohner/inne/n zugutekommt, da sie schnelleren Zugang zu fundierter Beurteilung und Entscheidung sowie Kontinuität in Versorgung und Nachsorge erhalten. Mit der Verschreibungskompetenz des APN ist die Abhängigkeit von Hausarztbesuchen geringer, die damit komplexeren Fällen vorbehalten sind (Boyd et al. 2019).

Australien: Nurse Practitioners mit geriatrischer Kompetenz
Auch in Australien arbeiten in der Altenpflege nur wenige diplomierte Pflegekräfte mit einem erweiterten Tätigkeitsbereich. Aber es finden sich doch Beispiele, in denen Nurse Practitioners in Pflegeheimen eingesetzt werden, entweder in einer oder in mehreren Einrichtungen gleichzeitig. Diese sorgen für die Pflegekoordination und bieten darüber hinaus spezialisierte Versorgung bei geriatrischen Erkrankungen wie Demenz oder Palliativversorgung an. Zu den Tätigkeiten der Nurse Practitioners zählen auch die Diagnose und Erfassung des Pflegebedarfs, die Verschreibung von Arzneimitteln sowie erforderlichenfalls die Weiterleitung von Bewohner/inne/n an andere Gesundheitsdienste zur Untersuchung bzw. Behandlung. Das Ziel ist, mit einer rechtzeitigen Diagnose und Behandlung die Wahrscheinlichkeit einer Verschlechterung ihres Gesundheitszustands zu verringern. Aus der Praxis wird berichtet, dass die Hauptvorteile von Nurse Practitioners eine verbesserte Versorgung, weniger Krankenhausaufenthalte, ein verbessertes Management von chronischen Erkrankungen und Palliativversorgung sind. All dies führt zu einer höheren wirtschaftlichen Effizienz (Fougère et al. 2018).

7.4   Erweiterte Pflege im Krankenhaus

7.4.1   Schlüsselrollen für akademisch ausgebildete Pflegende

Wird das Thema „Akademisierung der Pflege" angesprochen, wird häufig – auch aus der eigenen Berufsgruppe – die Befürchtung laut, dass Pflegende mit einem Bachelor- oder Masterabschluss nicht „am Bett" arbeiten wollen.

Dass es sich hier um Vorurteile handelt, zeigen die folgenden Beispiele aus Ländern wie der Schweiz oder Deutschland, in denen die Rolle der Advanced Nursing Practice nicht gesetzlich verankert ist. Daraus wird auch ersichtlich, dass es ohne gesetzliche Verankerung geht, das heißt, dass es am Management liegt, die (eigene) Berufsgruppe aufzuwerten, wenn die Gesetzgebung den praktischen Anforderungen nachhinkt.

Advanced Nursing Practice im Kinderspital Zürich
Im Kinderspital Zürich wurde bereits vor rund 20 Jahren mit der Implementierung von ANP-Rollen für Pflegende begonnen – vorerst in Projektform, später als integraler Bestandteil des Pflegepersonals. Damit hat das Kinderspital eine Vorreiterfunktion in der Implementierung und Weiterentwicklung von Advanced Nursing Practice in der Schweiz übernommen (Pflegedienst Universitätskinderspital Zürich 2011). Um vorerst dem Mangel an universitär ausgebildeten Pflegespezialist/inn/en entgegenzuwirken, wurde mit der Bildung von sogenannte ANP-Teams begonnen. Die Leitung übernahm eine Advanced Practice Nurse, die gemeinsam mit verschieden weitergebildeten Pflegespezialist/inn/en die Pflege zu unterschiedlichen Themen und Fachgebieten weiterentwickelte. Ziel war die Förderung der Pflegepraxis in hoch komplexen Situationen mit oft begrenzten Ressourcen.

Derzeit werden im Kinderspital Zürich ANP-Spezialisierungen in den Fachgebieten Nephrologie, Hämatologie und pädiatrische Palliative Care angeboten. Dabei wird zwischen dem Konzept- und dem Klinikteam unterschieden. Das Konzeptteam untersteht der Leitung der Pflege-Expertin APN (Bachelor oder Master of Science oder Master of Advanced Studies) und erarbeitet Standards und Konzepte auf Basis von praxisrelevantem und evidenzbasiertem Fachwissen. Das Klinikteam setzt sich aus erfahrenen und in der Praxis anerkannten Pflegepersonen verschiedener Fachbereiche zusammen. Ihre Aufgabe ist die Implementierung von Neuerungen in die Praxis sowie die umfassende Beratung und Schulung von Kindern, Jugendlichen und ihren Familien betreffend Erkrankung, Symptommanagement und Alltagsbewältigung. Die Advanced Practice Nurses sind an den jeweiligen Abteilungen präsent, sie sind die ersten Ansprechpersonen für die Kinder und Jugendlichen und die An- und Zugehörigen. Ihre Tätigkeit beginnt bei geplanten Krankenhausaufenthalten bereits vor der Aufnahme und setzt sich während des Aufenthalts und nach der Entlassung fort. In ihren Aufgabenbereich fallen die Organisation einer krankenhausnahen Unterkunft für Eltern bzw. Geschwister, die Information über den Stand laufender Operationen sowie Schulung und Anleitung (Stricker et al. 2017).

Advanced Nursing Practice im Florence-Nightingale-Krankenhaus der Kaiserswerther Diakonie in Düsseldorf

Das Florence-Nightingale-Krankenhaus in Düsseldorf hat bereits im Jahr 2010 das Konzept der Advanced Nursing Practice implementiert mit dem Ziel, erweiterte und spezialisierte pflegerische Interventionen im interdisziplinären Versorgungsprozess zu verankern. Die Pflege-Expert/inn/en haben Praxiserfahrung und einen pflegebezogenen Master-Abschluss oder eine Promotion. Sie sind klinisch spezialisierte Pflegende, die in der direkten Patientenversorgung arbeiten. Ihr Aufgabengebiet umfasst sowohl patientennahe als auch patientenferne Tätigkeiten, die sie in der ihnen zugeteilten Abteilung erbringen. Derzeit sind Advanced Practice Nurses in der Anästhesiologie, Intensivmedizin, Schmerztherapie, Gynäkologie und Geburtshilfe, Inneren Medizin, Gastroenterologie, Onkologie, Kinderchirurgie und Kinderheilkunde, Neonatologie und pädiatrischen Intensivpflege, Pneumologie, Kardiologie und internistischen Intensivmedizin, Psychiatrie und Psychotherapie sowie Thoraxchirurgie tätig. Darüber hinaus sind sie auch in abteilungsübergreifende Prozesse eingebunden und können je nach Bedarf entsprechend eingesetzt werden. Ihre abteilungsübergreifenden Aufgaben sind die Beratung des Managements, die Entwicklung und Pflege von Netzwerken sowie die innerbetriebliche Fortbildung. Eine weitere Aufgabe der Advanced Practice Nurses ist die Entwicklung einer evidenzbasierten Pflegepraxis, für die sie konkrete Fragestellungen aus der klinischen Praxis auf Basis wissenschaftlicher Erkenntnisse bearbeiten. (Florence-Nightingale-Krankenhaus der Kaiserswerther Diakonie 2020)

Advanced Nursing Practice im Inselspital Bern

Im Inselspital in Bern werden seit 2011 bestehende Beratungsleistungen als ANP-Angebot etabliert und entwickelt. Insgesamt sind es 13 Angebote, die sich an folgende Patientengruppen richten: Patient/inn/en mit Brustkrebs und gynäkologischen Krebsarten, mit Systemsklerose, Sicca-Symptomatik,

Hautproblemen und Wunden bei rheumatischen Erkrankungen, mit angeborenen Herzfehlern, mit chronischer Niereninsuffizienz, mit Prostatakarzinom. Darüber hinaus bestehen Angebote für Familien mit Frühgeburten, für Patient/inn/en mit einem Tracheostoma, mit angeborenen Hämostase-Störungen, mit Sarkom-Erkrankungen, mit dermatologischen Erkrankungen, mit bösartigen hochgradigen Hirntumoren und mit neurochirurgischen Erkrankungen sowie Palliative Care. Es handelt sich also sowohl um häufige als auch um seltene oder komplexe Problemstellungen, die spezifisches Fachwissen und Praxiserfahrung erfordern. Während sich die Fachinhalte je nach Zielgruppe unterscheiden, brauchen alle Angebote eine fundierte Bedarfserfassung, eine auf die individuelle Situation zugeschnittene Informationsvermittlung sowie Beratung und Patientenedukation. Darüber hinaus erbringen die Advanced Practice Nurses Informations- und Koordinationsaufgaben im interprofessionellen und im sozialen Kontext, z. B. für Angehörige. Wenngleich das Übernehmen ärztlicher Aufgaben nicht im Vordergrund steht, haben die Advanced Practice Nurses in einigen Fällen erweiterte Kompetenzen mit leitenden Ärzt/inn/en und/oder anderen Fachpersonen vereinbart. Darunter fallen z. B. Ernährungsberatung oder Schmerzmedikation. Die Angebote sind auf eine langfristige und kontinuierliche Betreuung ausgerichtet, dies stellt eine Kontinuität der Versorgung über Einrichtungsgrenzen hinaus sicher. Die Advanced Practice Nurses sind daher nicht nur im stationären, sondern auch im ambulanten Bereich tätig und begleiten Patient/inn/en über den Spitalsaufenthalt hinaus (Spichiger et al. 2018).

7.4.2 Pflege am Ruder: Pflege bewährt sich in Leitung und Entscheidung

Die Fragmentierung des Gesundheitswesens erfordert Modelle der Gesundheitsversorgung, die Kontinuität gewährleisten. In den letzten 20 Jahren haben sich international von diplomierten Pflegepersonen geleitete Gesundheitsdienstleistungen als evidenzbasierte strukturierte Modelle bewährt. Neben den bereits vorgestellten Beispielen für den ambulanten Bereich gibt es auch innerhalb von Krankenhäusern Abteilungen oder Teile von Abteilungen, die von Pflegepersonen geleitet werden, wie Ambulatorien, die Triage in der Notfallaufnahme oder das Hospiz. Eine an Bedeutung gewinnende Funktion ist die Koordination zur Sicherstellung der Versorgungskontinuität. Dazu finden sich international verschiedene Modelle, beispielsweise die Koordination der Gesamtbetreuung von Patient/inn/en während eines Krankenhausaufenthaltes – ein stationäres Case Management – in den USA.

Nurse-led Units: von der Pflege geleitete Ambulatorien

Angesichts der zunehmenden und schnell wachsenden Zahl von Patient/inn/
en mit chronischen und altersbedingten Krankheiten, die ambulante Behandlung benötigen, können von Pflegepersonen geführte Kliniken oder
Dienste (Nurse-led Units) eine Lösung sein. Die Ziele solcher Einrichtungen
sind die Reduktion von Wartezeiten, Ressourcen und Kosten sowie die Steigerung der Patientensicherheit und -zufriedenheit.

Solche Kliniken oder Dienste sind in den USA, in Großbritannien und
Kanada mittlerweile in einer Vielzahl von klinischen Fachgebieten verbreitet
und für Krankheiten bzw. Symptomatiken wie Diabetes, Hypertonie, Asthma,
Herzerkrankungen, HIV/AIDS, rheumatoide Arthritis, Erkrankungen des
Bewegungsapparates, Hauterkrankungen, Krebs oder Schmerz gut etabliert
(mehr dazu siehe Abschn. 7.2.2). Eine Studie zur Wirksamkeit dieser Ein-
richtungen kam zu folgendem Ergebnis: Die von Pflegepersonen geführten
Einheiten stellen ein sicheres und praktikables Modell dar. Mit angemessener
Schulung und Unterstützung der Patient/inn/en erzielen die von der Pflege
geleiteten Gesundheitseinrichtungen im Vergleich zu ärztlich geleiteten in der
Behandlung chronischer Erkrankungen mindestens gleiche Ergebnisse in
Bezug auf die gesundheitsbezogene Lebensqualität, die Symptombelastung,
das Selbstmanagement und die krankheitsspezifischen klinischen Ziele. Die
strategische Ausweitung von ambulanten, von Pflegenden geleiteten Diensten
hat das Potenzial, die Versorgung chronisch Kranker zu verändern und ein
zugänglicheres, produktiveres und sichereres Gesundheitssystem zu schaffen.
Eine zukünftige Innovation wäre, den Pflegenden auch die Verschreibung bestimmter Medikamente zu übertragen, wofür Schulungen und die Verankerung in beruflichen Standards und Gesetzen erforderlich wären (Chan
et al. 2018).

Triage Nurses im Notfallbereich der Universitätsmedizin Göttingen

Triage bedeutet, die Patientinnen und Patienten für Betreuung und Behandlung zu priorisieren und zu reihen, was bei einem Mangel an Ressourcen
unumgänglich ist. Eine Triage kann in vielen Fällen auch telefonisch durchgeführt werden. Um mögliche Gefährdungssituationen für die Patient/inn/en
zu vermeiden, wurde in der Universitätsmedizin Göttingen eine Triage Nurse
implementiert.

Eine Triage Nurse ist eine Pflegeperson in einer Notaufnahme. Sie ist in
der Regel die erste Anlaufstelle für Patient/inn/en, die eine Notaufnahme auf-
suchen, und verantwortlich für die erste Beurteilung und Bestimmung des
Bedarfs an medizinischer Behandlung vor der detaillierten Diagnose. Die Kriterien zur Bewertung eines Patienten/einer Patientin umfassen die Art und

Schwere der Verletzung oder Krankheit, die Symptome, die Schilderung des Patienten/der Patientin und die Prüfung der Vitalfunktionen. Ein in Göttingen verwendetes Konzept hierzu ist beispielsweise der Emergency Severity Index (ESI-Triage), auf Basis dessen wird jeder Notfallpatient/jede Notfallpatientin einer Dringlichkeitskategorie zugeordnet mit dem Ziel, kritisch Kranke zu erkennen und sofort zu behandeln. (Universitätsmedizin Göttingen o.D.)

Die Triage in der Notfallaufnahme durch diplomierte Gesundheits- und Krankenpflegepersonen (DGKP) ist in Österreich ebenfalls sehr verbreitet. Speziell qualifizierte DKGP beurteilen Notfallpatient/inn/en anhand eines systematischen Einschätzungsinstruments und reihen sie nach Behandlungsdringlichkeit.

Das Pflege-geleitete St. Kentigern Hospice in Wales (UK)

Das St. Kentigern Hospice ist ein erfolgreich von diplomierten Pflegepersonen geleitetes Hospiz, das als Modell-Initiative weltweit auf Interesse stößt. Die Leiterin ist eine Pflegeperson mit einem Doktoratsabschluss in Pflege. Diplomierte Pflegepersonen nehmen die Patient/inn/en in das Hospiz auf, beurteilen sie klinisch und initiieren ein Pflegeprogramm. Im Zentrum stehen Pflege und Betreuung und nicht die medizinische Diagnose. Es ist geplant, das Modell weiter zu entwickeln, indem das Advanced-Practitioner-Team vergrößert wird. Dazu wird die Weiterbildung der Mitarbeiter/innen auf Master-Niveau unterstützt. Advanced Practitioners und diplomierte Pflegepersonen mit Verschreibungsbefugnis sollen sicherstellen, dass die Patient/inn/en in der letzten Lebensphase das höchste Maß an guter Pflege erhalten. (St. Kentigern Hospice und Palliative Care Centre 2020)

Kontinuität durch Pflegekoordinator/inn/en im Massachusetts General Hospital

Wenn eine Patientin oder ein Patient im Massachusetts General Hospital ankommt, wird ihr/ihm für die Dauer des Krankenhausaufenthalts und nach der Entlassung eine behandelnde Pflegeperson zugewiesen. Diese Pflegeperson baut eine Beziehung zum Patienten/zur Patientin und seinen/ihren Betreuer/inne/n auf und stellt sicher, dass alle Mitglieder des Gesundheitsteams ein gemeinsames Ziel und einen gemeinsamen Plan verfolgen. Das Ziel dieser Pflegekoordination ist, die Versorgungskontinuität zu sichern. Dieses Konzept, das bei den Patient/inn/en zu durchwegs positiven Erfahrungen geführt hat, verbessert auch die klinische Leistung (Robert Wood Johnson Foundation 2015).

Literatur

Boyd, Jennifer; Barron, Derek; Maule, Laura (2019): Employing an advanced nurse practitioner in a care home. In: Nursing Times (online), 115/6:45–47

Buurtzorg (2020): Welcome to Buurtzorg. Humanity over bureaucracy [Online]. www.buurtzorg.com/ [Zugriff am 17. 4. 2020]

Chan, Raymond; Marx, Wolfgang; Bradford, Natalie; Gordon, Louisa; Bonner, Ann; Douglas, Clint; Schmalkuche, Diana; Yates, Patsy (2018): Clinical and economic outcomes of nurse-led services in the ambulatory care setting: A systematic review. In: International Journal of Nursing Studies 81/:61–80

Delamaire, Marie-Laure; Lafortune, Gaetan (2010): Nurses in Advanced Roles: A Description and Evaluation of Experiences in 12 Developed Countries. OECD Health Working Papers, No 54. OECD Publishing. https://doi.org/10.1787/5km brcfms5g7-en

European Union (2019): Task Shifting and Health System Design. Report of the Expert Panel on effective ways of investing in Health (EXPH). Luxembourg: Publications Office of the European Union. https://ec.europa.eu/health/expert_panel/sites/expertpanel/files/023_taskshifting_en.pdf

Ewers, Michael; Schaepe, Christiane; Hämel, Kerstin; Schaeffer, Doris (2018): Versorgungszentren in ländlichen Provinzen Nordschwedens (Vårdcentraler). Gefördert und herausgegeben von Robert Bosch Stiftung, Stuttgart

Finnish Nurses Association eHealth expert working group (2015): Health strategy of the Finnish Nurses Association 2015–2020. Sairaanhoitajat. https://nurses-fi-bin.directo.fi/@Bin/4d2c105feebed9174961d45bd402c0e7/1587137030/application/pdf/237208/eHealth_RAPORTTI%20_ENGLANTI.pdf

Florence-Nightingale-Krankenhaus der Kaiserwerther Diakonie (2020): Advanced Nursing Practice (ANP) [Online]. https://www.florence-nightingale-krankenhaus.de/de/leistungsspektrum/pflege/fuer-pflegefachpersonen/advanced-nursing-practice-anp.html [Zugriff am 22. 4. 2020]

Fougère, Bertrand; Lagourdette, Christine; Abele, Patricia; Resnick, Barbara; Rantz, Marylin; Kam Yuk Lai, Claudia; Chen, Qun; Moyle, Wendy; Vellas, Bruno; Morley, John E. (2018): Involvement of Advanced Practice Nurse in the Management of Geriatric Conditions: Examples from Different Countries. In: Journal of Nutrition, Health & Aging 22/4:463–470

Genet, Nadine; Boerma, Wienke; Kroneman, Madelon; Hutchinson, Allen; Saltman, Richard B (2012): Home care across europe. Current structure and future challenges. Observatory Studies Series 27 of the European Observatory on Health Systems and Policies. Hg. v. World Health Organization, Copenhagen. https://www.euro.who.int/__data/assets/pdf_file/0008/181799/e96757.pdf

Kvist, Jon (2018): Thematic Report on Challenges in long-term care. Denmark. Hg. v. European Social Policy Network (ESPN). DK_ESPN_thematic report on LTC.pdf

Laurant, Miranda; van der Biezen, Mieke; Wijers, Nancy; Watananirun, Kanokwaroon; Kontopantelis, Evangelos; van Vught, Anneke J. (2018): Nurses as substitutes for doctors in primary care. In: Cochrane Database of Systematic Reviews 7/7: Cd001271

Lehmann, Yvonne; Schaepe, Christiane; Wulff, Ines; Ewers, Michael (2019): Pflege in anderen Ländern: Vom Ausland lernen? Hg. v. Stiftung Münch. medhochzwei, Heidelberg

Leichsenring, Kai; Staflinger, Heidemarie (2017): Die Buurtzorg-Idee als Evolution in der mobilen Langzeitpflege in Österreich: Chancen und Gestaltungsoptionen eines niederländischen Versorgungsmodells. WISO 3/2017

Maier, Claudia B.; Aiken, Linda H. (2016): Task shifting from physicians to nurses in primary care in 39 countries: a cross-country comparative study. In: European Journal of Public Health 26/6:927–934

Molinuevo, Daniel; Anderson, Robert (2017): Care homes for older Europeans: Public, for-profit and non-profit providers. Publications Office of the European Union.   http://publications.europa.eu/resource/cellar/77551079-d3ee-11e7-a5b9-01aa75ed71a1.0001.03/DOC_2

Nolte, Ellen; Knai, Cécile; McKee, Martin (2008): Managing chronic conditions: experience in eight countries. Observatory Studies Series Bd. 15. Hg. v. WHO Regional Office for Europe, Copenhagen

OECD (2019a): Denmark: Country Health Profile 2019, State of Health in the EU. Hg. v. European Observatory on Health Systems and Policies. OECD Publishing, Paris, Brussels https://ec.europa.eu/health/sites/health/files/state/docs/2019_chp_da_english.pdf

OECD (2019b): Finland: Country Health Profile 2019. State of Health in the EU. Hg. v. European Observatory on Health Systems and Policies. OECD Publishing, Paris https://ec.europa.eu/health/sites/health/files/state/docs/2019_chp_fi_english.pdf

OECD (2019c): The Netherlands: Country Health Profile 2019. State of Health in the EU. Hg. v. European Observatory on Health Systems and Policies. OECD Publishing, Paris https://ec.europa.eu/health/sites/health/files/state/docs/2019_chp_nl_english.pdf

OECD (2019d): Sweden: Country Health Profile 2019. State of Health in the EU. Hg. v. European Observatory on Health Systems and Policies. OECD Publishing, Brussels https://ec.europa.eu/health/sites/health/files/state/docs/2019_chp_sv_english.pdf

Pflegedienst Universitätskinderspital Zürich (2011): Pflegesicht. Sonderausgabe 10 Jahre ANP. Zürich, Universitätskinderspital. https://www.kispi.uzh.ch/de/UeberUns/spitalorganisation/pflege/Seiten/default.aspx

Piil, Karin; Kolbaek, Raymond; Ottmann, Goetz; Rasmussen, Bodil (2012): The impact of [corrected] expanded nursing practice on professional identity in Denmark. In: Clinical Nurse Specialist 26/6:329–335

Randall, Sue; Crawford, Tonia; Currie, Jane; River, Jo; Betihavas, Vasiliki (2017): Impact of community based nurse-led clinics on patient outcomes, patient satisfaction, patient access and cost effectiveness: A systematic review. In: International Journal of Nursing Studies 73/:24–33

Robert Wood Johnson Foundation (2015): Nurses Take on New and Expanded Roles in Health Care [Online] https://www.rwjf.org/en/library/articles-and-news/2015/01/nurses-take-on-new-and-expanded-roles-in-health-care.html [Zugriff am 22. 4. 2020]

Rogalewski, Adam; Florek, Karol (2020): The future of live-in care work in Europe. Report on the EESC country visits to the United Kingdom, Germany, Italy and Poland following up on the EESC opinion on „The rights of live-in care workers". https://www.eesc.europa.eu/sites/default/files/files/report_on_the_eesc_country_visits_to_uk_germany_italy_poland_0.pdf

Savarese, Gianluigi; Lund, Lars H; Dahlström, Ulf; Strömberg, Anne (2019): Nurse-Led Heart Failure Clinics Are Associated With Reduced Mortality but Not Heart Failure Hospitalization. In: Journal of the American Heart Association 8/10: e011737

Schrems, Berta (2011): Ungenutzte Potentiale. In: Das österreichische Gesundheitswesen 52/01–02:19–20

Spasova, Slavina; Baeten, Rita; Coster, Stéphanie; Ghailani, Dalila; Pena-Casas, Ramón; Vanhercke, Bart (2018): Challenges in long-term care in Europe. A study of national policies 2018. Hg. v. European Social Policy Network (ESPN). European Commission, Brussels

Spichiger, Elisabeth; Zumstein-Shaha, Maya; Schubert, Maria; Hermann, Luzia (2018): Gezielte Entwicklung von Advanced Practice Nurse-Rollen für spezifische Patient(inn)engruppen in einem Schweizer Universitätsspital. In: Pflege 31/1:41–50

St. Kentigern Hospice & Palliative Care Centre (2020): Nurse-led Model of Care [Online]. http://www.stkentigernhospice.org.uk/nurse-led-model-of-care/ [Zugriff am 22. 4. 2020]

Stricker, Cornelia; Schlüer, Anna-Barbara; Händler-Schuster, Daniela (2017): Eine Aufgabe mit Schlüsselfunktion. In: JuKiP 6/3:105–109

Strömberg, Anna; Mårtensson, Jan; Fridlund, Bengt; Levin, Lars-Arke; Karlsson, Jan-Erik; Dahlström, Ulf (2003): Nurse-led heart failure clinics improve survival and self-care behaviour in patients with heart failure: results from a prospective, randomised trial. In: European Heart Journal 24/11:1014–1023

The Guardian (2020): Virtual visits: how Finland is coping with an ageing population. The Guardian. [Online] https://www.theguardian.com/society/2019/jun/26/virtual-visits-finland-remote-care-ageing-population [Zugriff am 22. 4. 2020]

Universitätsmedizin Göttingen (o.D.): Triage in der Notaufnahme. https://www.umg.eu/patienten-besucher/zentrale-notaufnahme/triage-in-der-notaufnahme/ [Zugriff am 04.03.2021]

Van der Biezen, Mieke; Wensing, Michel; van der Burgt, Regi; Laurant, Miranda (2017): Towards an optimal composition of general practitioners and nurse practitioners in out-of-hours primary care teams: a quasi-experimental study. In: BMJ Open 7/5: e015509

Vrangbaek, Karsten (2020): International Health Care System Profiles: Denmark. The Commonwealth Fund [Online] https://www.commonwealthfund.org/international-health-policy-center/countries/denmark [Zugriff am 22. 11. 2020]

White, Elizabeth M; Aiken, Linda H; Sloane, Douglas M; McHugh, Matthew D (2019): Nursing home work environment, care quality, registered nurse burnout and job dissatisfaction. In: Geriatric Nursing 41/2:158–164

8

Pflege 2020 – eine Bilanz

Elisabeth Rappold

Das Jahr 2020, von der WHO als das Jahr der Pflegenden und Hebammen ausgerufen, war von Höhen und Tiefen geprägt. Es hat uns deutlich vor Augen geführt, wie wichtig ausreichend viele Pflegepersonen unterschiedlicher Qualifikationsniveaus sind. Dass die Pflege auch nach der Pandemie vor großen Herausforderungen stehen wird, sollte in den Ausführungen deutlich geworden sein. Umso wichtiger ist es, die Zukunft nicht aus den Augen zu verlieren. Um festzustellen, ob und inwieweit die Pflege dafür gewappnet ist, soll an dieser Stelle Bilanz gezogen werden – in einer Gegenüberstellung dessen, was schon erreicht und der Zukunft zuträglich ist und was es noch zu tun gilt.

8.1 Das ist schon erreicht

Ein Gesundheits- und Krankenpflegegesetz mit pflegerischen Kernkompetenzen
Zu den wohl größten Errungenschaften der letzten Jahrzehnte für die Pflege zählt das Gesundheits- und Krankenpflegegesetz 1997, in dem erstmals ein

E. Rappold (✉)
Wien, Österreich
E-Mail: elisabeth.rappold@chello.at

G. Sailer (Hrsg.), *Pflege im Fokus*, https://doi.org/10.1007/978-3-662-62456-2_8

eigenverantwortlicher Tätigkeitsbereich des gehobenen Dienstes definiert wurde (§ 14 GuKG idgF: pflegerische Kernkompetenzen). Damit entstand ein modernes Berufsgesetz, das auf die Entwicklungen einer modernen Pflege abzielt. Mit der GuKG-Novelle 2016 wurden die Einsatzmöglichkeiten des Pflegepersonals und die Versorgungssituation in allen Settings weiter verbessert. Die Novellierung enthält u. a. die Gestaltung und Aufwertung des Berufsbilds, des Tätigkeitsbereichs und der Ausbildung von Pflegeassistenz bzw. Pflegefachassistenz, die Etablierung einer generalistischen Ausbildung in Gesundheits- und Krankenpflege, die Aktualisierung der Tätigkeitsbereiche und Möglichkeiten der Kompetenzvertiefung und -erweiterung für den gehobenen Dienst, die Überführung der Gesundheits- und Krankenpflege-Ausbildung in den tertiären Sektor, die bedarfsorientierte Anpassung und Modernisierung der Ausübung von Spezial-, Lehr- und Führungsaufgaben sowie Regelungen von Weiterbildungen.

Ein vielfältiges Arbeitsfeld in verschiedenen Settings

Pflege- und Betreuungsberufe sind wohl eine der vielfältigsten Berufsgruppen, die in sehr verschiedenen Settings und mit diversen anspruchsvollen Spezialisierungen tätig sind. Von der Betreuung zuhause, im Krankenhaus oder im Pflegeheim, entlang der gesamten Lebensspanne, sowohl präventiv als auch kurativ, bietet dieser Beruf unglaublich viele Möglichkeiten. Neue Bereiche tun sich laufend auf, derzeit gerade im Bereich der gemeinde- und familienorientierten Pflege oder im Rahmen von Spezialisierungen durch Advanced Nurse Practitioners. Pflege kann nicht nur gelernt und praktisch ausgeübt werden, sie kann auch gelehrt, gemanagt, beforscht und weiterentwickelt werden. Die Karrierewege sind also breit gefächert, von Expert/inn/en über Führungskräfte bis zu Lehrenden und/oder Forschenden.

Die Pflegewissenschaft als Regelstudium

Pflegewissenschaftliche Studiengänge haben sich an den Universitäten Wien und Graz, an der UMIT (Private Universität für Gesundheitswissenschaften, Medizinische Informatik und Technik in Hall in Tirol) sowie der PMU (Paracelsus Medizinische Privatuniversität in Salzburg) entwickelt. Die Studiengänge zeichnen sich, dem vielfältigen Forschungsbedarf entsprechend, durch unterschiedliche Schwerpunktsetzungen aus. Dass nun die allgemeine Gesundheits- und Krankenpflegeausbildung in den tertiären Sektor übergeführt wird und damit die Berufsausbildung an Fachhochschulen stattfindet, stärkt auch die pflegewissenschaftlichen Studiengänge erheblich. Pflegepersonen ist damit ein durchlässiger Weg von der Praxis in die Wissenschaft oder die Kombination beider Wirkungsfelder möglich.

Das Gesundheitsberuferegister als Voraussetzung zur Berufsausübung
Seit 1. Juli 2018 ist für Angehörige der Gesundheits- und Krankenpflege-
berufe die Registrierung im Gesundheitsberuferegister Voraussetzung für die
Berufsausübung. In diesem Register sind erstmals alle Pflegepersonen in
Österreich erfasst. Das elektronische Verzeichnis enthält berufsspezifische
Daten der Berufsangehörigen und macht damit die tatsächlichen beruflichen
Qualifikationen einsehbar. Es dient der Qualitätssicherung, der Transparenz
und der Patientensicherheit, denn sowohl arbeitgebende Einrichtungen als
auch jede/jeder Interessierte kann Informationen zu Berufsangehörigen abrufen.

Ein Bundesministerium mit Pflege im Namen
Ein deutliches Signal setzte die Bundesregierung 2020, in dem sie „Pflege" in
die Bezeichnung des zuständigen Ministeriums aufnahm. Seit 2020 gibt es in
Österreich ein „Bundesministerium für Soziales, Gesundheit, Pflege und
Konsumentenschutz". Zu den Aufgaben dieses Ministeriums gehört auch die
Umsetzung der Ziele, die im Regierungsprogramm 2020–2024 für Pflege
festgehalten sind. Dazu gehört beispielsweise, Menschen das Zuhause-Leben
zu ermöglichen und dazu die Angehörigen zu unterstützen. In 500 Gemeinden sollen Community (Health) Nurses eingeführt werden. Palliativpflege und Hospizversorgung sollen in die Regelfinanzierung übergeführt
werden. Um mehr Menschen für den Pflegeberuf zu gewinnen, soll ein Aus-
bildungsfonds installiert werden, es sollen Personen auf dem zweiten und
dritten Bildungsweg sowie Angehörige mit Pflege-Erfahrung angesprochen
werden. Die Ausbildung zur Pflegefachassistenz soll in Berufsbildenden Höheren Schulen und als Lehre, die Pflegeassistenz-Ausbildung in Berufsbildenden Mittleren Schulen etabliert werden. Auch eine GuKG-Novelle zur
Kompetenzausweitung ist vorgesehen, ebenso wie eine Imagekampagne, der
Ausbau und die Flexibilisierung von ambulanten Diensten im Bereich Pflege
und Betreuung, die Ersatz- und Entlastungspflege für pflegende Angehörige
(z. B. im Krankheitsfall), die Sicherstellung von finanzieller Unterstützung
und vieles mehr.

8.2 Das ist noch zu tun

Anerkennung der Kompetenzen einer erweiterten Pflegepraxis
Auch wenn in der Gesetzesnovelle 2016 die Spezialbereiche erweitert wurden,
fehlt der letzte Schritt, die umfassende Anerkennung der Pflege als eigenständige Profession. Das könnte sich z. B. als Verankerung der erweiterten

Pflegepraxis – der Advanced Nursing Practice – im Gesetz oder in der Möglichkeit niederschlagen, Pflegeleistungen eigenständig mit der Versicherung abrechnen zu können.

Schaffung eines ausgewogenen Skill – und Grade Mix

In der Aufgabenverteilung wird generell zwischen Skills (Fähigkeiten) und Grades (Ausbildungsabschlüssen) unterschieden. Um eine optimale pflegerische Versorgung anbieten zu können, müssen in der Teamzusammensetzung sowohl ein Skill Mix (alle Abstufungen von Fähigkeiten, Berufs- und Lebenserfahrung) als auch ein Grade Mix (diverse Bildungsabschlüsse) vorgesehen werden. In der Praxis ist derzeit tendenziell eine Dequalifizierung zu beobachten, das heißt, dass trotz steigender Komplexität von Pflegesituationen zunehmend niedrig qualifizierte Kräfte eingesetzt werden. Dies führt zu einer Aushöhlung der Professionalität.

Um zumindest einen bedarfsorientierten Grade Mix umzusetzen, ist es notwendig, sich mit pflegesensitiven Outcome-Messungen, der Lebensqualität von Bewohner/inne/n bzw. Patient/inn/en, Fragen der Patientensicherheit und -zufriedenheit, aber auch mit Berücksichtigung der Work-Life-Balance um eine Ausgewogenheit zwischen Privat- und Arbeitsleben der Pflege- und Betreuungskräfte zu bemühen.

Ausreichende Personalressourcen

In den letzten Jahren wurden mehr und mehr ärztliche Tätigkeiten von der diplomierten Pflege übernommen (z. B. Blutabnahme, Anhängen von Infusionen). Ein positiver Effekt dessen ist, dass Pflegende dadurch reibungsloser arbeiten können. Der gravierende Nachteil jedoch ist, dass die Übertragung ohne ausreichende personelle Aufstockung des gehobenen Dienstes erfolgte. Stattdessen wurde mehr niedrigqualifiziertes Assistenzpersonal eingestellt, dem die originäre Pflege weitgehend überlassen wird. Das Ziel ist jedoch, einen bedarfsorientierten Berufsgruppenmix zu erreichen (siehe oben). Dafür muss ausreichend diplomiertes Pflegepersonal angestellt werden, so dass alle relevanten Aufgaben von diesem erbracht werden können.

Schaffung positiver und sicherer Arbeitsbedingungen

Die Arbeitsbedingungen in der Pflege sind bedingt durch die finanziellen Mittel, die dem Gesundheits- und Sozialbereich zur Verfügung stehen, und nicht am Bedarf orientiert. Teure Spitzenmedizin, viele Krankenhausaufenthalte ebenso wie ein der Demografie geschuldeter steigender Bedarf an Altenpflege führen zu knappen Ressourcen auf allen Ebenen. Sparprogramme bringen eine Leistungsverdichtung ohne Anpassung der Personalschlüssel,

führen zu Ressourcen-Einsparungen und wenig leistungsorientierten Ge-
hältern. All das beeinträchtigt die Arbeitsbedingungen. Die positiven Auswirkungen einer guten Arbeitsumgebung auf die Pflegeleistung sind aber gut
dokumentiert. Dafür sind innovative Strategien zur Personalanwerbung
und -erhaltung, Strategien zur Personalentwicklung, angemessene Vergütung,
Lob und Anerkennung, eine bedarfsgerechte Ausstattung sowie ein sicheres
Arbeitsumfeld notwendig.

Stärkung der Pflegeforschung und Verbreitung der Forschungsergebnisse
Durch Pflegeforschung wird die berufliche Entwicklung vorangetrieben, das
klinische Fachwissen laufend den aktuellen Erfordernissen angepasst und
Grundlagen für die professionelle Pflege werden geschaffen. Auf Basis von
Forschungsergebnissen werden Qualitätsstandards erarbeitet, Versorgungs-
prozesse angepasst, Pflegetechniken überarbeitet, pflegerische Angebote ein-
geführt und Ausbildungen gestaltet. Ein erster Schritt war die Etablierung der
Lehrstühle für Pflegewissenschaft, nun gilt es, verstärkt wissenschaftlichen
Nachwuchs auszubilden, Pflegewissenschaft und -forschung zu festigen bzw.
weiterzuentwickeln und Forschungsergebnisse bekannt zu machen.

**Beseitigung von Wissensmangel und stereotypen Vorstellungen über
Pflege**
Letztlich ist auch eine Änderung in der Darstellung von Pflegenden in Medien und Öffentlichkeit nötig. Dazu muss nicht mehr wiederholt werden, was
in den vorliegenden Seiten vorgestellt wurde. Mit den vorangegangenen Ausführungen wird diesem Anliegen Rechnung getragen.

Pflege muss politisch werden
Schon Hilde Steppe, eine bekannte Pflegewissenschaftlerin, meinte, „wir
müssen endlich politisch werden – und zwar im Sinne von Einflussnahme
und Mitbestimmung bei allen berufsrelevanten Fragestellungen" (Seidl in
Kozon und Seidl 2002, S. 30). Das bedeutet auch, dass bei jeder einzelnen
Pflegeperson eine Verantwortung liegt, die sie wahrnehmen muss. Dazu gehört wohl das Schwierigste, das Nein-Sagen zum Wohle der Patient/inn/en
bzw. der Bewohner/innen, statt laufend zu kompensieren. Pflegende müssen
für die Belange der zu Pflegenden eintreten, Mitglied in Berufsverbänden
werden, solidarisch sein, füreinander Sorge tragen und so die Verantwortung
für die Weiterentwicklung der Pflege- und Betreuungsberufe übernehmen.

9

Quo vadis, Pflege? – Zukunft gemeinsam gestalten

Doris Pfabigan

Kranke und pflegebedürftige Menschen zu versorgen sowie Menschen dabei zu unterstützen, gesund zu bleiben, sind zentrale staatliche Aufgaben und zentrale Aspekte der Zukunftsvorsorge einer humanen Gesellschaft. Ein guter Gesundheitszustand der Bürgerinnen und Bürger ist eine wesentliche Bedingung für die soziale und ökonomische Entwicklung der Gesellschaft. Auf individueller Ebene ist ein guter Gesundheitszustand Basis für die Realisierung eines guten Lebens sowie ein entscheidender Bestandteil der Lebensqualität des Einzelnen und der Gemeinschaft. Eine am Menschen und dessen Würde orientierte Pflege und Betreuung alter und/oder kranker Menschen ist nicht zuletzt insofern ein bedeutender Faktor einer humanen Gesellschaft, als die heute Kranken, Alten und Sterbenden uns, den jetzt Gesunden, die eigene Zukunft vor Augen führen. Vertrauen in unsere Institutionen, dass dem Versorgungsauftrag verantwortungsvoll nachgekommen wird, und Wahrnehmen sozialer Gerechtigkeit, wozu auch gesundheitliche Chancengerechtigkeit zählt, wirken sich nachweislich positiv auf die empfundene Lebensqualität aus (Wilkenson 2009).

Eine kompetente Pflege, die die fachlich-technischen und gleichzeitig die ethischen und zuwendungsorientierten Dimensionen ihrer beruflichen Tätigkeit im Blick hat, leistet einen wesentlichen Beitrag zur Realisierung dieses gesellschaftlichen Auftrags. In diesem Sinne konstatierte der Generaldirektor

D. Pfabigan (✉)
Wien, Österreich
E-Mail: doris.pfabigan@gmx.at

G. Sailer (Hrsg.), *Pflege im Fokus*, https://doi.org/10.1007/978-3-662-62456-2_9

der WHO kürzlich, dass Pflegekräfte „das Rückgrat jedes Gesundheitssystems" sind. Pflege und Betreuung sind nicht nur deshalb das Rückgrat jedes Gesundheitssystems, weil sie die Mehrheit innerhalb der Gesundheitsberufe stellen, sondern auch, weil sie den höchsten Anteil an direkter Versorgung akut und chronisch kranker oder pflegebedürftiger Menschen leisten. Wir alle möchten darauf vertrauen können, dass, wenn wir krank oder pflegebedürftig werden und auf professionelle Hilfe angewiesen sind, entsprechend ausgebildete Fachkräfte zur Verfügung stehen, die uns in dieser existenziellen Situation fachlich gut versorgen und in unseren Fragen, Sorgen und Nöten zur Seite stehen. Um eine ernsthafte Erkrankung zu bewältigen, Verletzungen unterschiedlichster Art auszuheilen und trotz Pflegebedürftigkeit den Alltag zu meistern, bedarf es nicht nur ärztlicher und therapeutischer Disziplinen, sondern ganz entschieden auch der pflegerischen Expertise – auch in diesem Sinne ist Pflege als Rückgrat jedes Gesundheitssystems zu verstehen.

In diesem Sinn ist Pflege ein facettenreiches Arbeitsfeld, das alle Phasen unseres Lebens in unterschiedlichen Settings umfasst: von der Geburt bis zum Sterbebett, von der Gesundheits- und Krankenpflege im Akutbereich, im häuslichen Bereich, im Pflegeheim bis hin zu spezialisierten Tätigkeiten in Intensivstationen und Operationssälen. Den im jeweiligen Aufgabenbereich anfallenden Anforderungen kann Pflege im Sinne unser aller Gesundheit und Lebensqualität dann gerecht werden, wenn sie über das im jeweiligen Setting, für die spezifischen Zielgruppen und Aufgaben erforderliche Fachwissen verfügt und darüber hinaus ein hohes Maß an methodischen, sozialen und personalen und nicht zuletzt ethischen Kompetenzen aufweist.

Dass Pflegepersonen, die auf akademischem Niveau ausgebildet sind, sehr erfolgreich auch weitere Aufgaben im Gesundheits- und Pflegebereich übernehmen können, zeigen internationale Beispiele, von denen wir lernen können.

Doch davon sind wir noch einige wesentliche Schritte entfernt. Die schon lange bestehenden widrigen Arbeitsbedingungen und der dadurch mitverursachte und andauernde Fachkräftemangel haben zur Folge, dass hinsichtlich der Gesundheit der Bevölkerung die zentralen politischen Ziele gute Lebensqualität und gesundheitliche Chancengerechtigkeit unterlaufen werden und gleichzeitig das berufliche Selbstverständnis sowie das Berufsethos von Pflegenden zunehmend ausgehöhlt wird. Dass eine Wechselwirkung zwischen abnehmender Qualität und unzufriedenen, emotional erschöpften Pflegekräften besteht, wurde dargelegt. Eine zunehmende Dequalifizierung, so wie sie hierzulande tendenziell betrieben wird, kann angesichts der zunehmenden Anforderungen an die Pflege keine adäquate Antwort sein, um die gesundheitliche und pflegerische Versorgung für alle Bürgerinnen und Bürger sicherzustellen.

Wohin soll und will sich die Pflege unter diesen Vorzeichen entwickeln? Resignation und Mutlosigkeit sind aus unserer Sicht der falsche Weg. Trotz der unerfreulichen Befunde möchten wir mit Colin Crouch[1] behaupten, es gibt keinen Grund zur Mutlosigkeit. Diese Behauptung wagen wir deshalb, weil die beschriebenen Problemstellungen und Entwicklungen keine Naturgesetze sind. Sie können verändert werden. Dass es sehr wohl Alternativen gibt, zeigen Beispiele aus dem internationalen Raum, wie sie auch in diesem Buch vorgestellt wurden. Neue Aufgabenfelder, Autonomiespielräume, Verschiebungen von vormals ärztlichen Tätigkeiten zu den Pflegeberufen sowie eine ganzheitliche Orientierung machen den Beruf des gehobenen Dienstes für Gesundheits- und Krankenpflege attraktiver und sichern gleichzeitig den gesellschaftlichen Bedarf an pflegerischer Versorgung. Allerdings gilt als nachgewiesen, dass die Umsetzung solcher Veränderungen umso besser funktioniert, je weniger hierarchisch das Gesundheitssystem organisiert ist. Angesichts des stark hierarchisch organisierten österreichischen Gesundheits- und Sozialsystems sind diese internationalen Erfolgsmodelle bei uns sicher nur langfristig umsetzbar.

Soll das bestehende berufliche Selbstverständnis und das Berufsethos von Pflegenden auch in Zukunft gelten, dann sind die entsprechenden, professionell begründeten Interessen und Überzeugungen zum Wohle der kranken und pflegebedürftigen Menschen in gesellschaftlich sichtbare Sphären zu bringen – beispielsweise durch Pflegende in Managementpositionen, die das Tabu brechen, über die zum Teil unhaltbaren Rahmenbedingungen in der eigenen Organisationen sprechen und die Auswirkungen der Entwicklung in den öffentlichen Diskurs einbringen. Nur durch eine öffentliche Auseinandersetzung über die gegenwärtige Situation und ihre Folgen sind notwendige Veränderungen, die das Wohlergehen der kranken und pflegebedürftigen Menschen sowie der Pflegepersonen in den Blick nehmen, möglich.

Eine zentrale Instanz ist aber auch die Zivilgesellschaft, jede einzelne Bürgerin, jeder einzelne Bürger. Dass durch ihren Einsatz die politische Aufmerksamkeit für ein brisantes Thema steigen und zum Handeln zwingen kann, zeigen Initiativen wie „Fridays for Future", „Black Lives Matter" oder auch die Debatte um „MeToo". Der Applaus, der Pflegenden in den Anfängen der COVID-19-Pandemie zuteilwurde, war eine nette Geste, mehr jedoch nicht. Damit steigt weder der Stellenwert der Pflege, noch macht es den Beruf attraktiver. Soziale Anerkennung und Wertschätzung der Pflegeberufe gewinnt

---

[1] „Illusionsloser Blick auf das neoliberale Zeitalter" – Interview mit Colin Crouch vom 24.10.2011 in Ausdruck – Das Magazin für politische Literatur. https://www.deutschlandfunk.de/illusionsloser-blick-auf-das-neoliberale-zeitalter.1310.de.html?dram:article_id=194492. Zugegriffen am 20.10.2020.

erst dann an Glaubwürdigkeit, wenn über die symbolische Ebene hinaus auch materielle Ressourcen zur Verfügung gestellt und/oder entsprechende institutionelle Maßnahmen getroffen werden. Mit anderen Worten: Anerkennung und Wertschätzung gegenüber Pflegepersonen und den ihnen anvertrauten Menschen werden dadurch ausgedrückt, dass Arbeitsbedingungen so beschaffen sind, dass ausreichend Zeit für qualitätvolle Pflege möglich ist und dass die Leistungen, die Pflegende auf individueller und gesellschaftlicher Ebene erbringen, auch entsprechend kommuniziert und entlohnt werden.

Besonders Not tut es, den Bereich der Langzeitpflege in den Blick zu nehmen und die strukturell altersdiskriminierenden Strukturen zu beheben, die sich gegenwärtig in der unzureichenden Zuteilung von finanziellen Ressourcen und der fehlenden gesellschaftlichen Aufmerksamkeit zeigen. Hier ist Solidarität der ganzen Gesellschaft gefordert, die sich in einem Lobbying zeigt, das sich dafür stark macht, dass finanzielle und personelle Ressourcen bereitgestellt werden für ein gutes Leben im Alter trotz Pflegebedürftigkeit, ob in häuslicher Betreuung oder im Pflegeheim. Letztlich braucht es eine gründlich geführte öffentliche Debatte, welches Gesundheits- und Pflegesystem, welche Qualität der Versorgung alter oder kranker Menschen wir uns als Gesellschaft leisten wollen. Und es geht um die Bereitschaft der breiten Öffentlichkeit, die Kosten dafür zu tragen und Ideen dafür zu entwickeln, wie sie fair auf die Gesellschaft verteilt werden können.

Die hohe Bindung von Pflegepersonen an ihren Beruf und ihr berufliches Selbstverständnis, das an der Sorge und dem Wohlergehen der kranken und pflegebedürftigen Personen orientiert ist, stellen ein enormes Potenzial für Organisationen und die Gesellschaft dar. Das gesellschaftliche Potenzial der Pflegeberufe liegt aber nicht in einem übermenschlichen Altruismus, sondern vielmehr in ihrer fachlichen Expertise und ihrer grundsätzlich ganzheitlichen und integritätsstiftenden Ausrichtung. Letztlich braucht es die Beteiligung der Pflegeberufe und ihrer Standes- und Fachvertretungen, wenn es um die Sicherstellung der gesundheitlichen und pflegerischen Versorgung aller Bürgerinnen und Bürger geht, – nicht nur, weil sie davon unmittelbar betroffen sind, sondern weil sie mit ihrem Beitrag einen eigenständigen und unverzichtbaren Beitrag leisten können.

Literatur

Wilkenson, Richard (2009): Kranke Gesellschaften: Soziales Gleichgewicht und Gesundheit. Springer, Wien New York

10

Anhang: Kurzprofile von Pflege- und Sozialberufen

Elisabeth Rappold

Gesundheits- und Krankenpflegeberufe

Zu den Gesundheits- und Krankenpflegeberufen zählen der gehobene Dienst für Gesundheits- und Krankenpflege, Pflegefachassistenz und Pflegeassistenz. Eine ihrer Hauptaufgaben ist es, Menschen zu unterstützen, ihre Gesundheit bzw. Lebensqualität zu fördern, aufrecht zu erhalten oder zu stabilisieren. Das bedeutet, dass diese Berufe sowohl gesundheitsfördernde, präventive als auch kurative, rehabilitative sowie palliative Tätigkeiten übernehmen. Ihre Aufgaben erbringen sie sowohl in mobilen als auch in ambulanten, teilstationären und stationären Versorgungsformen. Menschen in allen Altersstufen, aber auch Familien und spezifische Bevölkerungsgruppen (Alleinlebende, Menschen mit Migrationshintergrund, Obdachlose etc.) sind ihre Klientel.

Die Basis für die folgenden Ausführungen sind: Bundesgesetz über Gesundheits- und Krankenpflegeberufe (Gesundheits- und Krankenpflegegesetz – GuKG), Verordnung der Bundesministerin für Gesundheit und Frauen über Ausbildung und Qualifikationsprofile der Pflegeassistenzberufe (Pflegeassistenzberufe-Ausbildungsverordnung – PA-PFA-AV); Verordnung der Bundesministerin für Gesundheit, Familie und Jugend über Fachhochschul-Bachelorstudiengänge für die Ausbildung in der allgemeinen Gesund-

E. Rappold (✉)
Wien, Österreich
E-Mail: elisabeth.rappold@chello.at

heits- und Krankenpflege (FH-Gesundheits- und Krankenpflege-Ausbildungs-
verordnung – FH-GuK-AV).

Diplomierte Gesundheits- und Krankenpfleger/innen
Zu den Aufgaben der diplomierten Gesundheits- und Krankenpflegepersonen
(DGKP) gehört die Unterstützung und Förderung von Menschen in allen
Lebensphasen, die aufgrund einer Erkrankung, aufgrund des Alters oder einer
anderen Einschränkung in den Aktivitäten des täglichen Lebens (z. B. wach
sein und schlafen, sich bewegen oder sich waschen und kleiden) beeinträchtigt
sind oder diese Aktivitäten vorübergehend nicht selbst wahrnehmen können.
Gesundheits- und Krankenpfleger/innen suchen individuell und bedarfs-
orientiert angepasste Lösungen, u. a. zur Bewältigung des Alltags, sie entlasten
und unterstützen Zu- und Angehörige. Sie beobachten und analysieren den
Gesundheitszustand, leiten entsprechende Maßnahmen ab oder deeskalieren
in Krisensituationen. Sie beraten, schulen und begleiten Menschen mit chronischen Krankheiten im Krankheitsverlauf oder im Rahmen des Symptom-
managements, erarbeiten prophylaktische Maßnahmen oder solche zur
Gesundheitsförderung. Zu ihren Aufgaben zählt auch, von Ärzten/Ärztinnen
übertragene Tätigkeiten wie Verbandwechsel, Blutabnahmen oder Medikamentenmanagement durchzuführen. Sie arbeiten interprofessionell zusammen, wenn es zum Beispiel um die Aufrechterhaltung der Behandlungs-
kontinuität geht, im Rahmen des Aufnahme- und Entlassungsmanagements
oder der Förderung der Gesundheitskompetenz. DGKP haben im Reigen der
Pflegeberufe das höchste Verantwortungsniveau, das heißt, sie entscheiden
auf Basis berufsspezifischer diagnostischer und therapeutischer bzw. pflege-
wissenschaftlicher Prozesse, welche Interventionen zu setzen sind, sie tragen
Verantwortung für ihr berufliches Handeln. Um dem gerecht zu werden, absolvieren sie eine wissenschaftsorientierte Berufsausbildung (Patzner 2010).

DGKP arbeiten mit Menschen aller Altersstufen, von Neugeborenen bis zu
hochbetagten Menschen. In den Krankenanstalten, Rehabilitationskliniken,
Pflegeheimen arbeiten sie mit Individuen, in Schulen, Gemeinden/Gemein-
schaften oder Familien arbeiten sie zumeist mit/für Gruppen. In Schulen
beispielsweise ist die Aufgabe der diplomierten Gesundheits- und Krankenpflegeperson, dafür zu sorgen, dass Kinder und Jugendliche einen gesund-
heitsfördernden Lebensstil erlernen, dass chronisch kranke Kinder und
Jugendliche am normalen Schulleben teilnehmen können oder dass Eltern
geschult werden, mit der Erkrankung ihres Kindes umzugehen und ein (halbwegs) normales Leben zu führen. In Familien unterstützen sie insbesondere,
wenn durch Pflege und Betreuung eines Familienmitglieds das Zusammen-

leben der Familie beeinträchtigt ist. Ihre Aufgabe ist, das System Familie zu unterstützen, bis dieses mit der Situation wieder gut zurechtkommt. In Gemeinden wissen diplomierte Gesundheits- und Krankenpfleger/innen darüber Bescheid, welche gesundheitlichen Bedarfe in einer Gemeinde vorliegen, sie wissen, wie sie besonders vulnerable Gruppen im Falle einer Katastrophe oder Krise erreichen und was zu tun ist. Sie schaffen gesundheitsfördernde, pflegerische Angebote, die auf den besonderen Bedarf einer Gemeinde zugeschnitten sind. Darüber hinaus können sie sich auch auf spezielle Erkrankungen (z. B. Diabetes, Wunden) spezialisieren und Menschen in besonders komplexen Situationen beraten und begleiten.

Pflege(fach)assistent/inn/en

Sowohl Pflegefachassistent/inn/en als auch Pflegeassistent/inn/en dürfen nur Aufgaben durchführen, die ihnen entweder von DGKP oder von Ärztinnen/ Ärzten übertragen werden.

Pflegefachassistent/inn/en führen übertragene Pflegemaßnahmen eigenverantwortlich, das heißt ohne Aufsicht, durch. Sie unterstützen bei der Körperpflege oder der Mobilisation, sie schreiben EKG oder setzen und entfernen Harnkatheter und beobachten den Gesundheitszustand.

Pflegeassistent/inn/en wirken an allen Pflegehandlungen mit und können Arzneimittel verabreichen, den Blutzuckerwert bestimmen, Insuline verabreichen oder Blut aus der Vene entnehmen.

Ob eine Pflegehandlung von einer diplomierten Fachkraft oder einer Assistenz durchgeführt werden kann, hängt stets von der Komplexität der Situation ab und wird niemals über die Tätigkeit allein definiert. Dies lässt sich am Beispiel des scheinbar trivialen Vorgangs der Essensverabreichung verdeutlichen: Wenn ein ansonsten gesunder Mensch beide Arme gebrochen hat und darum nicht selbstständig essen kann, muss ihm das Essen vorbereitet und gereicht werden, während des Kauens muss abgewartet und wieder gereicht werden, bis er äußert, dass er satt ist. Diese Tätigkeit kann jedenfalls von einer Pflegeassistentin durchgeführt werden, da keine bekannten Risiken vorliegen oder Probleme zu erwarten sind. Wenn aber ein hohes Risiko für Schluckstörungen besteht, wie oftmals bei Menschen nach einem Schlaganfall, mit Multipler Sklerose oder mit einer demenziellen Erkrankung, wird die Sache schon wesentlich komplexer. Dann besteht nämlich mit jedem Bissen die Gefahr des Verschluckens mit dramatischen Folgen, die bis zum Tod führen können. Um das zu verhindern, muss nicht nur auf die richtige Auswahl der Nahrungsmittel, die Zubereitung in der richtigen Konsistenz, sondern auch auf die fachlich richtige Eingabe des Essens und abschließend auf eine fachgerechte Mundhygiene geachtet werden.

Pflegerische Tätigkeiten sind also per se mehr oder weniger komplex, sie sind aber immer eingebunden in eine spezifische Situation, die bestimmt wird von Aspekten wie der Grunderkrankung und den damit zusammenhängenden aktuellen Gesundheitsrisiken sowie der psychischen Situation des pflegebedürftigen Menschen, aber auch davon, ob im Notfall unmittelbar Hilfe zur Verfügung steht. Deshalb können die Arbeitsaufgaben nicht einfach zwischen diplomierten Pflegepersonen und Assistenzen nach Tätigkeiten oder nach Befugnissen, wie sie im Gesetz beschrieben sind, aufgeteilt werden. Das wäre geradezu so, als würde man die Tätigkeiten eines Managers (Telefonieren, Mails schreiben usw.) beobachten und dann kurzerhand auf andere Berufsgruppen aufteilen: Telefonieren dem Portier des Unternehmens überlassen, der kann das auch, der muss sowieso telefonieren, und Mails verfassen könnte auch die Schreibkraft. Auf diese Idee würde aber wohl kaum jemand kommen.

Sozialbetreuungsberufe

Sozialbetreuungsberufe sind eine österreichische Besonderheit. Sie sind in unterschiedlichen Gesetzen (GuKG, § 15a-Vereinbarung zwischen Bund und Ländern, BGBl. 55/2005, Schulunterrichtsgesetz, Schulunterrichtsgesetz für Berufstätige, Kollegs und Vorbereitungslehrgänge) geregelt und haben sich aus dem Bedarf entwickelt, in Altenheimen und Behinderteneinrichtungen neben pädagogischen Kompetenzen auch pflegerische Kompetenzen zur Verfügung zu haben. Eingeführt wurden Sozialbetreuungsberufe im Jahr 2005.

Zu den Sozialbetreuungsberufen gehören „Diplomsozialbetreuung Altenarbeit", „Diplomsozialbetreuung Behindertenarbeit", „Diplomsozialbetreuung Familienarbeit", „Fachbetreuung Altenarbeit", „Fachbetreuung Behindertenarbeit", „Fachbetreuung Behindertenbegleitung" sowie „Heimhilfe". Bis auf Behindertenbegleitung und Heimhilfe haben alle Sozialbetreuungsberufe eine Ausbildung in Pflegeassistenz.

Sozialbetreuungsberufe orientieren sich, wie auch die Gesundheits- und Krankenpflegeberufe, an Selbstbefähigung sowie Förderung und Stärkung der Selbsthilfe. Ihr besonderer Fokus liegt darauf, Menschen im Alltagsleben zu unterstützen, ihre Lebenswelt mitzugestalten, sie in der Daseinsgestaltung, der Alltagsbewältigung bis hin zur Sinnfindung zu unterstützen. Die Arbeit von Sozialbetreuungsberufen dient dazu, ihre Klientinnen und Klienten in der Gestaltung eines für sie lebenswerten sozialen Umfelds und eines Lebens in Würde zu begleiten bzw. ihre Lebensqualität zu erhalten oder zu verbessern.

Heimhilfe

Heimhelfer/innen werden vorrangig in den mobilen Diensten eingesetzt. Ihre Aufgabe ist es, betreuungsbedürftige Menschen aller Altersstufen, die durch Alter, gesundheitliche Beeinträchtigung oder schwierige soziale Umstände nicht in der Lage sind, sich selbst zu versorgen, in der Haushaltsführung und den Aktivitäten des täglichen Lebens im Sinne der Förderung von Eigenaktivität und der Hilfe zur Selbsthilfe zu unterstützen. Die Leistungen der Heimhilfe sind ganz zentral, denn die perfekteste Pflege kann nicht zum Erfolg führen, wenn die pflegebedürftigen Menschen zuhause keine Heizung, keine Getränke- und Essensversorgung haben, wenn die hygienischen Zustände desaströs sind (z. B. Messi-Wohnungen) oder soziale Kontakte zur Gänze fehlen. Der eigenverantwortliche Tätigkeitsbereich der Heimhelfer/innen liegt im Bereich der Hauswirtschaft (Sauberkeit und Ordnung in der unmittelbaren Umgebung des Klienten/der Klientin, Beheizen der Wohnung, Beschaffen von Brennmaterial, Einkauf, Post-, Behörden-, Apothekengänge, Zubereitung von Mahlzeiten), aber auch im Aufrechterhalten sozialer Kontakte. Tätigkeiten der Basisversorgung führen sie unter Anleitung und Aufsicht von Angehörigen der Gesundheitsberufe durch. Sie leisten wichtige Beiträge zur Beobachtung des Allgemeinzustandes, informieren bei Bedarf andere Gesundheitsberufe darüber und unterstützen in der Basisversorgung (Körperpflege, Nahrungs- und Flüssigkeitsaufnahme, Ausscheidung, Lagerung, Förderung der Bewegungsfähigkeit, Unterstützung bei Einnahme und Anwendung von Arzneimitteln).[1]

Diplomsozialbetreuung/Fachsozialbetreuung Altenarbeit

Fachsozialbetreuer/innen Altenarbeit unterstützen und betreuen ältere Menschen. Ihre Arbeit umfasst präventive, unterstützende, aktivierende, reaktivierende, beratende, organisatorische und administrative Maßnahmen zur täglichen Lebensbewältigung. Sie unterstützen in der Wiederherstellung, Erhaltung und Förderung von Fähigkeiten und Fertigkeiten für ein möglichst selbstständiges und eigenverantwortliches Leben im Alter. Aber auch Ressourcenorientierung, Begleitung bei der Sinnfindung und Neuorientierung in der Lebensphase Alter, die Unterstützung in der psychosozialen Bewältigung von Krisensituationen, die Entlastung, Begleitung und Anleitung von Angehörigen oder anderen Bezugspersonen sowie die Begleitung von Sterbenden und deren Angehörigen gehört zu ihren Kompetenzen. Außerdem dürfen sie alles tun, was auch Pflegeassistent/inn/en machen dürfen.

---

[1] Vereinbarung über Sozialbetreuungsberufe, ANLAGE 1 Ausbildung und Tätigkeitsbereiche der Sozialbetreuungsberufe.

Diplomsozialbetreuer/innen Altenarbeit haben darüber hinaus noch Kompetenzen, um den Fachbereich weiterzuentwickeln. Sie setzen auch komplexe Maßnahmen um, wie das altersgerechte Umgestalten der Wohnumgebung, das Beraten über und die Besorgung von entsprechenden Hilfsmitteln und Behelfen sowie die dafür nötigen Behörden- bzw. Versicherungswege oder das Entwickeln spezieller Animationsprogramme zur Förderung motorischer Fähigkeiten oder zur Förderung der Hirnleistungsfähigkeit.[2]

Diplomsozialbetreuung/Fachsozialbetreuung Behindertenarbeit und Behindertenbegleitung

Fachsozialbetreuer/innen Behindertenbegleitung bzw. **Behindertenarbeit** arbeiten in den zentralen Lebensfeldern – wie Wohnen, Arbeit und Beschäftigung, Freizeit und Bildung – von behinderten Menschen. Ihre Aufgaben bestehen in Anleitung, Anregung, Beratung, Assistenz und Förderung, wenn es um soziale Bedürfnisse wie Kontakte zu anderen Menschen oder Teilnahme am sozialen Leben geht, sowie in Begleitung in Fragen von Partnerschaft und Sexualität. In Hinblick auf Beschäftigung bzw. Arbeit unterstützen sie bei der Interessenabklärung und wirken an Förderungs- und Trainingsmaßnahmen mit. Sie unterstützen in der Freizeitgestaltung, Persönlichkeitsentfaltung und Wahrnehmungsförderung. Sie begleiten Menschen mit Behinderungen in kritischen Lebensereignissen wie Krankheit, Trauer, Tod (z. B. von Angehörigen).

Fachsozialbetreuer/innen Behindertenarbeit übernehmen darüber hinaus noch pflegerische Aufgaben als Pflegeassistent/inn/en, während **Fachsozialbetreuer/innen Behindertenbegleitung** Unterstützung in der Basisversorgung einschließlich der Einnahme und Anwendung von Arzneimitteln leisten können. Fachsozialbetreuer/innen Behindertenbegleitung fokussieren in ihrer Arbeit auf die Kompetenzen der Beratung, Begleitung und Assistenz für Menschen mit Behinderungen.[3]

Angehörige der **Diplomsozialbetreuung Behindertenarbeit/-begleitung** sind für die personzentrierte Lebensplanung von Menschen mit Behinderung verantwortlich. Sie wenden anerkannte und wissenschaftlich fundierte Konzepte und Methoden der Basalen Pädagogik, wie z. B. Basale Stimulation, Basale Kommunikation oder Basale Aktivierung eigenverantwortlich an,

---

[2] Ebenda.
[3] Vereinbarung über Sozialbetreuungsberufe, ANLAGE 1 Ausbildung und Tätigkeitsbereiche der Sozialbetreuungsberufe.

ebenso wie unterstützende, erweiternde und alternative Kommunikations-
mittel (z. B. Gebärden und Symbole) oder elektronische Hilfsmittel. Der
Kompetenzbereich von Diplomsozialbetreuer/inne/n mit Schwerpunkt Behindertenbegleitung liegt besonders im Bereich der Beratung, Begleitung und
Assistenz. Sie realisieren bzw. koordinieren insbesondere auch Maßnahmen
und Projekte der Integration in den Bereichen Wohnen, Arbeit, Freizeit und
Bildung.

Diplomsozialbetreuung Familienarbeit
Diplomsozialbetreuer/innen Familienarbeit üben ihre Tätigkeit im Privatbereich der Familie oder familienähnlicher Lebensformen aus. Ihre Aufgabe
ist es, den gewohnten Lebensrhythmus in schwierigen Lebenssituationen
(z. B. bei Erkrankung von Eltern/Kindern, in psychischen Krisensituationen)
aufrecht zu erhalten. Sie planen und organisieren den Alltag (Zeitplan, Haus-
haltskasse, Familienorganisation, gesunde Lebensführung), den Haushalt und
kümmern sich um eine altersspezifische Betreuung der Kinder und Jugendlichen (Spiel-/Lernanimation sowie Hausaufgabenbegleitung). Wenn notwendig stehen sie Betreuungspersonen von Familienangehörigen mit Anleitung, Beratung und Unterstützung zur Seite, dies umfasst auch die
Mitbetreuung von älteren, kranken oder behinderten Familienmitgliedern
und die Begleitung und Unterstützung in der Bewältigung von Krisensituationen, die Beratung, Begleitung und Unterstützung in der Inanspruch-
nahme von Sozial- und Gesundheitseinrichtungen sowie öffentlichen Stellen,
Ämtern und Behörden. Eine weitere Aufgabe ist die Zusammenarbeit mit
dem Betreuungsteam und mit Einrichtungen der öffentlichen und freien
Wohlfahrt im sozialen Umfeld (Teilnahme an Helferkonferenzen und Ver-
netzungsgesprächen). Diplomsozialbetreuer/innen Familienarbeit verfügen
auch über die Ausbildung zur Pflegeassistenz.[4]

Ausbildungswege
Die folgende Tab. 10.1 zeigt, wie und in welchem Umfang die Ausbildungen
der Pflege- und Sozialbetreuungsberufe aufgrund ihrer jeweiligen Aufgaben
gestaltet sind, wo und wie diese Berufe ausgebildet werden. Vereinfacht gesagt
gilt: Je länger die Ausbildungsdauer, desto mehr Aufgaben können die Ausgebildeten wahrnehmen.

---

[4] Ebenda.

Tab. 10.1 Pflege- und Betreuungsberufe: Berufsbezeichnungen, Ausbildungsstätten und Ausbildungsdauer (nur für den Pflegeberuf)

Diplomierte Gesundheits- und Krankenpflege	Fachhochschulen und Gesundheits- und Krankenpflegeschulen	4.600 Stunden oder 180 ECTS*
Pflegefachassistenz	Gesundheits- und Krankenpflegeschulen Höhere Lehranstalt (HLA) für Sozialbetreuung und Pflege Diskutiert wird derzeit auch über eine Lehrlingsausbildung.	3.200 Stunden**
Pflegeassistenz	Gesundheits- und Krankenpflegeschulen, Lehrgänge, Fachschulen für Sozialbetreuungsberufe Höhere Lehranstalt für Sozialbetreuung und Pflege, Berufsbildende mittlere Schulen	1.600 Stunden**
Diplomsozialbetreuung Altenarbeit	Fachschulen für Sozialbetreuungsberufe	3.600 Stunden
Fachbetreuung Altenarbeit	Fachschulen für Sozialbetreuungsberufe	2.400 Stunden
Diplomsozialbetreuung Behindertenarbeit	Fachschulen für Sozialbetreuungsberufe	3.600 Stunden
Fachbetreuung Behindertenarbeit	Fachschulen für Sozialbetreuungsberufe	2.400 Stunden
Diplomsozialbetreuung Familienarbeit	Fachschulen für Sozialbetreuungsberufe	3.600 Stunden
Fachbetreuung Behindertenbegleitung	Fachschulen für Sozialbetreuungsberufe	2.400 Stunden
Heimhilfe	Lehrgänge	400 Stunden

[Tabellenfußzeile – bitte überschreiben]

*ECTS = European Credit Transfer and Accumulation System. Ein ECTS-Punkt steht für 25 Echtstunden á 60 Minuten an tatsächlichem Arbeitsaufwand, ein Studienjahr umfasst 60 ECTS, das entspricht 1.500 Echtstunden. **Die Stunden beziehen sich ausschließlich auf die Pflegeausbildungen hinzukommen an HLA oder BMS noch die Stunden für die Allgemeinbildung.

Literatur

Patzner, Gerhard (2010): Widerspruchsfrei an die Hochschule. In: Österreichische Pflege-Zeitschrift 2010/4:23–24

Vereinbarung über Sozialbetreuungsberufe: Vereinbarung gemäß Art. 15a B-VG zwischen dem Bund und den Ländern über Sozialbetreuungsberufe, LGBl. 0822-0, i. d. geltenden Fassung. https://www.ris.bka.gv.at/GeltendeFassung.wxe?Abfrage=LrW&Gesetzesnummer=20000213

Stichwortverzeichnis

© Der/die Herausgeber bzw. der/die Autor(en), exklusiv lizenziert durch Springer-Verlag
GmbH, DE, ein Teil von Springer Nature 2021
G. Sailer (Hrsg.), *Pflege im Fokus*, https://doi.org/10.1007/978-3-662-62456-2

Printed in the United States
by Baker & Taylor Publisher Services